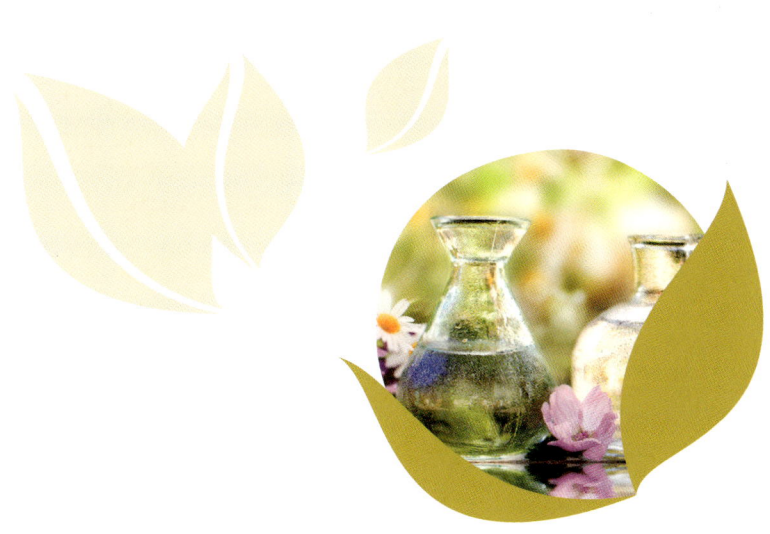
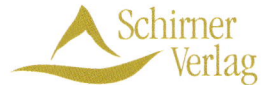

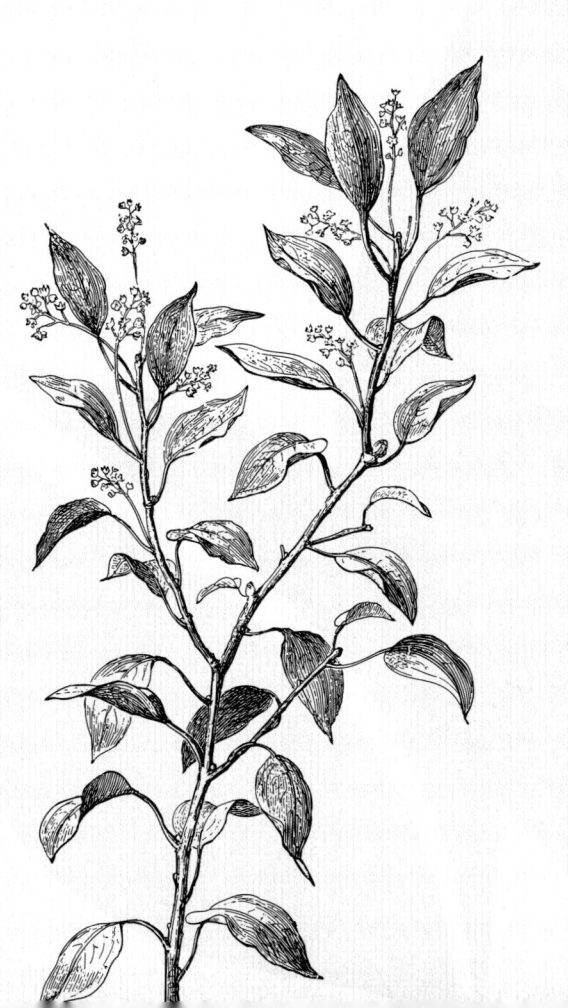

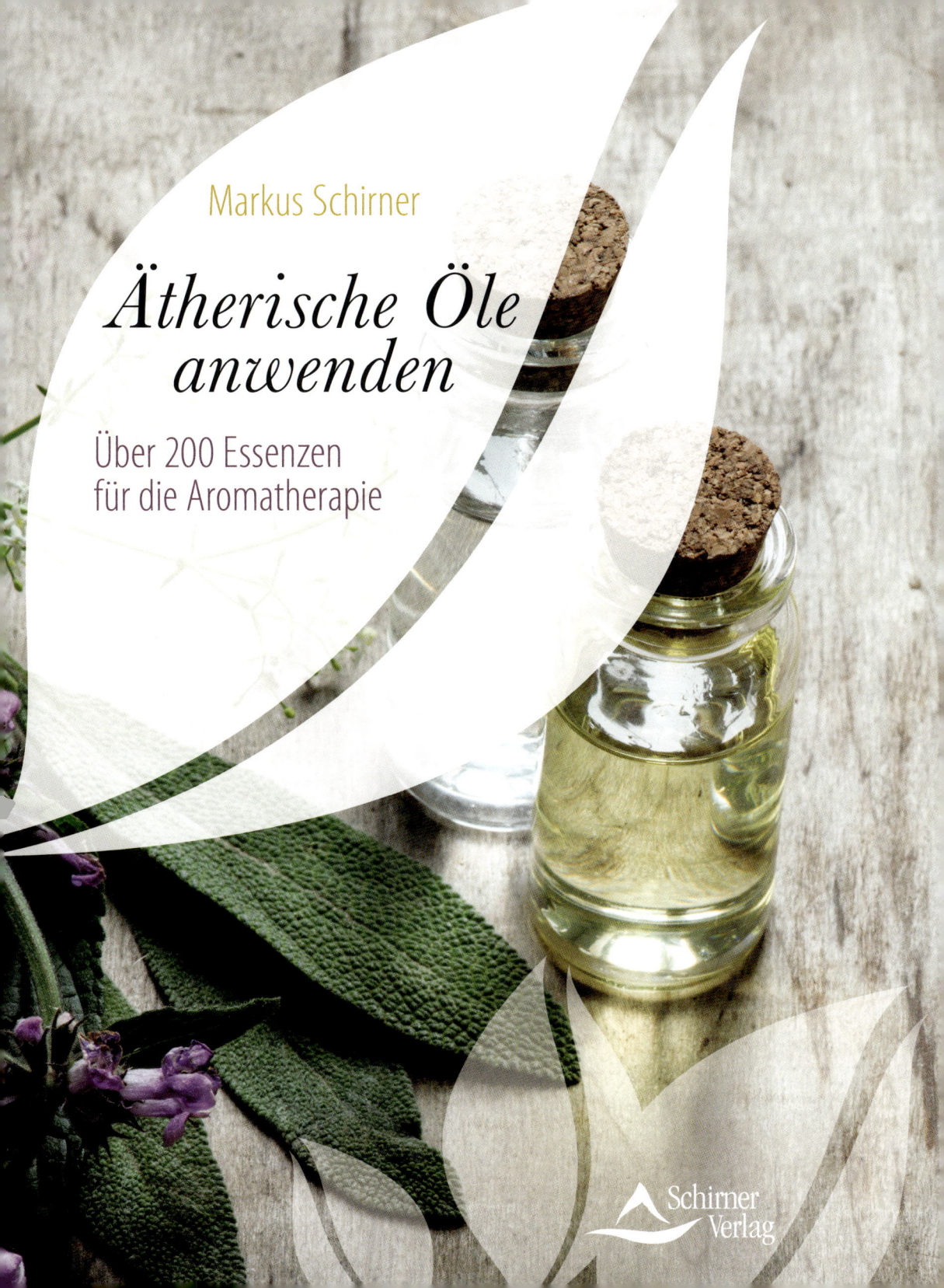

Die Ratschläge in diesem Buch sind sorgfältig erwogen und geprüft. Bei gesundheitlichen Störungen sollten sie jedoch erst nach Absprache mit dem Arzt oder Heilpraktiker umgesetzt werden, sie bieten keinen Ersatz für kompetenten medizinischen Rat. Alle Angaben in diesem Buch erfolgen daher ohne Gewährleistung oder Garantie seitens des Autors oder des Verlages. Eine Haftung des Autors bzw. des Verlages und seiner Beauftragten für Personen-, Sach- und Vermögensschäden ist ausgeschlossen.

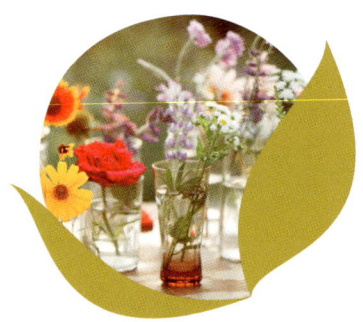

ISBN Printausgabe: 978-3-8434-1275-9
ISBN E-Book: 978-3-8434-6247-1

Markus Schirner:
Ätherische Öle anwenden
Über 200 Essenzen
für die Aromatherapie
© 2002, 2017 Schirner Verlag,
Darmstadt

Umschlag: Murat Karaçay, Schirner, unter Verwendung von # 143573284 (© Jenny Sturm), # 212440360 (© Shebeko), # 273820055 (© Slavica Stajic) und # 84492274 (© Tenki), www.shutterstock.com
Layout: Silja Bernspitz, Schirner
Lektorat: Bastian Rittinghaus, Schirner
Printed by: GPS Group P. E., Slovenia

www.schirner.com

10. Auflage April 2017

Alle Rechte der Verbreitung, auch durch Funk, Fernsehen und sonstige Kommunikationsmittel, fotomechanische oder vertonte Wiedergabe sowie des auszugsweisen Nachdrucks vorbehalten

Inhalt

Einleitung 11
Der Einkauf von ätherischen Ölen ... 12

Eigenschaften 15
Die Schwingungsebenen
der ätherischen Öle 15
Die Elemente der ätherischen Öle 15

Anwendung 16
Aromalampe 16
Bäder 17
Einreibung / Massage 18
Inhalation 21
Kompressen / Wickel 21
Saunaaufguss 23
Einnahme 23

Die ätherischen Öle 25
Abies alba (↝ **Weißtanne**)
Achilleskraut (↝ **Schafgarbe**)
Ackerminze (↝ **Minzöl**)
Agarholz 26
Ajowan 27
Akazienblüte 28
Alant 29
Algenessenz 30
Amber (↝ **Styrax**)
Amyris 31
Angelikawurzel 32
Anissamen 34

Apfelsine (↝ **Orange**)
Asant 35
Atlaszeder (↝ **Zeder – Cedrus**)
Azulen (blau) (↝ **Kamille, blau**)
Baldrian 36
Balsambaum (↝ **Balsamtanne**)
Balsamtanne 37
Balsamterpentin (↝ **Meerkiefer**)
Baltimore-Öl (↝ **Wurmsamen**)
Basilikum 38
Bay 39
Beifuß 40
Benzoe 41
Bergamotte 42
Bergamotteminze 44
Bergbohnenkraut (↝ **Bohnenkraut**)
Bergkiefer (↝ **Latschenkiefer**)
Besenkraut (↝ **Beifuß**)
Bienenkraut (↝ **Melisse**)
Birke 45
Bittermandel 46
Bitterorange 47
Blähkraut (↝ **Dill**)
Blutorange 48
Boabo (↝ **Eukalyptus citriodora**)
Bohnenkraut 49
Brautkraut (↝ **Rosmarin**)
Brennnessel 50
Brotsamen (↝ **Fenchel**)
Buccoblätter 51
Bukkusstrauch (↝ **Buccoblätter**)
Bulgarische Rose (↝ **Rose**)
Cajeput 52

Cananga ... 53
Cardamom (🙢 Kardamom)
Carvi (🙢 Kümmel)
Cassia ... 54
Cassie (🙢 Akazienblüte)
Ceder (🙢 Zeder – Cedrus)
Champaca absolue ... 55
Cistrose ... 56
Citronella ... 57
Clementine ... 58
Copaiba ... 59
Coriander (🙢 Koriander)
Costuswurzel ... 60
Cumin (🙢 Kreuzkümmel)
Currykraut (🙢 Immortelle)
Damaszener Rose (🙢 Rose)
Davana ... 61
Dill ... 62
Douglasfichte ... 63
Dragon (🙢 Estragon)
Edelraute (🙢 Beifuß)
Edeltanne (🙢 Weißtanne)
Eichenmoos ... 64
Eisenkraut 100 % ... 65
Eisenkraut Grasse ... 66
Elemi ... 67
Engelwurz (🙢 Angelikawurzel)
Estragon ... 68
Eugenol (🙢 Nelke)
Eukalyptus ... 70
Eukalyptus citriodora ... 72
Feldkümmel (🙢 Quendel)
Fenchel, süß ... 74
Fichtennadel ... 76
Föhre / Waldföhre (🙢 Kiefernnadel)
Frangipani ... 77
Galbanum ... 78
Gänsekraut (🙢 Beifuß)
Gartenmelisse (🙢 Melisse)
Gartennelke ... 79
Geißbart (🙢 Wiesenkönigin)
Gelbwurz (🙢 Kurkuma)
Geranie (🙢 Rosengeranie)
Gewürznelke (🙢 Nelke)
Gileadbalsam (🙢 Balsamtanne)
Gingergrass (🙢 Palmarosa)
Ginster ... 81
Grapefruit ... 82
Guajakholz ... 83
Gurkenkraut (🙢 Dill)
Hausminze (🙢 Pfefferminze)
Hemlocktanne ... 84
Heiligengabe / Heiligenkraut
(🙢 Santolin)
Helenenkraut (🙢 Alant)
Heuessenz ... 85
Himalajatanne ... 86
Ho-Blätter ... 87
Hon-Scho-Öl ... 88
Honig ... 89
Hopfenöl ... 90
Hühnersalbe (🙢 Quendel)
Hyazinthe ... 91
Immortelle ... 92
Indian Lime ... 94
Ingwer ... 95
Iris ... 96

INHALT

Jasmin 98	Limette 130
Johanniskraut 100	Linaloe 132
Kajeput (↝ Cajeput)	Litauischer Balsam (↝ Birke)
Kakaoextrakt 101	Litsea 133
Kalmus 102	Lorbeer, westindischer (↝ Bay)
Kamille, blau 103	Lorbeerblätter 134
Kamille, römisch 104	Luisenkraut (↝ Verbene)
Kamille, wild 105	Lungenkraut (↝ Eichenmoos)
Kampfer, weißer 106	Macisblüte (↝ Muskatnuss)
Kanada-Terpentin (↝ Balsamtanne)	Magenwurz (↝ Kalmus)
Kananga (↝ Cananga)	Maggikraut (↝ Liebstöckel)
Kapernkraut (↝ Dill)	Magnolienblätter 136
Kardamom 107	Magnolienblüte 137
Karottensamen 108	Mairose 138
Katzenminze (↝ Pfefferminze)	Majoran 140
Katzentollkraut (↝ Baldrian)	Mandarine 142
Katzkraut (↝ Schafgarbe)	Manuka 143
Kiefernnadel 109	Mastix 144
Knoblauch 110	Mate 145
Koriander 111	Meerkiefer 146
Krauseminze 112	Melisse 148
Kreuzkümmel 113	Melisse, indisch 150
Kumach / Kimmich (↝ Kümmel)	Mimose, falsche 151
Kümmel 114	Minzöl 152
Kurkuma 115	
Labdanum (↝ Cistrose)	
Labstockwurzel (↝ Liebstöckel)	
Lärche 116	
Lariciokiefer 117	
Latschenkiefer 118	
Lavande fine (↝ Lavendel, fein)	
Lavandin 120	
Lavendel extra 122	
Lavendel, fein 124	
Lavendelsalbei 126	
Ledum 127	
Lemongrass 128	
Libanonzeder (↝ Zeder – Cedrus)	
Liebstöckel 129	

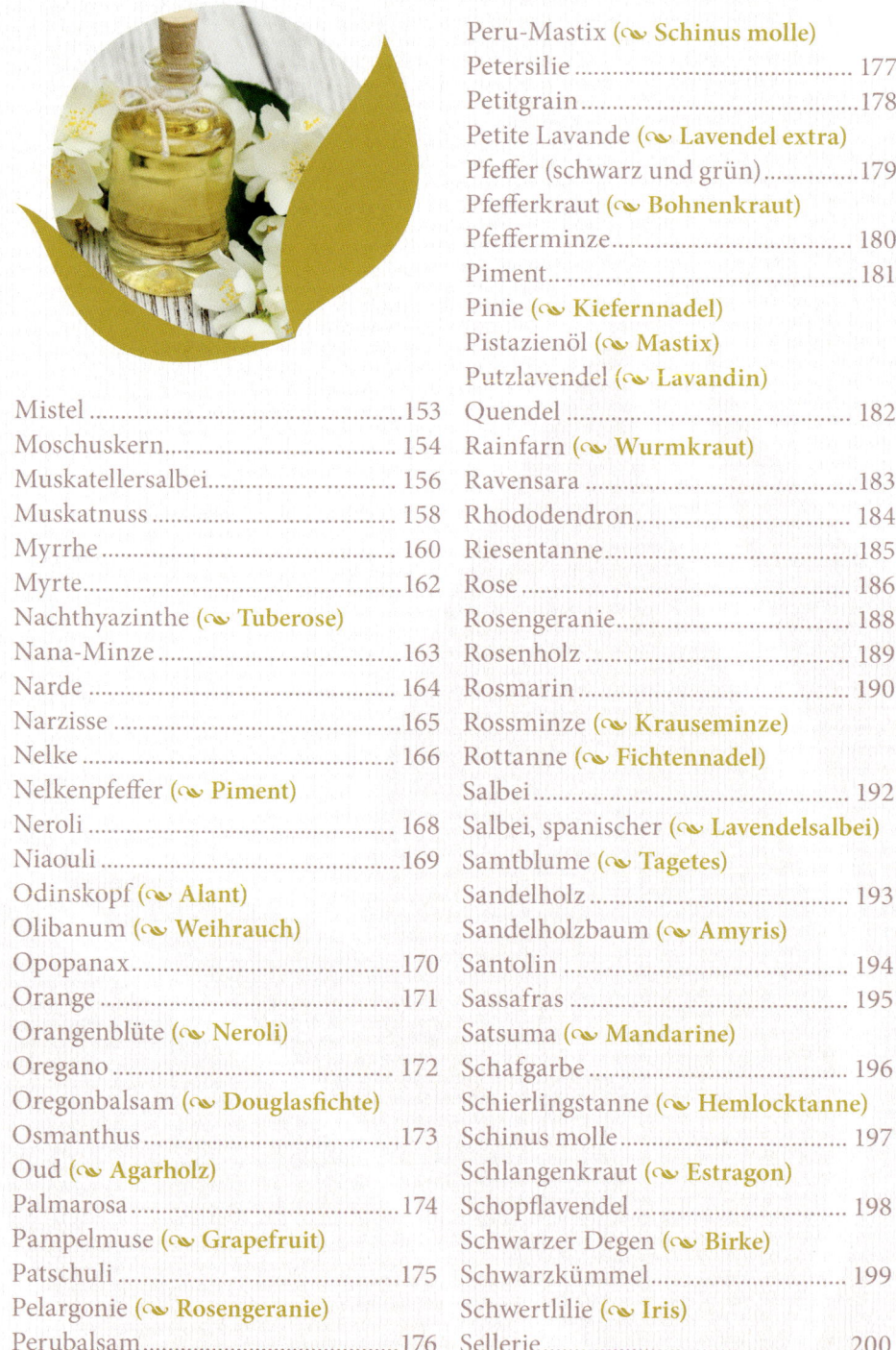

Mistel	153
Moschuskern	154
Muskatellersalbei	156
Muskatnuss	158
Myrrhe	160
Myrte	162
Nachthyazinthe (❧ Tuberose)	
Nana-Minze	163
Narde	164
Narzisse	165
Nelke	166
Nelkenpfeffer (❧ Piment)	
Neroli	168
Niaouli	169
Odinskopf (❧ Alant)	
Olibanum (❧ Weihrauch)	
Opopanax	170
Orange	171
Orangenblüte (❧ Neroli)	
Oregano	172
Oregonbalsam (❧ Douglasfichte)	
Osmanthus	173
Oud (❧ Agarholz)	
Palmarosa	174
Pampelmuse (❧ Grapefruit)	
Patschuli	175
Pelargonie (❧ Rosengeranie)	
Perubalsam	176
Peru-Mastix (❧ Schinus molle)	
Petersilie	177
Petitgrain	178
Petite Lavande (❧ Lavendel extra)	
Pfeffer (schwarz und grün)	179
Pfefferkraut (❧ Bohnenkraut)	
Pfefferminze	180
Piment	181
Pinie (❧ Kiefernnadel)	
Pistazienöl (❧ Mastix)	
Putzlavendel (❧ Lavandin)	
Quendel	182
Rainfarn (❧ Wurmkraut)	
Ravensara	183
Rhododendron	184
Riesentanne	185
Rose	186
Rosengeranie	188
Rosenholz	189
Rosmarin	190
Rossminze (❧ Krauseminze)	
Rottanne (❧ Fichtennadel)	
Salbei	192
Salbei, spanischer (❧ Lavendelsalbei)	
Samtblume (❧ Tagetes)	
Sandelholz	193
Sandelholzbaum (❧ Amyris)	
Santolin	194
Sassafras	195
Satsuma (❧ Mandarine)	
Schafgarbe	196
Schierlingstanne (❧ Hemlocktanne)	
Schinus molle	197
Schlangenkraut (❧ Estragon)	
Schopflavendel	198
Schwarzer Degen (❧ Birke)	
Schwarzkümmel	199
Schwertlilie (❧ Iris)	
Sellerie	200

Senf 201
Silberakazie (∾ Mimose)
Silbertanne (∾ Balsamtanne)
Speiklavendel (∾ Spiklavendel)
Spiklavendel 202
Sternanis (∾ Anissamen)
Stinkasant (∾ Asant)
Storax (∾ Styrax)
Strohblume (∾ Immortelle)
Studentenblume (∾ Tagetes)
Styrax 204
Sumpfkiefer 205
Tagetes 206
Tangerine (∾ Mandarine)
Tea Tree (∾ Teebaum)
Teebaum 208
Terpentin (∾ Meerkiefer)
Teufelsdreck (∾ Asant)
Texaszeder (∾ Zeder – Juniperus)
Thuja 209
Thymian (rot und weiß) 210
Tollkraut (∾ Baldrian)
Tolu 212
Tonka 213
Tuberose 214
Tulsi 215

Türkische Rose (∾ Rose)
Vanille 216
Veilchen 217
Verbene 218
Vetiver 219
Virginiazeder (∾ Zeder – Juniperus)
Wacholderbeere 220
Waldminze (∾ Krauseminze)
Weiberkraut (∾ Beifuß)
Weihrauch 221
Weihrauchkraut (∾ Rosmarin)
Weißer Teebaum (∾ Cajeput)
Weißbirke (∾ Birke)
Weißtanne 222
Wermut, wilder (∾ Beifuß)
Wiesenkönigin 223
Wilder Majoran (∾ Oregano)
Wilder Thymian (∾ Quendel)
Wintergrün 224
Wundbalsam (∾ Perubalsam)
Wurmkraut 225
Wurmsamen 226
Ylang-Ylang 227
Ysop 228
Zeder – Cedrus 230
Zeder – Juniperus 231
Zimt 232
Zimt-Cassia (∾ Cassia)
Zirbelkiefer 233
Zitrone 234
Zitronelle (∾ Citronella)
Zitroneneukalyptus
(∾ Eukalyptus cidriodora)
Zitronengras (∾ Lemongrass)
Zitronenmelisse (∾ Melisse)
Zitronenverbene (∾ Verbene)
Zwiebel 236
Zypresse 237
Zypressenkraut (∾ Santolin)

INHALT

Die Basisöle 239
Aloe-vera-Öl 240
Aprikosenkernöl 241
Arnikablütenöl 242
Avocadoöl 243
Borretschöl 244
Calendulaöl 245
Distelöl 246
Erdnussöl 247
Hagebuttenkernöl 248
Hanföl 249
Haselnussöl 250
Johanniskrautöl 251
Jojobaöl 252
Kürbiskernöl 253
Leinöl 254
Macadamianussöl 255
Mandelöl, süßes 256
Mohnblumenöl 257
Nachtkerzenöl 258
Olivenöl 259
Rapsöl 260
Sanddornextraktöl 261
Schwarzkümmelöl 262
Sesamöl 263
Sojaöl 264
Sonnenblumenkernöl 265
Walnussöl 266
Weizenkeimöl 267

Register 269

Bildnachweis 293

Der Autor 295

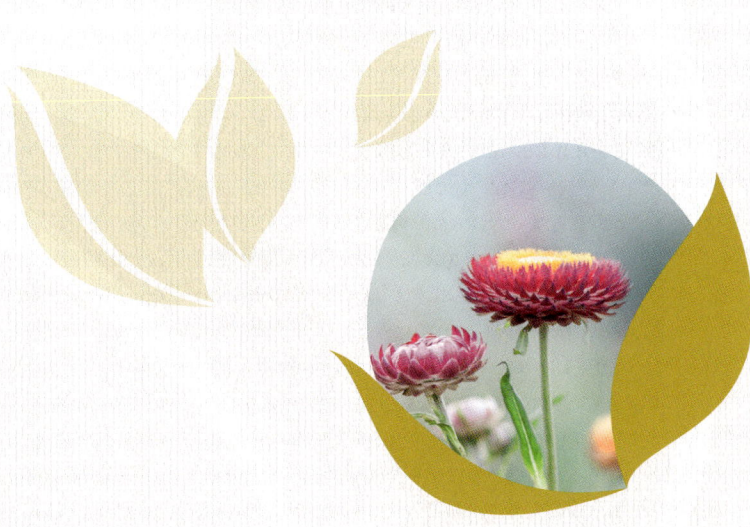

INHALT

Einleitung

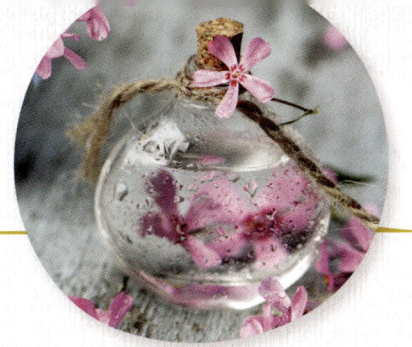

Was sind ätherische Öle? Ätherisch leitet sich vom griechischen *aiter,* »hohe Luft«, ab und bedeutet »himmlisch« und »leicht flüchtig«. Die ätherischen Öle lösen sich sehr leicht und enthalten kein Fett, daher verdampfen sie rückstandsfrei. Jedes Öl hat seine eigene Duftpersönlichkeit, seinen eigenen Charakter, seine eigene feinstoffliche Energie. Es birgt Duftstoffe, die in Form von winzigen Öltröpfchen in verschiedenen Pflanzenteilen wie Blüten, Blättern, Stängeln, Samen, Holz oder Wurzeln eingelagert sind. Diese werden den Pflanzen durch verschiedene Verfahren entzogen, um sie dem Menschen zugänglich zu machen.

Die Therapie mit ätherischen Ölen basiert auf der Erweckung der Lebenskraft und der Aktivierung der Selbstheilungskräfte im Menschen. Die Öle wirken in den tiefsten Schichten von Körper, Geist und Seele, wo sie die psychischen sowie physischen Vorgänge regulieren. Sie stärken die natürlichen Abwehrkräfte und normalisieren wichtige Funktionen unseres Körpers. Die Öle unterstützen die Heilung, indem sie unser inneres Gleichgewicht wiederherstellen. Ist die Seele gesund, folgt der Körper von alleine nach.

Ätherische Öle sind hochkonzentriert und sollten deshalb nie unverdünnt verwendet werden. Sie können Allergien, Hautreizungen und, innerlich eingenommen, sogar starke Vergiftungen hervorrufen – deshalb sollten sie auch immer für Kinder unzugänglich aufbewahrt werden! Richtig angewendet, verursachen ätherische Öle jedoch keine Nebenwirkungen.

Ätherische Öle gelangen über die Haut und über das Bindegewebe in unser Lymph- bzw. in unser Blutkreislaufsystem, von wo aus sie jede Stelle des Körpers erreichen. Über die Nase aufgenommen, können sie umgehend auf unser Gemüt und unsere geistige Verfassung Einfluss nehmen. Von Therapeuten richtig eingesetzt, erzielen sie auch innerlich eingenommen beachtliche Wirkung. Sie werden über Niere und Lunge leicht wieder ausgeschieden.

Düfte tragen Informationen. Daher können sie uns unbewusst beeinflussen, sodass wir anders urteilen oder handeln, als wir das sonst tun würden. Sie übertragen Stimmungsbilder auf unser Wesen, die meist nicht vom Verstand kontrolliert werden. Jedes Öl enthält die Lebenskraft, Schwingung und das Kraftfeld der Pflanze, aus der es gewonnen wird, in konzentrierter Form. Diese feinstofflichen

Energien und Schwingungen wirken sich entsprechend auf unsere eigenen feinstofflichen Energiezentren und Energiekörper aus.

Die Aromatherapie sollte im Übrigen nur in den wenigsten Fällen alleinige Therapie sein, sondern andere Therapien unterstützen und ergänzen. Sie verträgt sich sehr gut mit der Bachblütentherapie. Bei der homöopathischen Behandlung kann die Therapie mit ätherischen Ölen die Wirkung der Mittel in manchen Fällen teilweise wieder aufheben.

Dieses Buch soll Ihnen einen Überblick über alle ätherischen Öle verschaffen und so ein Leitfaden für die praktische Anwendung sein. Ausführliche Hintergründe zu Aromatherapieverfahren, Anbau, Gewinnungs- und Herstellungsmethoden finden Sie in entsprechenden Fachtiteln.

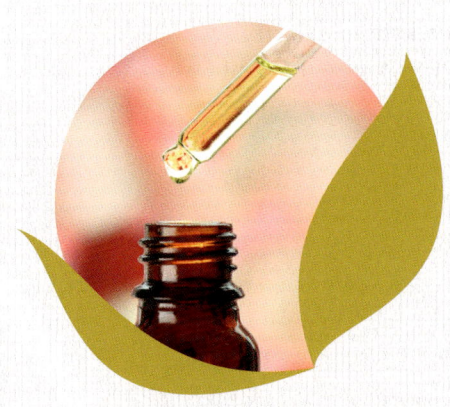

Der Einkauf von ätherischen Ölen

Seien Sie beim Einkauf von ätherischen Ölen qualitätsbewusst, und beachten Sie folgende Grundsätze:

Reine Öle
Es sollte immer ein 100 % reines, natürliches ätherisches Öl sein. Naturidentische Öle sowie Parfümöle sind zwar um einiges günstiger, haben jedoch auf keinen Fall die therapeutische Wirkung der reinen Öle und können sich sogar schädlich auswirken.

Botanischer Name
Achten Sie immer auf den vollständigen botanischen Namen sowie die korrekte Handelsbezeichnung. Ein natürliches ätherisches Bergamotteöl ist beispielsweise etwas anderes als ein naturidentisches Bergamotteöl bzw. ein Bergamotte-Parfümöl, Lavendula officinalis ist nicht dasselbe wie Lavendula hybrida – beides sind Lavendelpflanzen, aber mit unterschiedlicher Wirkung, und beide können als »Lavendelöl« verkauft werden. Leider gibt es viele Produkte, die den gleichen Namen führen, jedoch andere Inhaltsstoffe haben und entsprechend andere oder überhaupt keine erwünschten Wirkungen zeigen.

Anbauweise
Die meisten Öle werden aus Pflanzen aus konventionellem Anbau gewonnen und können Rückstände von Insektenvernichtungsmitteln und Düngemitteln aufweisen. »Rückstandskontrollierte Öle« sind meist frei von diesen Zusätzen. Aus kontrolliert biologischem Anbau und aus ökologisch orientierter Landwirtschaft stammen »kbA«-Öle, sie sind garantiert frei von Giften wie Pestiziden. Ebenso dem konventionellen Anbau vorzuziehen ist die »Wildsammlung«, da davon auszugehen ist, dass in der freien Natur nicht mit Giften gearbeitet wird.

Herkunftsland
Der Ort, an dem eine Pflanze wächst, spielt oft eine ausschlaggebende Rolle. Geophysikalische Einflüsse – z. B. der richtige oder falsche Boden für die jeweilige Pflanze oder zu viel oder zu wenig Sonne – ändern die Wirkkraft und -intensität einer Pflanze und haben so einen direkten Einfluss auf die Qualität des aus ihr gewonnenen ätherischen Öls. Dort, wo eine Pflanze von Natur aus wächst, ist sie immer am stärksten.

Die Haltbarkeit von ätherischen Ölen

Ätherische Öle sollten immer in Braun- oder Blauglasflaschen aufbewahrt sowie sonnen- und lichtgeschützt bei etwa +8 °C gelagert werden. Unter diesen Voraussetzungen halten Öle aus Zitrusfrüchten sowie aus Nadelhölzern im Schnitt ein bis anderthalb Jahre, während alle anderen ätherischen Öle immer besser und ausgereifter werden, je älter sie werden.

Die Auswahl der Öle

Die Entscheidung darüber, welche Öle Sie anwenden, sollten Sie nach Möglichkeit Ihrer Nase überlassen. Ihr Körper weiß am besten, welches Öl ihm guttut. Dies zeigt er auf ganz eindeutige Weise, und zwar, indem er alles für uns Nichtzuträgliche als »unangenehm riechend« und alles Wohltuende als »wohlduftend« einstuft. Daher rührt auch das bei jedem Menschen andere und zu verschiedenen Zeiten unterschiedliche Geruchsempfinden.

Suchen Sie sich im Register dieses Buches die Gruppe der Öle heraus, die Sie entsprechend deren Wirkungen oder Ihren Symptomen benötigen (oder erfragen Sie sie bei Ihrem Therapeuten), und »erschnuppern« Sie unter dieser Auswahl Ihre persönlichen Favoriten.

Allergietest

Ätherische Öle können stark hautreizend wirken und bei verschiedenen Menschen bzw. Hauttypen allergische Reaktionen hervorrufen. Aus diesem Grund empfiehlt es sich, vor einer Anwendung als Massage, Einreibung, Bad oder Wickel einen Allergietest durchzuführen.

Nehmen Sie dazu einen Viertel- bis maximal halben Tropfen des jeweiligen Öles, und reiben Sie ihn in Ihre Armbeuge. Sollten Pusteln or Rötungen auftreten, verzichten Sie auf den Gebrauch dieses Öls.

Die Anwendungsmöglichkeiten der ätherischen Öle finden Sie in einem gesonderten Kapitel beschrieben.

Eigenschaften

Die Schwingungsebenen der ätherischen Öle

Kopfnote (Geistesebene)
schnell flüchtige Öle; helle Farbe; hohe Frequenz, nach oben ausgerichtet; konzentrationsfördernd, aufhellend, stimmungshebend, erfrischend

Herznote (Seelenebene)
Blütendüfte; sanfte Pastellfarben; öffnende Schwingung; ausgleichend, harmonisierend, herzöffnend, herzanregend, kreislaufanregend, hautpflegend

Basisnote (Körperebene)
zusammenziehend, erdend, harzig, warm, schwer; dunklere Farben; tiefe, zentrierte Schwingung; atemvertiefend, stärkend, stabilisierend

Die Elemente der ätherischen Öle

Feuer (Widder, Löwe, Schütze)
heiß, dynamisch, kraftvoll, willensstark

Erde (Stier, Jungfrau, Steinbock)
fest, schwer, unbeweglich, strukturierend, gegenständlich

Luft (Zwillinge, Waage, Wassermann)
kalt, trocken, beweglich, abstrakt

Wasser (Krebs, Skorpion, Fische)
weich, feucht, empfindsam, gefühlsbetont, langsam, verträumt

Anwendung

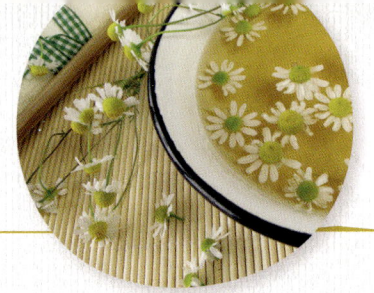

Für alle der vorgestellten Anwendungsvorschläge gilt: »Weniger ist mehr.« Ätherische Öle dürfen nur sehr sparsam verwendet werden, denn ihre Wirkung kann bei einem Zuviel durchaus ins Negative umschlagen. Allgemein lässt sich sagen, dass kleine Dosierungen meist beruhigend, höhere eher anregend wirken. Zu starke können aber oft auch giftig sein. Bedenken Sie immer, dass es sich bei ätherischen Ölen um hochkonzentrierte Stoffe handelt. Verwenden Sie im Zweifelsfall lieber etwas weniger.

Aromalampe

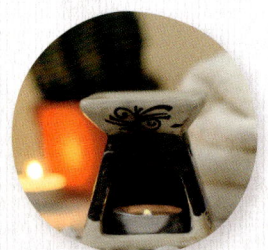

Ätherische Öle wirken über die Atmungsorgane, insbesondere über den Geruchssinn, auf den gesamten Körper des Menschen. Die Wirkstoffe der Öle werden durch feinste Duftmoleküle über die Lunge aufgenommen und gelangen von dort in den Blutkreislauf. Dieser transportiert sie zu den jeweiligen Körperstellen bzw. zu den Organen. Über unser Riechfeld im oberen Bereich der Nasenhöhle erreichen Duftstoffe das Gehirn direkt, während die Reize aller anderen Sinne über das Rückenmark dorthin geleitet werden. Daher nehmen Gerüche sofort Einfluss auf unser limbisches System (Gefühlsbereich) sowie auf den Hypothalamus. Seelische Zustände werden von diesen Reizen unmittelbar beeinflusst, sodass umgehend eine Wirkung eintritt.

Hinweis:
Die Aromalampe sollte mit genügend Wasser betrieben werden, damit die ätherischen Öle nicht auf über 40 °C erhitzt werden. Bei einer zu hohen Temperatur geht die Wirkung der Aromen verloren.

Angst: je 2–3 Tr. Blutorange, Rosenholz, Weihrauch
Angst bei Kindern: je 3 Tr. Mandarine, Orange, Clementine
Albträume: je 2 Tr. Lavendel extra, Vanille, Weißtanne

Atmung:	je 3 Tr. Thymian, Lärche, Zirbelkiefer, Zeder
Depressionen:	je 2–3 Tr. Bergamotte, Rosengeranie, Litsea, Petitgrain
Entspannung:	je 2–3 Tr. Bay, Blutorange, Ylang-Ylang
Erkältung:	je 3 Tr. Eukalyptus, Fichtennadel, Teebaum, Weißtanne oder
	je 2–3 Tr. süßer Fenchel, Lavendel, Rosenholz, Schafgarbe
Insektenschutz:	je 3 Tr. Geranium, Nelke, Teebaum oder
	je 3–4 Tr. Bergamotte, Limette, Lemongrass
Konzentration:	je 3 Tr. Basilikum, Eukalyptus, Zitrone oder
	je 3 Tr. Eisenkraut, Rosmarin, Latschenkiefer
Meditation:	je 1–2 Tr. Myrte, Rose, je 3 Tr. Weihrauch, Zeder oder
	je 3 Tr. Weißtanne, Myrrhe, Sandelholz
Nervosität:	je 2 Tr. Lavendel, Douglasfichte, Perubalsam

Bäder

Ätherische Öle sind nicht wasserlöslich. Aus diesem Grund benötigen sie einen Emulgator, der sie mit dem Wasser verbindet. Die besten und angenehmsten Emulgatoren für ein Bad sind ein Becher Schlagsahne oder 2–3 Esslöffel Honig. In diese werden vorher die ätherischen Öle eingerührt, und das Ganze wird dann dem Badewasser untergemischt. Weitere Emulgatoren sind auch Milch, Molke, Heilerde oder Essig. Alle angegebenen Mengen sind Durchschnittswerte, die Sie nach Ihren eigenen Erfahrungen und Bedürfnissen anpassen können.

Hinweis:
Kontrollieren Sie bitte bei jedem Rezept vor seiner Anwendung, ob im jeweiligen Fall die ätherischen Öle für Schwangere, Kinder oder Epileptiker geeignet sind!

abwehrstärkend:	10 Tr. Eukalyptus, 6 Tr. Fichtennadel, je 3 Tr. Salbei, Thymian
Arthritis:	2 Tr. Kamille, 3 Tr. Zitrone, 7 Tr. Benzoe

belebend:	je 5 Tr. Bergamotte, Zitrone, Lemongrass, Rosmarin
Blasenentzündung/-beschwerden:	je 7 Tr. Sandelholz, Wacholderbeere
Blutdruck (niedriger)/Frieren:	15 Tr. Kalmus
Entschlackungsbad:	je 3 Tr. Douglasfichte, Wacholder, Wiesenkönigin, Zitrone, 5 Tr. Geranie
Erkältung:	10 Tr. Eukalyptus, 6 Tr. Fichtennadel, je 3 Tr. Salbei, Thymian oder je 7 Tr. Edeltanne, Eukalyptus, Cajeput
Grippe:	6 Tr. Majoran, je 3 Tr. Bergamotte, Zitrone, Orange
Inspiration:	7 Tr. Bergamotte, 3 Tr. Eisenkraut, 2 Tr. Neroli
Kinderbad:	je 3 Tr. Mandarine, Honig, Geranie und Orange
Rheuma:	2 Tr. Kamille, je 4 Tr. Lavendel, Benzoe
Muskelschmerzen:	je 4 Tr. Lavendel, Majoran, Zitrone
Schlafstörungen:	15 Tr. Lavendel
sinnlich stimmend:	10 Tr. Honig, 6 Tr. Lavendel, 3 Tr. Jasmin

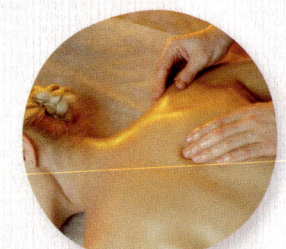

Einreibung / Massage

Ätherische Öle sollten vor dem Hautkontakt immer mit einem Basisöl als Träger gemischt und verdünnt werden. Diese Mischung wird dann eingerieben oder einmassiert und wirkt durch die Haut auf die tiefer sitzenden Gewebeschichten bzw. Muskeln und Organe ein. Alle angegebenen Mengen sind Durchschnittswerte, die Sie nach Ihren eigenen Erfahrungen und Bedürfnissen anpassen können.

Hinweis:
Kontrollieren Sie bitte bei jedem Rezept vor seiner Anwendung, ob im jeweiligen Fall die ätherischen Öle für Schwangere, Kinder oder Epileptiker geeignet sind!

Abwehrschwäche:	10 ml Johanniskrautöl mit je 2 Tr. Angelika, Rosenöl, Weißtanne
aphrodisierend:	10 ml Johanniskrautöl mit je 2 Tr. Palmarosa, Ylang-Ylang, Limette, Lavendel extra, Patschuli
Atmung (vertiefend) / Kurzatmigkeit:	10 ml Jojobaöl mit je 5 Tr. Douglasfichte, Teebaum (leichte Brustmassage)
Babymassage:	10 ml Mandelöl mit 1 Tr. Rose
Belebung:	10 ml Avocado- oder Mandelöl mit je 2 Tr. Kampfer, Orange, Rosmarin, Zitrone
Beruhigung:	10 ml Johanniskrautöl mit je 2 Tr. Rose, Neroli, Sandelholz, Wacholderbeere
Blähungen:	10 ml Jojobaöl mit je 5 Tr. Anis, Kümmel, Fenchel (im Bauch- und Darmbereich immer im Uhrzeigersinn in Darmrichtung – zum linken Bein hin – massieren)
Blutdruck (niedriger) / Frieren:	10 ml Jojobaöl mit 2 Tr. Ingwer oder 2 Tr. Kalmus
Durchblutung:	10 ml Calendulaöl mit je 2 Tr. Lärche, Rosmarin, Majoran
Erkältung:	10 ml Jojobaöl mit je 5 Tr. Douglasfichte, Teebaum (leichte Brustmassage)
Falten / Hautstraffung:	10 ml Jojobaöl mit 10 Tr. Fenchel
Haut (empfindliche):	10 ml Aloeveraöl mit je 2 Tr. Rose, Sandelholz, Kamille
Herzklopfen / Herzrhythmusstörung:	10 ml Nachtkerzen- oder Weizenkeimöl mit 2 Tr. Neroli
Koliken:	10 ml Johanniskrautöl mit je 2 Tr. Angelika, Kardamom, Pfefferminze, Thymian
Kopfschmerzen:	Krauseminze pur oder verdünnt (auf Schläfe und Stirn einreiben) oder 10 ml Johanniskrautöl mit je 2 Tr. Beifuß, Neroli, Palmarosa (Stirn, Schläfen, Nacken und Schultern einreiben)
Krampfadern (Linderung):	10 ml Jojobaöl mit je 2 Tr. Limette, Vetiver, Zypresse

Magen-Darm-Probleme:	*10 ml Jojobaöl mit je 5 Tr. Anissamen, Fenchel (im Bauch- und Darmbereich immer im Uhrzeigersinn in Darmrichtung – zum linken Bein hin – massieren)*
Menstruationsbeschwerden:	*10 ml Calendulaöl oder Jojobaöl mit 3 Tr. Estragon, 2 Tr. Muskatnuss, 2 Tr. römischer Kamille, (den ganzen Unterleib und die Hüfte einmassieren)*
Muskelverspannung:	*10 ml Johanniskrautöl mit je 3 Tr. Palmarosa, Majoran, Minze*
Muskelschmerzen:	*10 ml Arnika- oder Sesamöl mit je 2 Tr. Cajeput, Grapefruit oder Zypresse*
Schuppenflechte:	*10 ml Avocado- oder Jojobaöl mit je 2 Tr. Cistrose, Melisse, 4 Tr. Zeder (betroffene Stellen einreiben)*
Schwangerschaftsstreifen:	*10 ml Johanniskraut-, Jojoba- oder Weizenkeimöl mit je 3 Tr. Limette, Lemongrass, Mandarine oder 10 ml Calendulaöl mit je 2 Tr. Lavendel, Geranium, Weihrauch, Myrrhe*
Stiche (Wespen, Bienen, Mücken):	*Lavendel oder Teebaum pur einreiben*
Sonnenbrand:	*10 ml Johanniskrautöl mit 3 Tr. Schafgarbe*
Verdauungsbeschwerden:	*10 ml Jojobaöl mit je 3 Tr. Anissamen, Fenchel, Koriander, Kümmel*
Warzen:	*mit Teebaum oder Thuja pur betupfen (mit Pflaster abdecken)*
Zellulitis:	*10 ml Jojobaöl mit je 2 Tr. Zypresse, Orange, Schafgarbe*

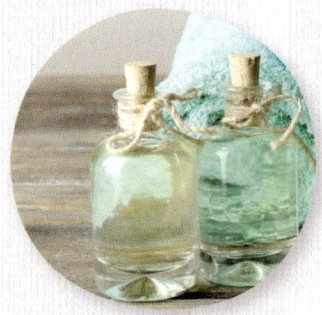

ANWENDUNG

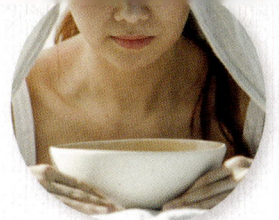

Inhalation

Zur Inhalation verwenden Sie entweder einen Inhalator oder eine Schüssel heißes Wasser (eventuell auch leichten Tee, z. B. Kamillentee) und ein Handtuch. Empfehlenswert ist es, wenn Sie sich ein paar Taschentücher bereitlegen, da viele Öle stark schleimlösend wirken. Geben Sie jeweils nur einen, maximal zwei Tropfen des Öles in das heiße Wasser, und halten Sie Ihren Kopf für ca. 10–20 Minuten darüber, wobei Sie ihn mit dem Handtuch abdecken, damit der Dampf nicht zu schnell zur Seite entweicht. Atmen Sie durch die Nase langsam und tief ein und aus.

Hinweis:
Kontrollieren Sie bitte bei jedem Rezept vor seiner Anwendung, ob im jeweiligen Fall die ätherischen Öle für Schwangere, Kinder oder Epileptiker geeignet sind!

Asthma:	je 1 Tr. Ysop, Lavendel
Erkältung:	1 Tr. Eukalyptus oder 1 Tr. Cajeput
Halsentzündung:	1 Tr. Thymian

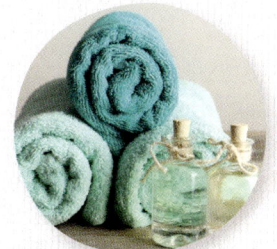

Kompressen / Wickel

Für Kompressen werden 5–10 Tropfen der ätherischen Öle mit einem Emulgator (wie bei »Bäder« beschrieben) in einer Schüssel mit 1 Liter Wasser aufgelöst. Leinen- oder Baumwolltücher werden darin eingetaucht, ausgewrungen und auf die zu behandelnden Stellen aufgelegt oder darumgewickelt. Alle angegebenen Mengen in Tropfen sind Durchschnittswerte, die Sie nach Ihren eigenen Erfahrungen und Bedürfnissen anpassen können.

Hinweis:
Arbeiten Sie bei akuten Entzündungen niemals mit Wickeln oder Kompressen! Und denken Sie daran, bei jedem Rezept vorher zu kontrollieren, ob im jeweiligen Anwendungsfall die ätherischen Öle für Schwangere, Kinder oder Epileptiker geeignet sind!

Fieber (hohes):	5 Tr. Pfefferminze (kalte Kompresse / nicht bei Kindern unter 6 J.) oder je 3 Tr. Lavendel, Melisse, Zitrone (kalte Kompresse)
Gallenkoliken:	10 Tr. Basilikum, 5 Tr. Kreuzkümmel (warme Kompresse)
Hautreizungen (allergisch):	je 5 Tr. Melisse, Lavendel (warme Kompresse)
hautstraffend (Gesicht):	5 Tr. Myrrhe (warme Kompresse als Gesichtsmaske)
Kopfschmerzen (Kater):	4 Tr. Geranie, 1 Tr. Zitrone (kalte Kompresse auf die Stirn)
Koliken:	je 2 Tr. Rosmarin, Basilikum, Fenchel (warme Kompresse)
Leberwickel:	je 3 Tr. Galbanum, Karottensamen, Rosmarin (warme Kompresse)
Magen-Darm-Koliken:	je 3 Tr. Basilikum, Fenchel, römische Kamille (warme Kompresse)
Magen-Darm-Probleme:	10 Tr. Basilikum (warme Kompresse)
Menstruationskrämpfe:	je 3 Tr. Muskatellersalbei, Majoran (warme Kompresse)
Muskelkrämpfe:	je 2 Tr. Rosmarin, römische Kamille, Sandelholz (warme Kompresse)
Nervosität / Stress:	4 Tr. Lavendel, 1 Tr. Melisse (kalte Kompresse auf die Stirn)
Prellungen / Quetschungen:	je 2 Tr. Lavendel, Fenchel (kalte Kompresse)
Wundheilung:	je 7 Tr. Elemi, Lavendel (warme Kompresse)

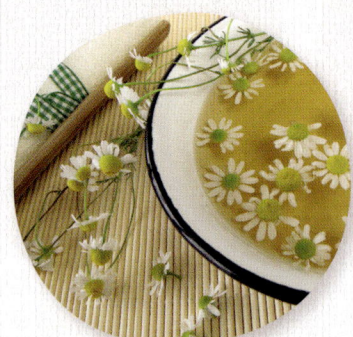

Saunaaufguss

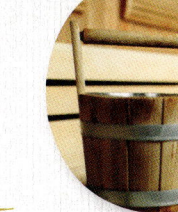

Viele ätherische Öle sind leicht entflammbar und dürfen deshalb beim Saunaaufguss nie direkt auf die heißen Steine gegossen werden. Geben Sie auf eine Kelle Wasser jeweils ca. 5 – 10 Tr. der Öle, mit denen Sie saunieren möchten.

aufbauend, regenerierend:	je 7 Tr. Fichtennadel, Pfefferminze, Mandarine
Erkältung:	je 2 Tr. Pfefferminze, Eukalyptus, je 4 Tr. Kiefernadel, Thymian, Rosmarin, Kampfer
stärkend:	je 5 Tr. Eisenkraut, Myrte, 2 Tr. Lemongrass, 8 Tr. Zirbelkiefer

Einnahme

Nur in den wenigsten Fällen dürfen ätherische Öle eingenommen werden. Dies sollte auch nur unter Anleitung eines Fachkundigen (Arztes, Heilpraktikers oder Aromatherapeuten) erfolgen. In den meisten Fällen reicht eine der zuvor beschriebenen Methoden, um das gewünschte Ergebnis zu erzielen. In den wenigen Ausnahmefällen, in denen eine Einnahme erfolgen darf, werden die Öle auf einem Stück Würfelzucker, Brot oder mit einem Esslöffel Honig eingenommen. Die Dosierung sollte nie mehr als 1–2 Tropfen 2–3-mal täglich überschreiten. Eine weitere Möglichkeit der Einnahme ist die Verdünnung über Weingeist (als Emulgator) in einem Glas Wasser. Auch hier sollte die genannte Tropfenanzahl nicht überschritten werden.

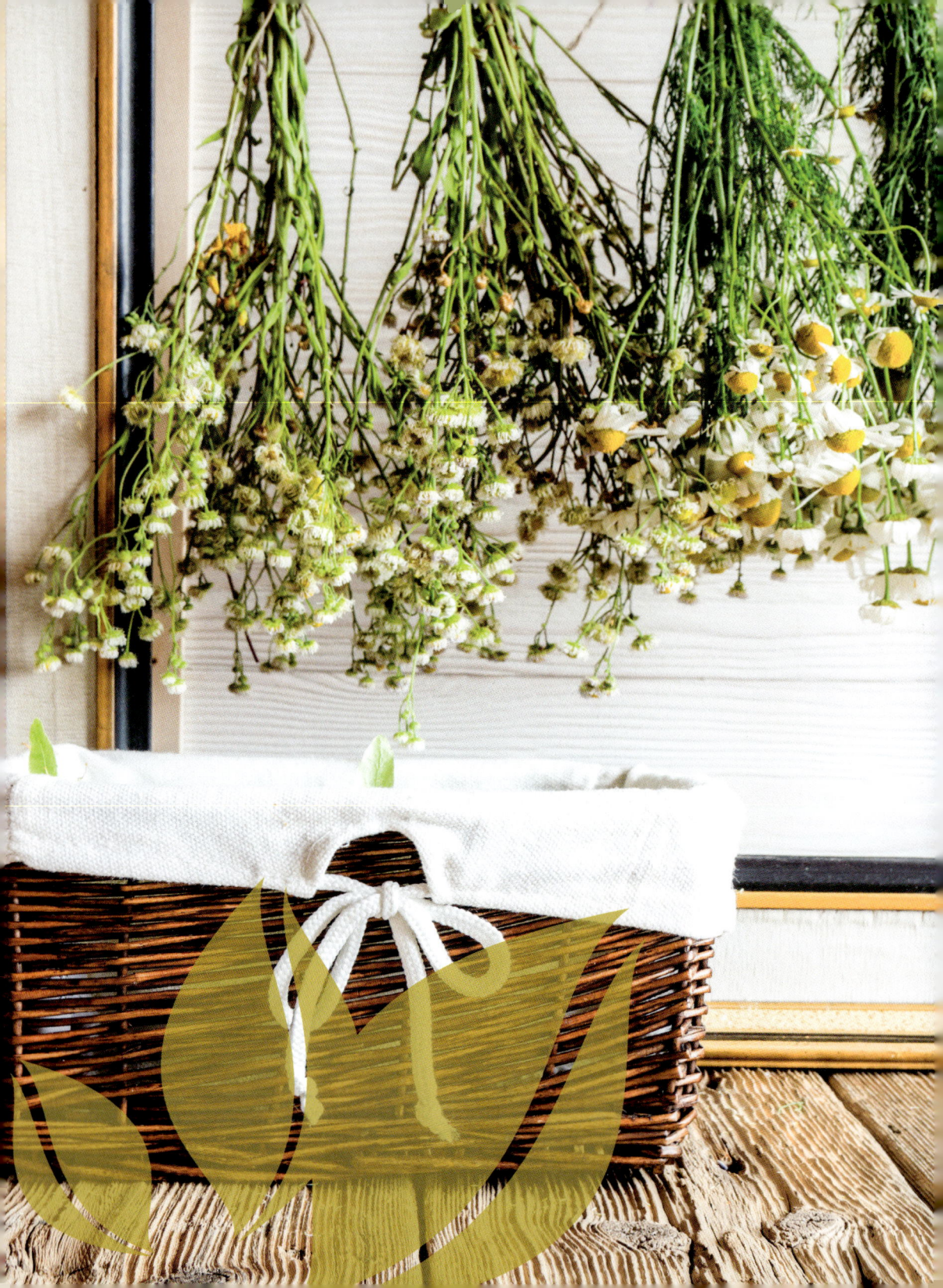

Die ätherischen Öle

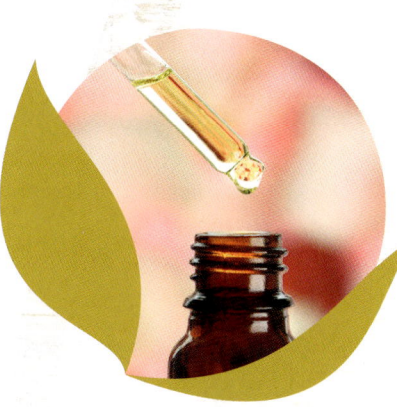

Agarholz
(Oud)

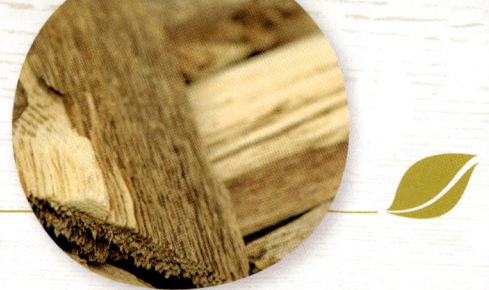

Name:	*Aquilaria agallocha*
Familie:	*Thymelaeaceae; Seidelbastgewächse*
Vorkommen:	*Burma, Indien, Kambodscha, Laos, Vietnam*
Gewinnung:	*Wasserdampfdestillation des klein geschnittenen Holzes*
Duft / Geschmack:	*holzig, würzig, balsamisch*
Note:	*Basis*
Element:	*Erde*
Sternzeichen:	*Stier*
Planet:	*Venus*

Wirkung auf den Körper: den ganzen Organismus regulierend und entspannend

Anwendung: keine bekannt

Wirkung auf die Seele: entspannend, erdend, erotisierend, nervenberuhigend

Anwendung: bei Nervenüberreizung, Kreativitätsverlust, Wurzellosigkeit

Sonstiges: gutes Meditationsöl

Ajowan

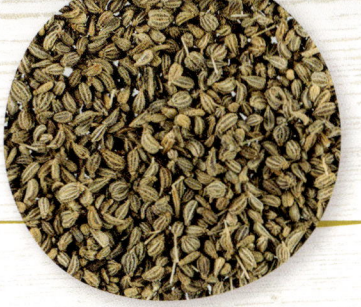

Name:	*Trachyspermum copticum*
Familie:	*Apiaceae / Umbelliferae; Doldenblütler*
Vorkommen:	*Afghanistan, Ägypten, Indien, Persien*
Gewinnung:	*Wasserdampfdestillation der Samen*
Duft / Geschmack:	*krautig, würzig, thymianartig*
Note:	*Basis*
Element:	*Feuer*
Sternzeichen:	*Widder*
Planet:	*Mars*

Wirkung auf den Körper: antiseptisch, blähungsmindernd, verdauungsfördernd

Anwendung: bei Cholera, Darmbeschwerden; zur Desinfizierung

Wirkung auf die Seele: keine bekannt

Anwendung: keine bekannt

Sonstiges: für Aromatherapie und Hausgebrauch nicht zu empfehlen

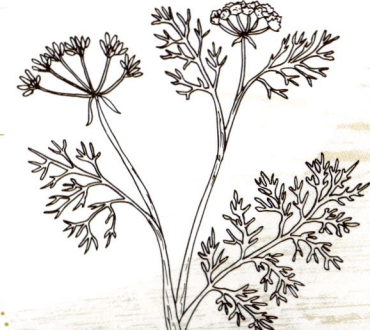

Vorsicht! Nicht während der Schwangerschaft anwenden; kann außerdem haut- und schleimhautreizend wirken.

Akazienblüte
(Cassie)

Name:	*Acacia farnesiana*
Familie:	*Mimosaceae; Hülsenfrüchtler*
	Fabaceae / Leguminosae; Schmetterlingsblütler
Vorkommen:	*Frankreich, Mittelmeerraum, Westindien*
Gewinnung:	*Extraktion mit Lösungsmitteln (meist Hexan)*
Duft / Geschmack:	*blumig-süß bis balsamisch, weiblich*
Note:	*Herz*
Element:	*Wasser*
Sternzeichen:	*Krebs*
Planet:	*Mond*

Wirkung auf den Körper: antirheumatisch, antiseptisch, bronchienentspannend

Anwendung: zur Hautpflege (bei trockener Haut), Regeneration (als Massageöl)

Wirkung auf die Seele: beruhigend, depressionsmildernd, erheiternd, leicht erotisierend, harmonisierend

Anwendung: bei Depressionen, nervöser Erschöpfung, Frigidität, nervösen Spannungen, stressbedingten Beschwerden

Sonstiges: ideal für aphrodisische Bäder, zur Insektenabwehr

Vorsicht! Nicht innerlich einnehmen.

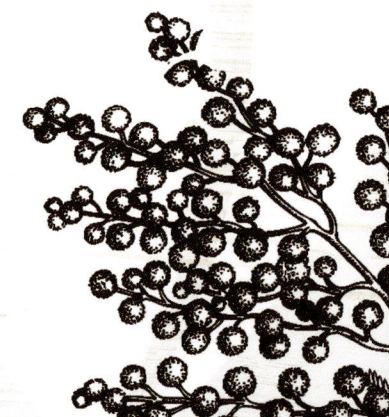

Alant

(Schlangenwurz, Helenenkraut, Odinskopf)

Name:	*Inula helenium*
Familie:	*Asteraceae; Korbblütler*
Vorkommen:	*Asien, Europa, Nordamerika*
Gewinnung:	*Wasserdampfdestillation der getrockneten Wurzel und der Wurzelstöcke*
Duft / Geschmack:	*trocken, weich, holzig, honigartig*
Note:	*Basis*
Element:	*Erde*
Sternzeichen:	*Waage*
Planet:	*Venus*

Wirkung auf den Körper: adstringierend, antiseptisch, bakterienabtötend, blutdrucksenkend, entzündungshemmend, harntreibend, pilztötend, hustenreizlindernd, krampflösend, magenstärkend, schleimlösend, schweißtreibend, stärkend, wurmtreibend

Anwendung: bei Asthma, Bronchitis, Gallenblasenproblemen, trockenem Husten, Verdauungsstörungen

Wirkung auf die Seele: keine bekannt

Anwendung: keine bekannt

Vorsicht! Stark hautreizend, kann zu schweren allergischen Reaktionen führen.

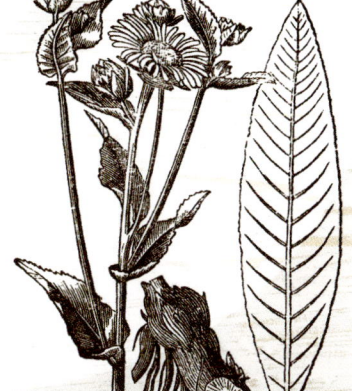
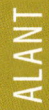

Algenessenz

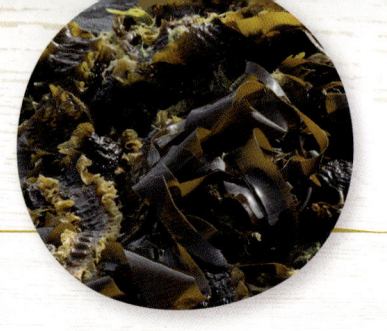

Name:	*Laminaria digitata*
Familie:	*Laminariaceae; Braunalgen*
Vorkommen:	*Frankreich*
Gewinnung:	*Co-Destillation des Krautes mit pflanzlichen Trägerstoffen*
Duft / Geschmack:	*würzig*
Note:	*Basis*
Element:	*Erde*
Sternzeichen:	*Stier*
Planet:	*Venus*

Wirkung auf den Körper: keine bekannt

Anwendung: keine bekannt

Wirkung auf die Seele: keine bekannt

Anwendung: keine bekannt

Sonstiges: Verbreitet würzige Seeluft im Raum.

Amyris

(Westindischer Sandelholzbaum)

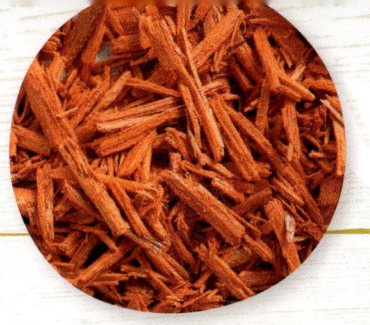

Name:	Amyris balsamifera
Familie:	Rutaceae; Rautengewächse
Vorkommen:	Westindische Inseln
Gewinnung:	Wasserdampfdestillation des zerkleinerten Holzes
Duft / Geschmack:	warm, herb-holzig, balsamisch
Note:	Herz / Basis
Element:	Erde
Sternzeichen:	Stier
Planet:	Venus

Wirkung auf den Körper: antiseptisch, entzündungshemmend, keimtötend, krampflösend, magenharmonisierend, schleimlösend, wundheilend

Anwendung: bei Akne, Darmverstimmung, Ekzemen, Hautirritationen, trockener Haut, Magenverstimmung

Wirkung auf die Seele: ausgleichend, beruhigend, erotisierend, inspirierend

Anwendung: bei Aggressionen, Angstzuständen, Befangenheit (emotionaler), Egoismus; verleiht schöpferische Energie, Entspannung, Harmonie und spirituelle Öffnung, hilft gegen seelische Zwänge

Sonstiges: gutes Meditationsöl

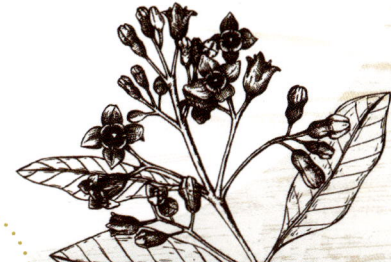

Angelikawurzel

(Engelwurz)

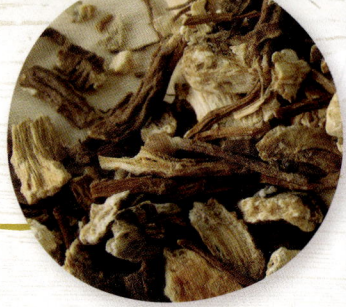

Name:	1. Angelica officinalis / Angelica archangelica = Erzengelwurz; 2. Angelica silvestris = Waldengelwurz
Familie:	Apiaceae / Umbelliferae; Doldenblütler
Vorkommen:	Mittel- und Osteuropa, Italien, USA, Ungarn, Belgien, Deutschland
Gewinnung:	Wasserdampfdestillation der Wurzel
Duft / Geschmack:	herb, bittersüß, aromatisch, erdig
Note:	Basis
Element:	Erde
Sternzeichen:	Skorpion
Planet:	Mars

Wirkung auf den Körper: abwehrsteigernd, blähungsmindernd, blutreinigend, durchblutungsfördernd, krampflösend, magenstärkend, magensaftsekretionsfördernd, pilztötend, verdauungsanregend, wärmend

Anwendung: bei Angstzuständen, Appetitlosigkeit, Blähungen, Blasenentzündung, Blutarmut (Anämie), Bronchitis, Grippe, Hautreizungen, Herzschwäche, Husten, Infektionskrankheiten, Katarrh (chronischem, zur Inhalation), Lähmungen, nervösem Magen, Magenschwäche, Magengeschwüren, Menstruationsbeschwerden, Migräne, Muskelschmerzen, Nasenpolypen, Neuralgie, Rachitis, rheumatischen Beschwerden, Raucherhusten, Rheuma, Übelkeit, Schwäche (körperlicher), Stirnhöhlenvereiterung; hilft gegen Vergiftung, Verschleimung, Verstopfung, Völlegefühl, Wechseljahresbeschwerden; zum Aufbau der Abwehrkräfte, zur Ansteckungsvorsorge, Krebsvorsorge, Sedierung (Ruhigstellen) der Nebennieren, als Harnwegsantiseptikum

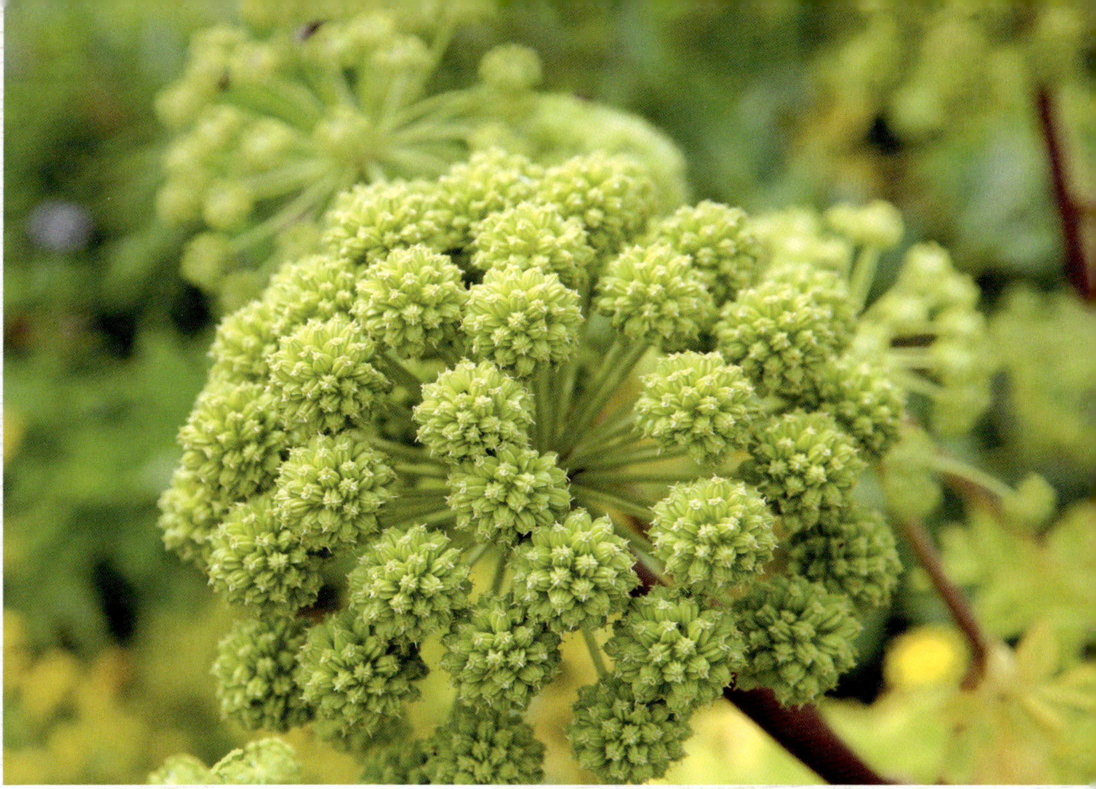

Wirkung auf die Seele: aufbauend, erdend, stabilisierend

Anwendung: bei Ängsten, Flugangst, Nervosität, Reisekrankheit, Unsicherheit; verleiht Ausdauer und Mut, stärkt das Durchhaltevermögen, hilft gegen Entscheidungsschwäche, verschafft Realitätsbezug, stärkt das Selbstvertrauen

Sonstiges:
Wurde im Mittelalter zur Geistervertreibung und gegen Hexen eingesetzt sowie als Schutz gegen die Pest.

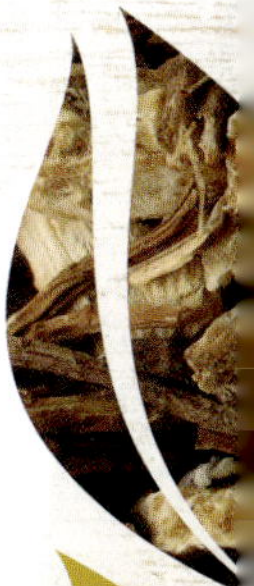

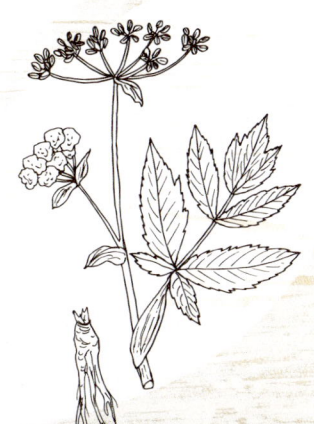

Vorsicht! Nicht bei Diabetes verwenden. Kann unter Sonneneinwirkung Lichtflecken auf der Haut verursachen.

ANGELIKAWURZEL

Anissamen

(Sternanis)

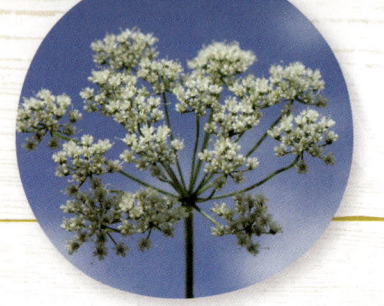

Name:	1. Pimpinella anisum; 2. Illicium verum = Sternanis
Familie:	1. Apiaceae/Umbelliferae; Doldenblütler
	2. Illiciaceae; Sternanisgewächse
Vorkommen:	Asien, Mittelmeerregion, Südeuropa, USA
Gewinnung:	Wasserdampfdestillation der Samen
Duft/Geschmack:	süß, warm, würzig, luftig
Note:	Kopf/Herz
Element:	Feuer/Wasser
Sternzeichen:	Waage
Planet:	Venus

Wirkung auf den Körper: antiseptisch, anregend, auswurffördernd, blähungsmindernd, harntreibend, krampflösend, magenstärkend, milchbildend, schleimlösend, verdauungsfördernd, wärmend

Anwendung: bei Asthma, Bronchitis (auch chronischer), Brustverschleimung, Blähungen, Erregungszuständen von Herz und Kreislauf, Husten, Koliken, Kopfschmerzen, Magen- und Darmkrämpfen (zur Massage), Menstruationsbeschwerden, Migräne, Schlaflosigkeit, Schluckauf (trockenem), Schwindelanfällen, Verschleimung der Luftwege, Verspannungen; zur Mundhygiene (Gurgeln)

Wirkung auf die Seele: ausgleichend, depressionsmildernd, harmonisierend

Anwendung: bei Albträumen, Angst, Depressionen, Disharmonie, Einsamkeitsgefühlen, Frigidität, Impotenz, Müdigkeit; fördert Toleranz

Sonstiges: gegen Flöhe, Milben, Kopf- und Kleiderläuse

Vorsicht! Nur in sehr geringer Dosis verwenden, sonst können Übelkeit und Schwindel die Folgen sein, das Nervensystem geschädigt und der Blutkreislauf verlangsamt werden. Nierenstörungen, Magenreizung oder Blutandrang im Gehirn können aufgrund des hohen Cumaringehalts eintreten.
Nicht während der Schwangerschaft oder bei entzündlichen oder allergischen Hauterkrankungen verwenden.

Asant

(Teufelsdreck, Stinkasant)

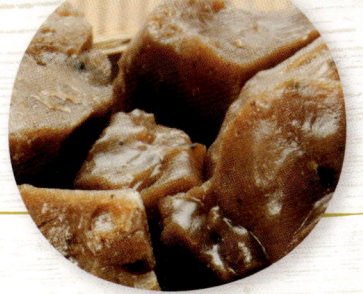

Name:	*Ferula asafoetida*
Familie:	*Apiaceae; Doldenblütler*
Vorkommen:	*Ostiran*
Gewinnung:	*Wasserdampfdestillation des Wurzelharzes*
Duft/Geschmack:	*bitter, scharf, süß-balsamisch, etwas knoblauchartig*
Note:	*Basis*
Element:	*Feuer*
Sternzeichen:	*Krebs*
Planet:	*Mond*

Wirkung auf den Körper: blähungsmindernd, blutdrucksenkend, nervenstärkend, krampflösend, verdauungsfördernd

Anwendung: bei Asthma (sehr gut), Blähungen, Blähungskoliken, Bluthochdruck, Bronchitis (sehr gut), Keuchhusten, Verstopfung, krampfartigen Zuckungen; zur Beruhigung des Herzens

Wirkung auf die Seele: ausgleichend, beruhigend, erhitzend, stark erotisierend

Anwendung: bei Angst, nervöser Erschöpfung, Hysterie, sexueller Müdigkeit, stressbedingten Beschwerden; zur Anregung des Gehirns und Stärkung der Nerven

Sonstiges: sehr intensiver Geruch; max. 1 Tropfen in die Aromalampe

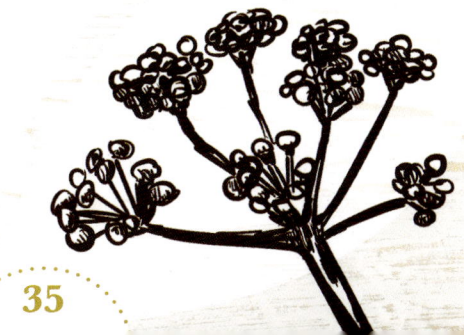

Baldrian

(Tollkraut, Katzentollkraut)

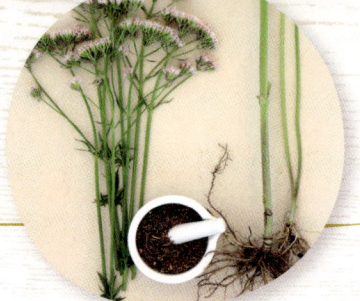

Name:	*Valeriana officinalis; Valeriana fauriei*
Familie:	*Valerianaceae; Baldriangewächse*
Vorkommen:	*Osteuropa*
Gewinnung:	*Wasserdampfdestillation der Wurzeln*
Duft / Geschmack:	*warm, holzig, balsamisch, süß, moosig*
Note:	*Basis*
Element:	*Feuer*
Sternzeichen:	*Jungfrau*
Planet:	*Merkur*

Wirkung auf den Körper: antibakteriell, blähungsmindernd, blutdrucksenkend, harnhemmend, krampflösend, magenstärkend, ausgleichend, schmerzstillend

Anwendung: bei spastischem Asthma, hohem Blutdruck, Cholera, Durchfall, Epilepsie, Fieber, rheumatischen Gliederschmerzen, nervösen Hautleiden, nervösen Herzbeschwerden, Herzklopfen, nervösen Kopfschmerzen, Magen- und Darmkrämpfen, Migräne, nervösen Verdauungsstörungen, rheumatischen Schmerzen, Schuppenflechte, Sodbrennen, Übelkeit, nervösem Zucken

Wirkung auf die Seele: emotional entkrampfend, entspannend, schlaffördernd

Anwendung: bei Ängsten, Ruhelosigkeit, Halluzinationen, nervösen Stimmungsschwankungen, Schlaflosigkeit, geistiger Überanstrengung, innerer Unruhe

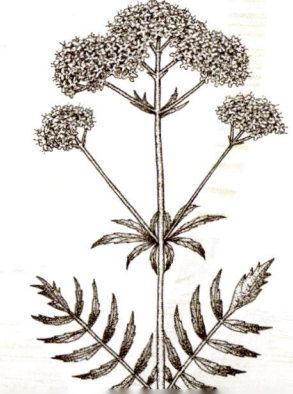

Vorsicht! Sparsam verwenden. In hohen Dosen können Lähmungserscheinungen auftreten. Nicht über längere Zeit einnehmen, kann zu Abhängigkeitsgefühlen und vereinzelt zu Allergien führen.

Balsamtanne

(Balsambaum, Silbertanne, Gileadbalsam)

Name:	*Abies balsamea*
Familie:	*Pinaceae; Kieferngewächse*
Vorkommen:	*Nordamerika*
Gewinnung:	*Wasserdampfdestillation der Nadeln und Sprosse*
Duft / Geschmack:	*balsamisch, süßlich, fruchtig*
Note:	*Basis*
Element:	*Erde*
Sternzeichen:	*Steinbock*
Planet:	*Saturn*

Wirkung auf den Körper: abführend, antiseptisch, auswurffördernd, harntreibend, hustenreizlindernd, narbenbildend, schleimlösend, wurmtreibend

Anwendung: bei Asthma, Blasenentzündung, Bronchitis, rauem Hals, Hämorrhoiden, Herzschmerzen, Keuchhusten, Nasenbluten, Verbrennungen; zur Wundheilung

Wirkung auf die Seele: aufbauend, beruhigend, depressionsmildernd, erdend, stärkend

Anwendung: bei Antriebslosigkeit, Depressionen; verleiht Ausdauer, Mut und Stärke

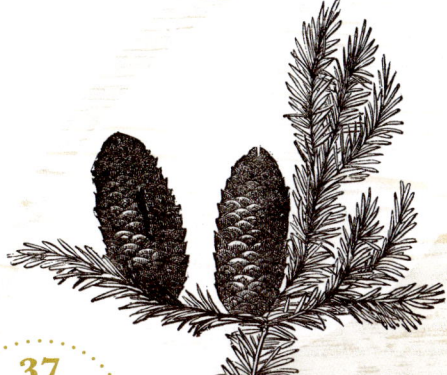

Basilikum

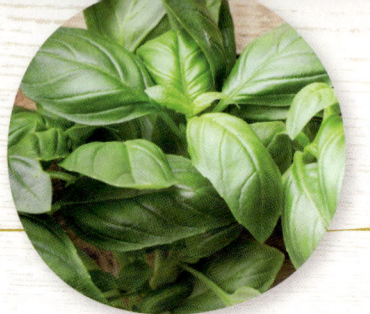

Name:	*Ocimum basilicum*
Familie:	*Lamiaceae; Lippenblütler*
Vorkommen:	*Ägypten, Frankreich, Italien*
Gewinnung:	*Wasserdampfdestillation des Krautes*
Duft / Geschmack:	*frisch, scharf, süßlich, grün, nelkenartig*
Note:	*Kopf*
Element:	*Erde*
Sternzeichen:	*Skorpion*
Planet:	*Mars*

Wirkung auf den Körper: antibakteriell, blähungsmindernd, hautklärend, juckreizlindernd, krampflösend, schleimlösend, virenbekämpfend

Anwendung: bei Atembeschwerden, Bauchspeicheldrüsenerkrankung, Bronchitis, Darmproblemen, Gallenbeschwerden, Husten, Insektenstichen, Keuchhusten, Kopfschmerzen, Lähmungen, Leberbeschwerden, Magenbeschwerden, Menstruationsbeschwerden, Migräne, Schluckauf, Stirn- und Nebenhöhlenverstopfung, Übelkeit; zur Verbesserung der Haut (Spannkraft und Geschmeidigkeit), zur Stimulation (Anregung) der Nebennierenrinde

Wirkung auf die Seele: depressionsmildernd, stark konzentrationsfördernd, gedächtnisstärkend

Anwendung: bei Angst, geistiger Erschöpfung, Hysterie, Melancholie, geistiger Unausgeglichenheit, Reisekrankheit; zur Gehirnstimulation; stärkt die Intelligenz, das Nervensystem

Sonstiges: zur Insektenabwehr

Vorsicht! Nicht während der Schwangerschaft anwenden. Nicht für Epileptiker geeignet

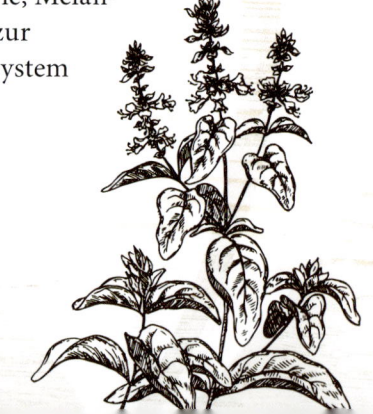

Bay

(Westindischer Lorbeer)

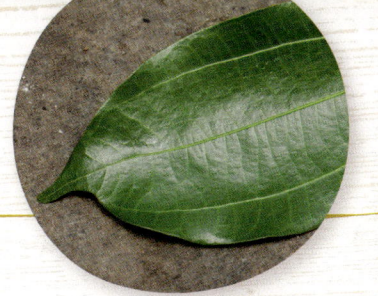

Name:	*Pimenta racemosa; Pimenta acris*
Familie:	*Myrtaceae; Myrtengewächse*
Vorkommen:	*Asien, Ostafrika, Venezuela*
Gewinnung:	*Wasserdampfdestillation der Blätter und Früchte*
Duft / Geschmack:	*warm, würzig, nelkenartig, männlich-herb*
Note:	*Basis*
Element:	*Erde*
Sternzeichen:	*Schütze / Krebs*
Planet:	*Jupiter*

Wirkung auf den Körper:
abwehrsteigernd, durchblutungsfördernd, haarwuchsfördernd, hautregenerierend, hautreinigend

Anwendung: bei Blutdruck (niedriger), Bronchialerkrankungen, grippalen Infekten; zur Haarpflege, fördert den Haarwuchs, zur Pflege müder und welker Haut, regt die Hautregeneration an

Wirkung auf die Seele: anregend, ausgleichend, energiefördernd, nervenberuhigend, nervenstärkend, wärmend

Anwendung: bei Antriebslosigkeit, nervöser Erschöpfung, emotionaler Kälte; fördert den Optimismus

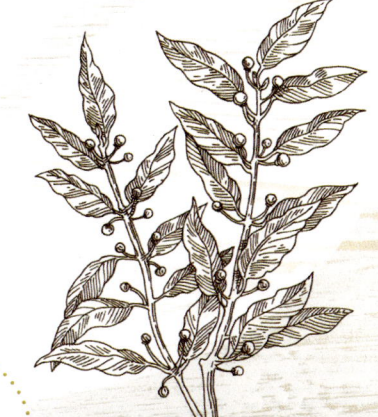

Beifuß

(Besenkraut, Gänsekraut, Edelraute, Weiberkraut)

Name:	Artemisia vulgaris
Familie:	Asteraceae (Compositae); Korbblütler
Vorkommen:	Amerika, Europa, Nordasien
Gewinnung:	Wasserdampfdestillation des Krautes
Duft/Geschmack:	weich, aromatisch, herb, balsamisch
Note:	Basis
Element:	Erde
Sternzeichen:	Skorpion
Planet:	Mars

Wirkung auf den Körper: appetitanregend, blähungsmindernd, blutbildend, desinfizierend, entzündungshemmend, fiebersenkend, galletreibend, harntreibend, krampflösend, magenstärkend, menstruationsfördernd, schleimlösend, schweißtreibend, verdauungsfördernd, wurmtreibend

Anwendung: bei geschwächtem Allgemeinzustand, Blutarmut, Durchblutungsstörungen von Füßen und Beinen, Epilepsie, Gallenstörungen, Gelenk- und Gliederschmerzen, Kopfschmerzen, Leberstörungen, Magen-Darm-Beschwerden, Menstruationsbeschwerden, Sodbrennen; zur Verbesserung der Hautdurchblutung

Wirkung auf die Seele: konzentrationsfördernd, schlaffördernd, beruhigend

Anwendung: bei Abgespanntheit, Müdigkeit, nervlicher Überreizung, Überanstrengung

Sonstiges: Wurde als Abwehrzauber gegen Hexen verwendet sowie als Schutz gegen Böses und Gefahr.

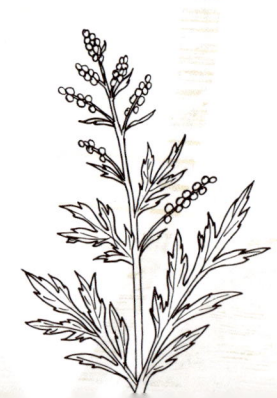

Vorsicht! Nicht während der Schwangerschaft anwenden. Nicht geeignet für Epileptiker. Nicht innerlich einnehmen, äußerlich nur stark verdünnt anwenden.

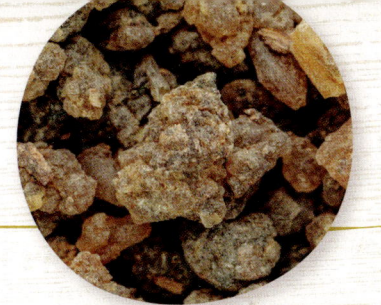

Benzoe

(Siam / Sumatra)

Name:	*Styrax tonkinensis; Styrax benzoin*
Familie:	*Styraceae; Storaxbaumgewächse*
Vorkommen:	*Borneo (Kalimantan, Indonesien), Java, Sumatra, Thailand*
Gewinnung:	*Wasserdampfdestillation sowie Extraktion (Auszug) mit Alkohol aus dem Harz*
Duft / Geschmack:	*sinnlich, süßlich, sirupartig, leicht vanilleartig*
Note:	*Basis*
Element:	*Wasser / Erde*
Sternzeichen:	*Schütze*
Planet:	*Venus*

Wirkung auf den Körper: adstringierend, antiseptisch, blähungsmindernd, blutstillend, geruchsneutralisierend, entzündungshemmend, harntreibend, hautpflegend, herzstärkend, krampflösend, kreislaufanregend, narbenbildend, oxidationshemmend, schleimlösend, wundheilend

Anwendung: bei Arthritis, Asthma, Bronchitis, Durchblutungsstörungen, Erkältung, Ekzemen, Geschwüren, Gicht, Harnwegsinfektionen, Hautpigmentstörungen, Herzschwäche, Hautreizung, rissiger und aufgesprungener Haut, Heiserkeit, Husten, Kehlkopfentzündungen, Keuchhusten, Koliken, Krupphusten, Wunden (eiternden)

Wirkung auf die Seele: leicht depressionsmildernd, entspannend, euphorisierend (in Hochstimmung versetzend), harmonisierend, sinnlich

Anwendung: bei Depressionen, Nervenüberreizung, Trauer; verleiht das Gefühl von Wärme und Schutz, stärkt geistige Fähigkeiten, fördert die Auffassungsgabe

Bergamotte

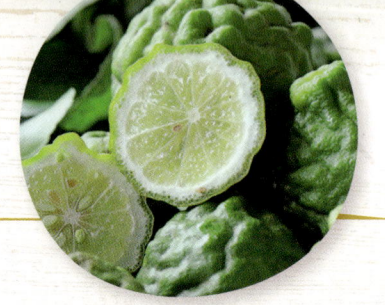

Name: *Citrus bergamia*
Familie: *Rutaceae; Rautengewächse*
Vorkommen: *Afrika, Italien, Kalifornien, Südeuropa*
Gewinnung: *Kaltpressung der grünen Schale*
Duft / Geschmack: *feiner Zitrusduft, fruchtig*
Note: *Kopf*
Element: *Luft*
Sternzeichen: *Zwillinge / Wassermann*
Planet: *Merkur / Sonne*

Wirkung auf den Körper: abführend, anregend, antiseptisch, entgiftend, blähungsmindernd, geruchsneutralisierend, durchblutungsfördernd, fiebersenkend, harntreibend, hautpflegend, hauterneuernd, hautstraffend, krampflösend, magenstärkend, parasitentötend, schleimlösend, schmerzlindernd, stärkend, verdauungsfördernd, virenbekämpfend, wundheilend, wurmtreibend

Anwendung: bei Abszessen, Akne, Appetitlosigkeit, Blasenentzündung, Blasenschwäche, Darmparasiten, Fieber, Gallensteinen, grippalen Infekten, Halsentzündung, Hautunreinheiten, Herpes, Koliken, Krätze, Krampfadern, Magen- und Darmverstimmung, Mundgeruch, Mandelentzündung, Scheidenpilz, Schwangerschaftsstreifen, Zellulitis; zur Wundheilung und Wundpflege; fördert die Bildung von Verdauungsenzymen

Wirkung auf die Seele: depressionsmildernd, stimmungsaufhellend, stressabbauend

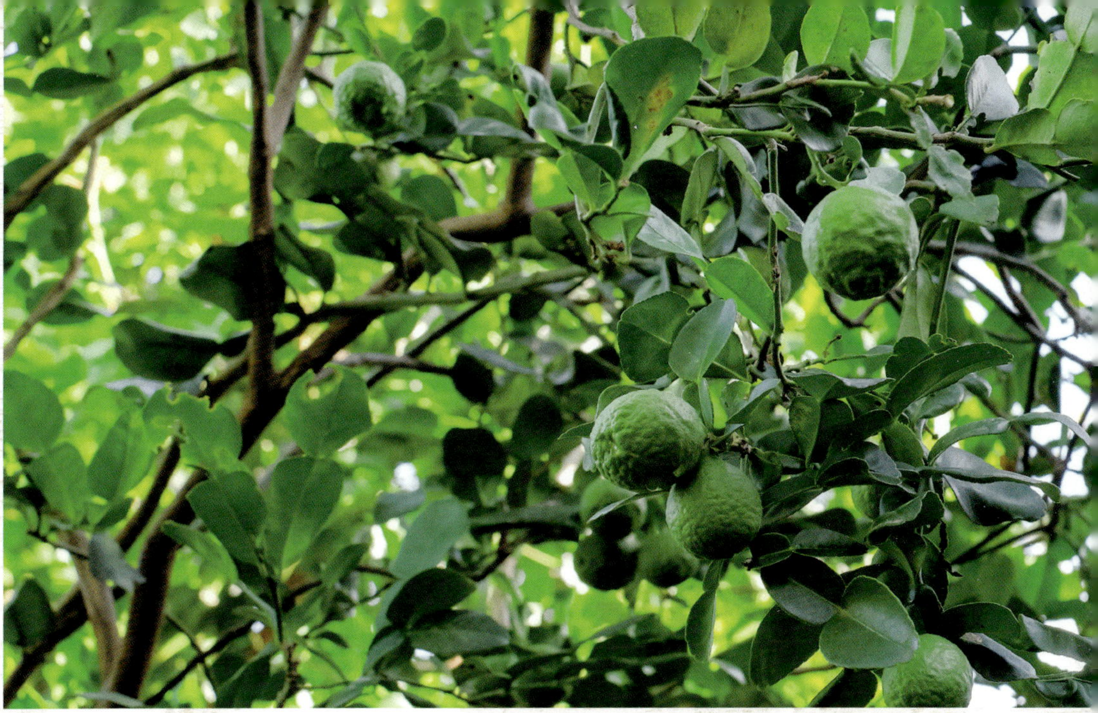

Anwendung: bei Depressionen, Gefühlsschwankungen, psychischer Unausgeglichenheit, Niedergeschlagenheit, Schlafproblemen; schenkt Heiterkeit, fördert die Konzentration, verleiht Mut und Selbstvertrauen, stärkt das geistige Potenzial, aktiviert die »Lichtkräfte«

Sonstiges: zur Insektenabwehr

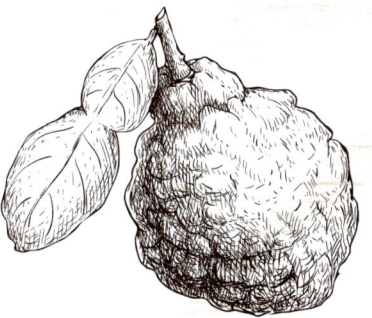

Vorsicht! Nicht beim Sonnenbaden verwenden. Lichtflecken auf der Haut und eventuell leicht allergische Hautreaktionen sind dann möglich.

BERGAMOTTE

Bergamotteminze

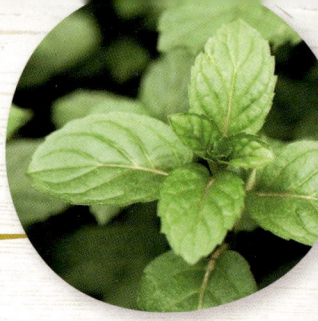

Name:	*Mentha citrata*
Familie:	*Labiatae/Lamiaceae; Lippenblütler*
Vorkommen:	*Frankreich*
Gewinnung:	*Wasserdampfdestillation des Krautes*
Duft/Geschmack:	*zart, fruchtig, süßlich, sanft, minzig*
Note:	*Kopf*
Element:	*Luft*
Sternzeichen:	*Wassermann*
Planet:	*Uranus*

Wirkung auf den Körper: antiseptisch, fiebersenkend, magenstärkend

Anwendung: bei Kopfschmerzen, Magenschmerzen, Menstruationsbeschwerden, Übelkeit

Wirkung auf die Seele: anregend, stimulierend für das Nervensystem

Anwendung: bei geistig-seelischer Müdigkeit

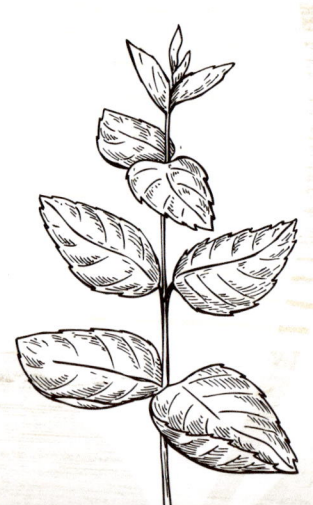

Birke

(Schwarzer Degen, Litauischer Balsam, Weißbirke)

Name:	Betula alba
Familie:	Betulaceae; Birkengewächse
Vorkommen:	Osteuropa, Indien, Nordamerika
Gewinnung:	Verkohlungsdestillation der Rinde (Birkenteer) oder Wasserdampfdestillation der Blattknospen
Duft / Geschmack:	rauchig, süß, balsamisch (je nach Destillation)
Note:	Basis
Element:	Erde / Wasser
Sternzeichen:	Stier
Planet:	Venus

Wirkung auf den Körper: antirheumatisch, antiseptisch, blutreinigend, entzündungshemmend, fiebersenkend, galletreibend, haarwuchsfördernd, harntreibend, hautregenerierend, schweißtreibend, stärkend

Anwendung: bei Arthritis, Blasenleiden, Durchblutungsstörungen, Geschwüren, Gicht, Haarausfall, Hautleiden (chronischen), Muskelschmerzen, Muskelverhärtung, Nierenleiden, Ödemen, Rheuma, Schuppenflechte, Sehnenscheidenentzündung, Toxinablagerungen, Zellulitis; zur Hautglättung

Wirkung auf die Seele: erdend, nervenberuhigend, stärkend

Anwendung: bei Angst, Antriebsschwäche, Nervosität; verleiht Selbstvertrauen

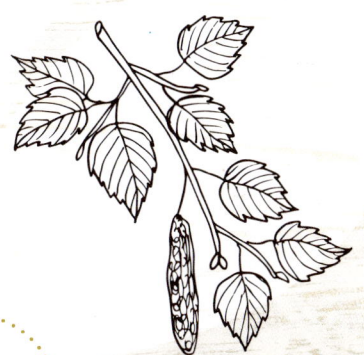

Bittermandel

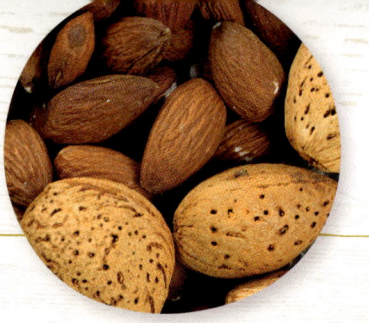

Name:	*Prunus dulcis var. amara*
Familie:	*Rosaceae; Rosengewächse*
Vorkommen:	*Asien, Nordafrika*
Gewinnung:	*Pressung und Extraktion / Wasserdampfdestillation des Mandelkerns*
Duft / Geschmack:	*Marzipangeruch*
Note:	*Basis*
Element:	*Erde*
Sternzeichen:	*Waage*
Planet:	*Venus*

Wirkung auf den Körper: betäubend, einschläfernd, krampflösend, wurmtreibend

Anwendung: Wird in der Aromatherapie wegen des Blausäuregehaltes (Zyanid) nicht verwendet.

Wirkung auf die Seele: keine bekannt

Anwendung: entfällt

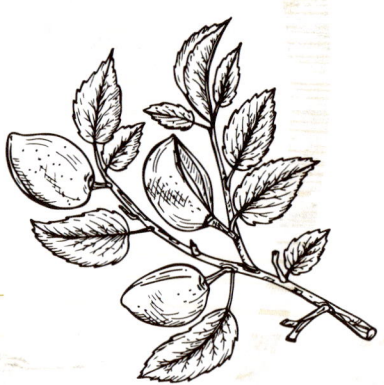

Vorsicht! Nicht einnehmen und nicht auf die Haut auftragen – giftig.

Bitterorange

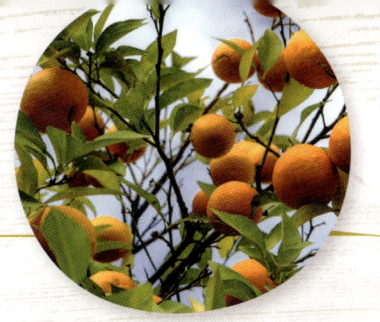

Name:	*Citrus aurantium var. amara*
Familie:	*Rutaceae; Rautengewächse*
Vorkommen:	*Mittelmeerraum, Nord- und Südamerika*
Gewinnung:	*Kaltpressung der Schale*
Duft / Geschmack:	*süß, blumig, fruchtig*
Note:	*Kopf*
Element:	*Luft*
Sternzeichen:	*Löwe*
Planet:	*Sonne*

Wirkung auf den Körper: antiseptisch, bakterienvernichtend, blähungsmindernd, blutdrucksenkend, entschlackend, entzündungshemmend, galletreibend, herzstärkend, hautvitalisierend, magenstärkend, pilztötend, verdauungsfördernd

Anwendung: bei Bronchitis, Erkältung, Zellulitis, Krämpfen, Schüttelfrost, Verdauungsstörungen, Verstopfung, Wasseransammlung; zur Herzunterstützung, Kreislaufaktivierung, Hautpflege

Wirkung auf die Seele: einschlaffördernd, harmonisierend; stimmt heiter und zuversichtlich

Anwendung: bei Stress, Nervosität; schenkt Lebensfreude, Optimismus, verleiht Mut und Selbstvertrauen

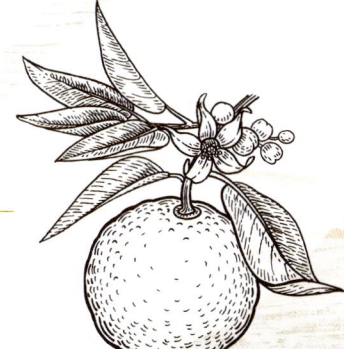

Vorsicht! Nicht beim Sonnenbaden verwenden, kann Lichtflecken auf der Haut verursachen.

Blutorange

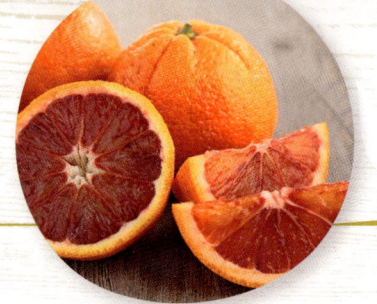

Name:	*Citrus aurantium; Citrus sinensis mori*
Familie:	*Rutaceae; Rautengewächse*
Vorkommen:	*Afrika, Amerika, Asien, Europa*
Gewinnung:	*Kaltpressung der Schale*
Duft/Geschmack:	*fein-frischer Zitrusduft, süß, fruchtig, warm*
Note:	*Kopf*
Element:	*Luft*
Sternzeichen:	*Löwe*
Planet:	*Sonne*

Wirkung auf den Körper: antiseptisch, bakterienvernichtend, blähungsmindernd, blutdrucksenkend, entschlackend, entzündungshemmend, galletreibend, haut-vitalisierend, herzstärkend, magenstärkend, pilztötend, verdauungsfördernd

Anwendung: bei Bronchitis, Erkältung, Zellulitis, Krämpfen, Schüttelfrost, Verdauungsstörungen, Verstopfung, Wasseransammlungen; zur Herzunterstützung, Kreislaufaktivierung, Hautpflege

Wirkung auf die Seele: einschlaffördernd, harmonisierend; stimmt heiter und zuversichtlich

Anwendung: bei Nervosität, Stress; schenkt Lebensfreude, Optimismus, verleiht Mut und Selbstvertrauen

Vorsicht! Nicht zum Sonnenbaden benutzen, kann Lichtflecken auf der Haut verursachen.

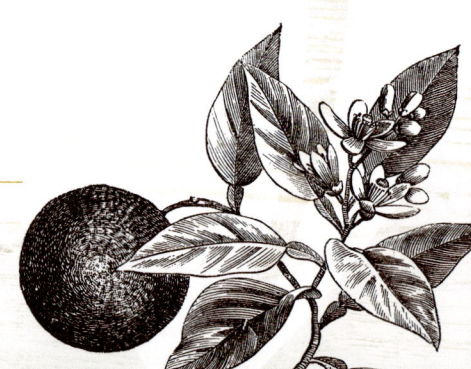

Bohnenkraut

(Bergbohnenkraut, Pfefferkraut)

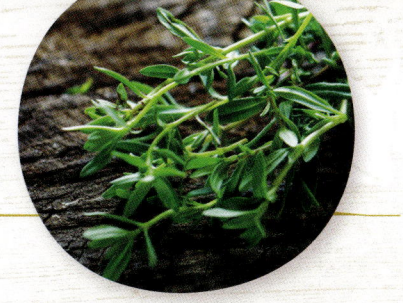

Name:	*Satureja hortensis*
Familie:	*Labiatae / Lamiaceae; Lippenblütler*
Vorkommen:	*Europa / Mittelmeerregion, Nordamerika*
Gewinnung:	*Wasserdampfdestillation des Krautes*
Duft / Geschmack:	*pfeffrig, würzig, streng*
Note:	*Basis / Herz*
Element:	*Erde*
Sternzeichen:	*Skorpion*
Planet:	*Mars*

Wirkung auf den Körper: adstringierend, antiseptisch, bakterienvernichtend, blähungsmindernd, fäulnishemmend, krampflösend, magenstärkend, menstruationsfördernd, narbenbildend, pilztötend, schleimlösend, verdauungsfördernd, wurmtreibend

Anwendung: bei Asthmaanfällen (beruhigend), hohem Blutzuckerspiegel (senkend), Bronchitis, Darminfektionen, Darmkrämpfen, Diabetes, Durchfall, Insektenstichen, Magenkrämpfen, Magenschwäche, Verdauungsstörungen

Wirkung auf die Seele: aphrodisierend

Anwendung: bei Impotenz, schwacher Libido, Frigidität; stimuliert den Intellekt

Vorsicht! Nicht während der Schwangerschaft verwenden. Nur sehr gering dosieren, da es ansonsten zu Hautirritationen kommen kann.

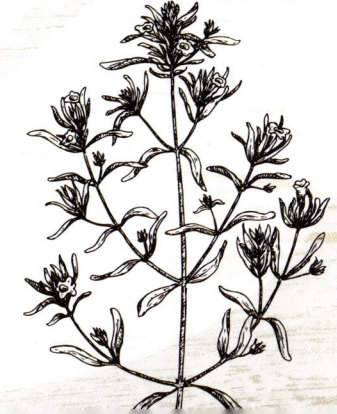

Brennnessel

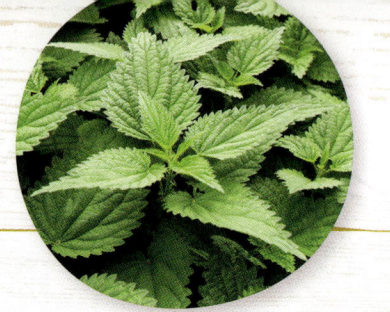

Name:	*Urtica dioica*
Familie:	*Urticaceae; Brennnesselgewächse*
Vorkommen:	*Europa*
Gewinnung:	*Wasserdampfdestillation der Blätter*
Duft / Geschmack:	*leicht grüner Blattduft*
Note:	*Basis*
Element:	*Feuer*
Sternzeichen:	*Skorpion*
Planet:	*Mars*

Wirkung auf den Körper: antirheumatisch, blutreinigend, blutstillend, entschlackend, harntreibend, milchfördernd, verdauungsfördernd, wurmtreibend

Anwendung: bei Angina, hohem Blutzuckerspiegel (senkend), schwachen Drüsen (stärkend), Durchfall, Ekzemen, Gicht, Harnsteinen, Harnverhalten, Menstruationsbeschwerden, Nierenerkrankungen, Mundfäule (zum Gurgeln), Rheuma, Würmern, Zahnfleischentzündungen; zur Entschlackung

Wirkung auf die Seele: stärkend

Anwendung: bei geistiger Müdigkeit

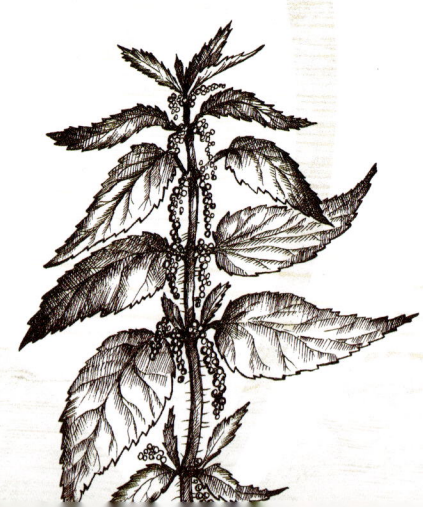

Buccoblätter

(Bukkusstrauch)

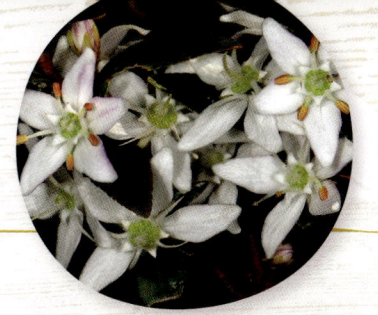

Name:	*Agathosma betulina; Barosma crenulata*
Familie:	*Rutaceae; Rautengewächse*
Vorkommen:	*Südafrika*
Gewinnung:	*Wasserdampfdestillation der Blätter*
Duft / Geschmack:	*krautig, minzig, kampferartig*
Note:	*Kopf*
Element:	*Luft*
Sternzeichen:	*Wassermann*
Planet:	*Uranus*

Wirkung auf den Körper: antiseptisch, blähungsmindernd, harntreibend, insektenvertreibend, schweißtreibend, stärkend

Anwendung: bei Harnwegsentzündungen, Funktionsstörungen der Nieren (anregend), Prostatabeschwerden

Wirkung auf die Seele: keine bekannt

Anwendung: keine bekannt

Sonstiges: ehemalige Voodoo-Droge

Vorsicht! Nicht während der Schwangerschaft anwenden.

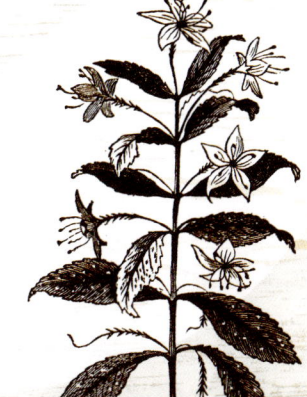

Cajeput

(Kajeput, Weißer Teebaum)

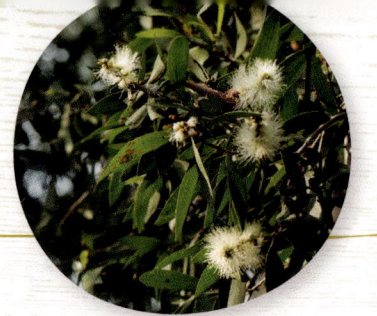

Name:	*Melaleuca leucadendra; Melaleuca cajeputi*
Familie:	*Myrtaceae; Myrtengewächse*
Vorkommen:	*Australien, Indien, Indonesien*
Gewinnung:	*Wasserdampfdestillation der Blätter und Zweige*
Duft/Geschmack:	*frisch, kühl, eukalyptusartig*
Note:	*Kopf*
Element:	*Luft*
Sternzeichen:	*Widder*
Planet:	*Mars*

Wirkung auf den Körper: antibakteriell, stark antiseptisch, blähungsmindernd, durchblutungsfördernd, fiebersenkend, krampflösend, keimtötend, mikrobenabtötend, schleimlösend, schmerzlindernd, virenbekämpfend, wurmtreibend

Anwendung: bei Akne, Asthma, Arthritis, Blasenentzündung, Bronchitis, Dünndarmentzündung, Durchfall, Erbrechen, Erkältung, Gicht, Grippe, Haarausfall, Halsschmerzen, Harnwegsentzündung, Hautentzündungen, Insektenstichen, Katarrh, Kehlkopfentzündung, Kopfschmerzen, Magenkrämpfen, Muskelschmerzen, trockener Nasenschleimhaut, Nebenhöhlenentzündung, Nervenschmerzen, Neurodermitis, Ohrenschmerzen, Rheumatismus, Schnupfen, Spulwürmern, Schuppenflechte, Virusinfektionen, Zahnschmerzen; als starkes Antiseptikum

Wirkung auf die Seele: stärkend, stark stimulierend (anregend)

Anwendung: bei Apathie, geistiger Erschöpfung, Müdigkeit; verleiht Gefühl der Sicherheit

Sonstiges: Vertreibt Ungeziefer und Insekten.

Cananga
(Kananga)

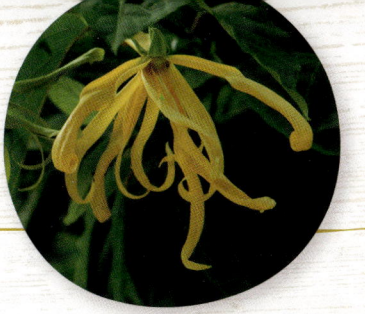

Name:	*Cananga odorata var. macrophylla*
Familie:	*Annonaceae (Magnoliaceae); Magnoliengewächse*
Vorkommen:	*Java (Indonesien), Südostasien*
Gewinnung:	*Wasserdampfdestillation der Blüten*
Duft / Geschmack:	*süß-herb, blumiger Duft*
Note:	*Herz*
Element:	*Wasser*
Sternzeichen:	*Stier, Skorpion*
Planet:	*Venus*

Wirkung auf den Körper: antiseptisch, blutdrucksenkend, entkrampfend, hauterneuernd

Anwendung: bei Insektenstichen; zur Hautpflege

Wirkung auf die Seele: beruhigend, depressionsmildernd, erotisierend, nervenstärkend

Anwendung: bei Aggressionen, Angst, Depressionen, unverarbeiteten Enttäuschungen, Impotenz, Niedergeschlagenheit, Schlaflosigkeit; mildert verletzte Gefühle, schenkt Harmonie und die Fähigkeit, Zärtlichkeit zu geben

Vorsicht! Nicht innerlich einnehmen.

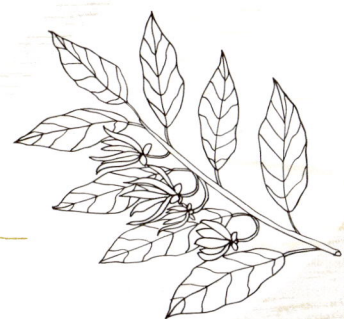

Cassia
(Zimt-Cassia)

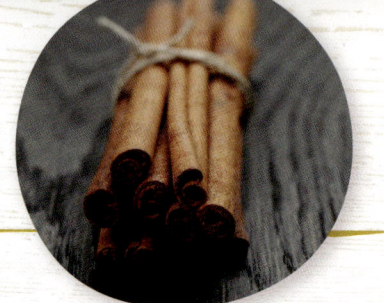

Name:	Cinnamomum cassia; Cinnamomum aromaticum
Familie:	Lauraceae; Lorbeergewächse
Vorkommen:	China
Gewinnung:	Wasserdampfdestillation von Blättern, Zweigen und Rinde
Duft / Geschmack:	zimtig, warm, würzig, scharf, holzig
Note:	Herz / Basis
Element:	Feuer / Erde
Sternzeichen:	Krebs
Planet:	Mond

Wirkung auf den Körper: adstringierend, appetitanregend, blähungsmindernd, blutbildend (rote Blutkörperchen), blutstillend, geruchsneutralisierend, durchblutungsfördernd, erbrechenverhindernd, herz- und kreislaufstärkend, krampflösend, mikrobenabtötend

Anwendung: bei Blähungen, Erkältungskrankheiten, Durchfall, Krätze, Läusebefall, Magen- und Darminfektionen, ausbleibender Menstruation, Menstruationsbeschwerden, Muskelverspannungen, Nasenbluten, Harnwegserkrankungen; zur Blutbildung

Wirkung auf die Seele: entkrampfend, erotisierend

Anwendung: bei geistig-seelischer Erstarrung; regt die Kreativität an, aktiviert Fantasien und Träume, stärkt die Selbstsicherheit, löst seelische Verhärtungen, hilft bei Vergangenheitskonflikten, schenkt innere Wärme und Geborgenheit

Sonstiges: Schützt vor Strahlung.

Vorsicht! Niemals pur anwenden, immer nur stark verdünnt, da es ansonsten Irritationen der Haut hervorruft – stark schleimhautreizend.

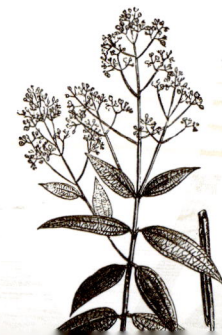

Champaca absolue

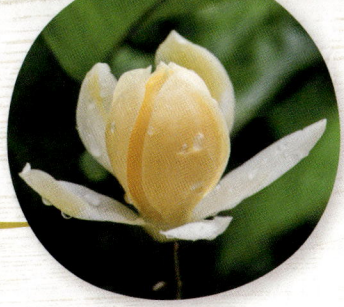

Name:	*Michelia champaca*
Familie:	*Magnoliaceae; Magnoliengewächse*
Vorkommen:	*Indien*
Gewinnung:	*Extraktion der Blüten mit Hexan*
Duft / Geschmack:	*blumig, exotisch; voller, schwerer Blütenduft*
Note:	*Herz*
Element:	*Wasser*
Sternzeichen:	*Stier*
Planet:	*Venus*

Wirkung auf den Körper: keine bekannt

Anwendung: keine bekannt

Wirkung auf die Seele: ausgleichend, euphorisierend, stimmungsaufhellend

Anwendung: bei Abgespanntheit, geistig-seelischer Müdigkeit

Cistrose

(Labdanum)

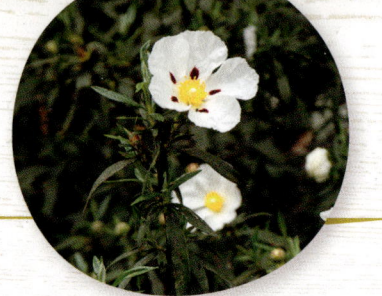

Name:	*Cistus ladanifer*
Familie:	*Cistaceae; Cistusgewächse*
Vorkommen:	*Mittelmeerraum, Portugal*
Gewinnung:	*Wasserdampfdestillation der Blätter und Zweige*
Duft / Geschmack:	*voll, warm, sinnlich, fruchtig, amberartig*
Note:	*Basis*
Element:	*Erde / Feuer*
Sternzeichen:	*Skorpion*
Planet:	*Mars*

Wirkung auf den Körper: antiseptisch, entkrampfend, entzündungshemmend, lymphentstauend, hustenreizlindernd, virenbekämpfend

Anwendung: bei Akne, Atemwegserkrankungen, Blasenentzündung, Blutergüssen, Durchblutungsstörungen, Ekzemen, Erkältung, Geschwüren, chronischen Hauterkrankungen, Hormonschwankungen, Husten, Lymphdrüsenschwellung, Morbus Crohn, Schuppenflechte, eitrigen Wunden; zur Lymphflussanregung

Wirkung auf die Seele: aufmunternd, ausgleichend, depressionsmildernd, seelisch entspannend, erotisierend

Anwendung: bei Depressionen, Frigidität, Impotenz, Verstimmung, seelischen Schockzuständen; hilft bei Trauer, löst Blockaden

Sonstiges: gutes Meditationsöl

Vorsicht! Während der Schwangerschaft nicht innerlich einnehmen.

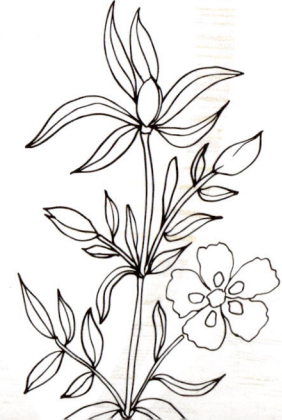

Citronella

(Zitronelle)

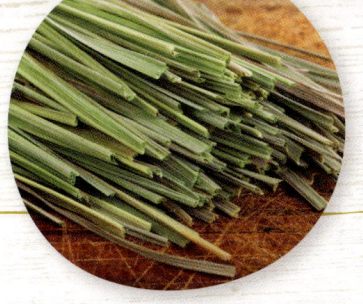

Name:	*Cymbopogon nardus*
Familie:	*Poaceae; Süßgräser*
Vorkommen:	*Nepal, Sri Lanka*
Gewinnung:	*Wasserdampfdestillation des Grases*
Duft / Geschmack:	*frisch, herb, zitronig, balsamisch, säuerlich*
Note:	*Kopf*
Element:	*Luft*
Sternzeichen:	*Zwillinge*
Planet:	*Merkur*

Wirkung auf den Körper: antiseptisch, desinfizierend, geruchsneutralisierend, entzündungshemmend, fiebersenkend, krampflösend, magenstärkend, schweißhemmend, virenbekämpfend, wurmtreibend

Anwendung: bei Darmparasiten, Erkältung, Fieber, Fußpilz, Grippe, müder und gestresster Haut, Migräne, Muskelverspannungen, Nasennebenhöhlenkatarrh, Schnupfen, Schweißfüßen; zur Desinfektion

Wirkung auf die Seele: depressionsmildernd, inspirierend

Anwendung: bei Erschöpfungszuständen, Frustrationen, Gedächtnisschwäche, Müdigkeit; zur Lösung seelischer Erstarrung, stärkt die Konzentration, fördert die Kreativität

Sonstiges: zur Insektenabwehr

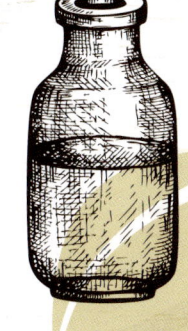

Vorsicht! Leicht hautreizend, kann bei Sonneneinstrahlung Lichtflecken auf der Haut verursachen.

Clementine

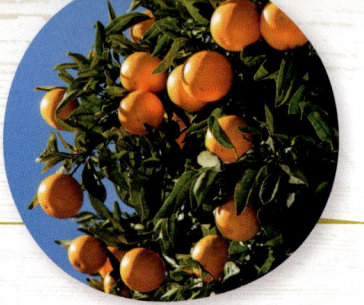

Name:	*Citrus clementina*
Familie:	*Rutaceae; Rautengewächse*
Vorkommen:	*Italien*
Gewinnung:	*Kaltpressung der Schale*
Duft / Geschmack:	*warm, süß, spritzig*
Note:	*Kopf*
Element:	*Luft*
Sternzeichen:	*Waage*
Planet:	*Venus*

Wirkung auf den Körper: entspannend

Anwendung: bei Migräne, Muskelverspannungen

Wirkung auf die Seele: seelisch aufbauend, erheiternd, inspirierend

Anwendung: bei Aggressionen, Melancholie, Traurigkeit, Verspannungen, Angstgefühlen bei Kindern; beruhigt Choleriker

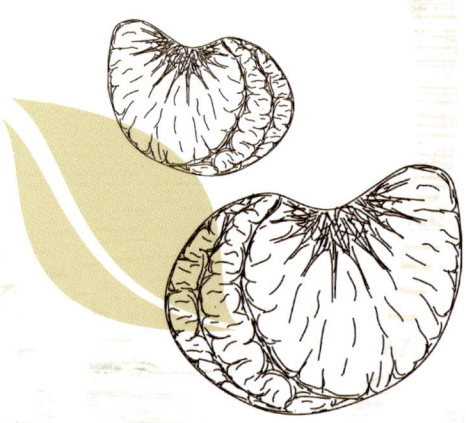

Copaiba

(Copaiva-Balsam)

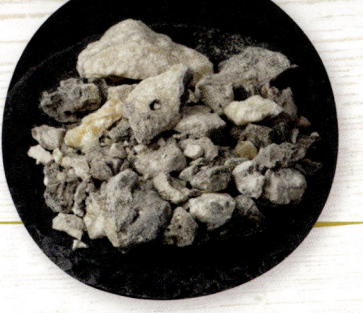

Name:	*Copaifera officinalis*
Familie:	*Fabaceae / Leguminosae; Schmetterlingsblütler*
Vorkommen:	*Mittel- und Südamerika*
Gewinnung:	*Wasserdampfdestillation des Harzes*
Duft / Geschmack:	*feinwürzig, balsamisch*
Note:	*Basis*
Element:	*Luft*
Sternzeichen:	*Jungfrau*
Planet:	*Merkur*

Wirkung auf den Körper: bakterienvernichtend, desinfizierend, entzündungshemmend, harntreibend, kräftigend, schleimlösend, vitalisierend

Anwendung: bei Blasenentzündung, Bronchitis, Darminfektionen, Erkältung, Hämorrhoiden, Husten, Schüttelfrost

Wirkung auf die Seele: anregend

Anwendung: bei Ratlosigkeit, Schlafproblemen, gereizter Stimmungslage; beruhigt das Nervensystem, hilft gegen Nervosität, gibt seelische Stärke

Vorsicht! Bei zu hohen Dosen erzeugt es Erbrechen und Durchfall.

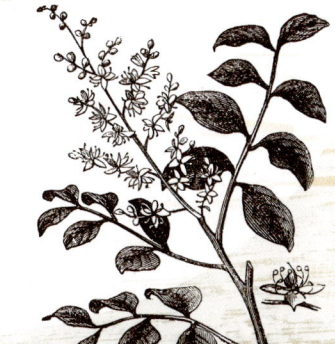

Costuswurzel

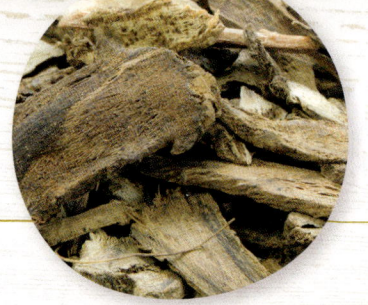

Name:	*Saussurea costus; Saussurea lappa*
Familie:	*Asteraceae; Korbblütler*
Vorkommen:	*Indien, Pakistan*
Gewinnung:	*Wasserdampfdestillation der Wurzel*
Duft / Geschmack:	*weich, holzig, modrig*
Note:	*Basis*
Element:	*Erde*
Sternzeichen:	*Stier*
Planet:	*Venus*

Wirkung auf den Körper: antiseptisch, bakterienvernichtend, blähungsmindernd, blutdrucksenkend, fiebersenkend, stark hustenreizstillend, krampflösend, magenstärkend, schleimlösend, stärkend, verdauungsfördernd, virenbekämpfend

Anwendung: bei Asthma, Atemwegserkrankungen, Blähungen, Bronchitis, Cholera, Krämpfen, Krampfhusten, Magenverstimmung, Stresskopfschmerzen, Typhus, Verdauungsstörungen

Wirkung auf die Seele: harmonisierend, revitalisierend

Anwendung: bei seelischer Unausgeglichenheit, Schlaflosigkeit, nervlichen Schwächezuständen, nervöser Anspannung

Sonstiges: zur Insektenabwehr

Vorsicht! Kann bei einigen Menschen starke Allergien hervorrufen.

Davana

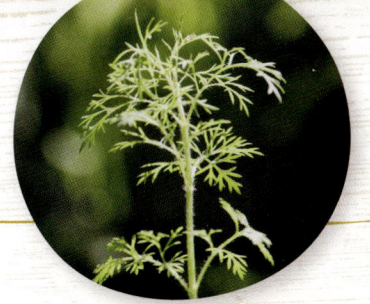

Name:	*Artemisia pallens*
Familie:	*Asteraceae; Korbblütler*
Vorkommen:	*Indien*
Gewinnung:	*Wasserdampfdestillation des Krautes*
Duft / Geschmack:	*krautig, warm*
Note:	*Basis*
Element:	*Erde*
Sternzeichen:	*Schütze*
Planet:	*Jupiter*

Wirkung auf den Körper: keine bekannt

Anwendung: keine bekannt

Wirkung auf die Seele: entspannend

Anwendung: beruhigt das vegetative Nervensystem

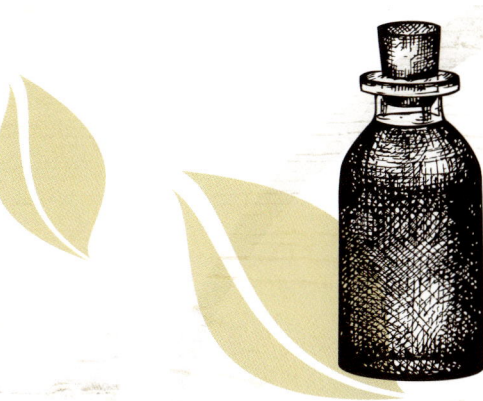

Dill

(Blähkraut, Gurkenkraut, Kapernkraut)

Name:	*Anethum graveolens*
Familie:	*Apiaceae / Umbelliferae; Doldenblütler*
Vorkommen:	*Europa*
Gewinnung:	*Wasserdampfdestillation von Kraut und Samen*
Duft / Geschmack:	*intensiv, frisch, würzig*
Note:	*Kopf / Herz*
Element:	*Luft / Feuer*
Sternzeichen:	*Schütze*
Planet:	*Jupiter*

Wirkung auf den Körper: appetitanregend, bakterienvernichtend, blähungsmindernd, blutdrucksenkend, erwärmend, leicht harntreibend, keimtötend, krampflösend, magenstärkend, menstruationsfördernd, milchtreibend, schleimlösend, verdauungsfördernd, wurmtreibend

Anwendung: bei Blähungen, Erbrechen, Koliken, Magenverstimmungen, Menstruationsbeschwerden, Verdauungsstörungen, Schluckauf (nervös), Schwangerschaftserbrechen; wirkt schleimlösend auf die Bronchien

Wirkung auf die Seele: nervenberuhigend

Anwendung: bei erhöhter Reizbarkeit, sexueller Hyperaktivität, Hysterie; dämpft die sinnlichen Triebe, schenkt Ruhe und Harmonie

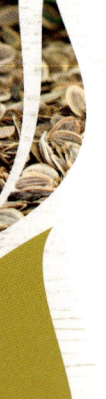
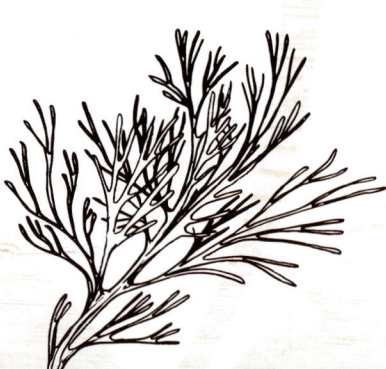

Douglasfichte

(Douglasie, Oregonbalsam)

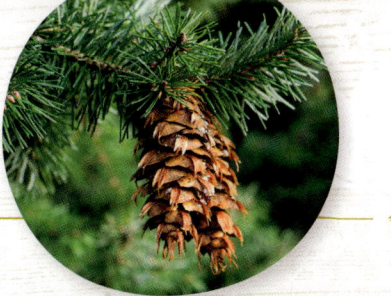

Name:	*Pseudotsuga douglasii; Pseudotsuga menziesii*
Familie:	*Pinaceae; Kieferngewächse*
Vorkommen:	*Frankreich, Kanada, Nordamerika*
Gewinnung:	*Wasserdampfdestillation der Zweige*
Duft / Geschmack:	*klar, frisch, sanft, würziger Waldduft*
Note:	*Kopf / Herz*
Element:	*Erde*
Sternzeichen:	*Steinbock*
Planet:	*Saturn*

Wirkung auf den Körper: adstringierend, antiseptisch, durchblutungsfördernd, harntreibend, hustenreizstillend, kräftigend, mikrobenabtötend, reinigend, schleimlösend, schweißtreibend

Anwendung: bei Asthma, Atemschwäche, Bronchitis, Durchblutungsstörungen, Erkältung, Gicht, Grippe, Infektionen, Kurzatmigkeit, Muskelschmerzen, Nervenschmerzen, Rheumatismus; zur Tuberkulosenachbehandlung, Hautentgiftung

Wirkung auf die Seele: harmonisierend, konzentrationsfördernd, stimmungsanregend, vitalisierend

Anwendung: bei Angst, psychisch bedingtem Asthma, Depressionen, Konzentrationsschwäche, Nervosität

Sonstiges: sehr gutes Meditationsöl

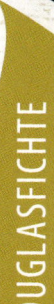

Eichenmoos

(Lungenkraut)

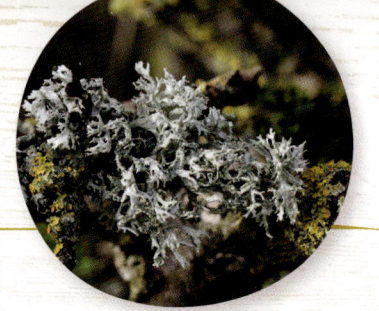

Name:	*Evernia prunastri*
Familie:	*Parmeliaceae; Blattflechten*
Vorkommen:	*Osteuropa, Balkan, Frankreich, Marokko*
Gewinnung:	*Extraktion mit Alkohol*
Duft / Geschmack:	*holzig, erdig, moosig, waldig, männlich*
Note:	*Basis*
Element:	*Erde*
Sternzeichen:	*Jungfrau*
Planet:	*Venus*

Wirkung auf den Körper: antibakteriell, antiseptisch, reizmildernd, schleimlösend

Anwendung: bei Angina, chronischer Bronchitis, Nebenhöhlenentzündung, Schnupfen; zur Wundbehandlung

Wirkung auf die Seele: leicht erotisierend, entspannend

Anwendung: bei nervösen Spannungen, Unruhegefühl, Schlaflosigkeit

Sonstiges: natürlicher Trägerstoff in der Parfümherstellung

Vorsicht! Nicht innerlich einnehmen – mit Lösungsmitteln extrahiert.

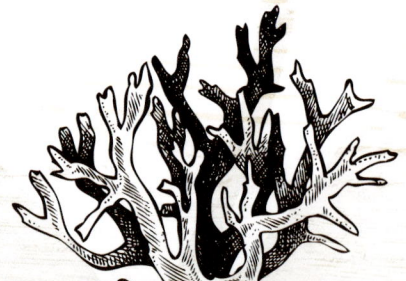

Eisenkraut *100 %*

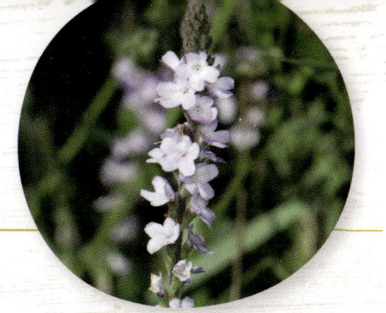

Name:	*Verbena officinalis*
Familie:	*Verbenaceae; Eisenkrautgewächse*
Vorkommen:	*Mittel- und Südeuropa, Nordafrika, Südamerika*
Gewinnung:	*Wasserdampfdestillation des Krautes*
Duft / Geschmack:	*frisch, zitronig, leicht süß*
Note:	*Kopf*
Element:	*Luft*
Sternzeichen:	*Wassermann*
Planet:	*Uranus*

Wirkung auf den Körper: abwehrstärkend, antiseptisch, bakterienvernichtend, blutdruckausgleichend, entgiftend, entzündungshemmend, fiebersenkend, galleanregend, herzstärkend, krampflösend, leberanregend, magenstärkend, verdauungsfördernd, virenbekämpfend, wehenunterstützend

Anwendung: bei Akne, Bauchspeicheldrüsenbeschwerden, schwachem Bindegewebe, Darmentzündung, Grippe, Herz- und Kreislaufproblemen, Leber- und Gallenbeschwerden, Leberstauung, Magenschwäche, Magenverstimmung, Morbus Crohn, Rheumatismus, Schwindel, Schwächezuständen, Verstopfung; zur Milchbildung, Wehenförderung

Wirkung auf die Seele: inspirierend, motivierend, stark konzentrationsfördernd

Anwendung: bei Antriebslosigkeit, Desinteresse, Lustlosigkeit; unterstützt bei geistigen und anstrengenden Arbeiten, gegen Nervosität, Tagträumerei, belebt die Sinne

Vorsicht! Nicht während der Schwangerschaft verwenden. Kann zu allergischen Hautreaktionen führen und unter Sonneneinwirkung Lichtflecken auf der Haut verursachen.

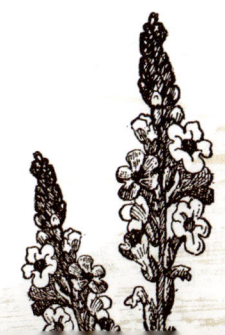

Eisenkraut Grasse*

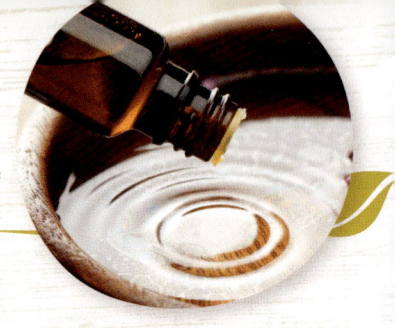

Besteht aus 10 % Eisenkraut und 90 % Lemongrass; preiswerte Variante von Eisenkraut und vielfach bewährte Synergiemischung – siehe jeweilige Wirkung bei ᴄEisenkraut und ᴄLemongrass

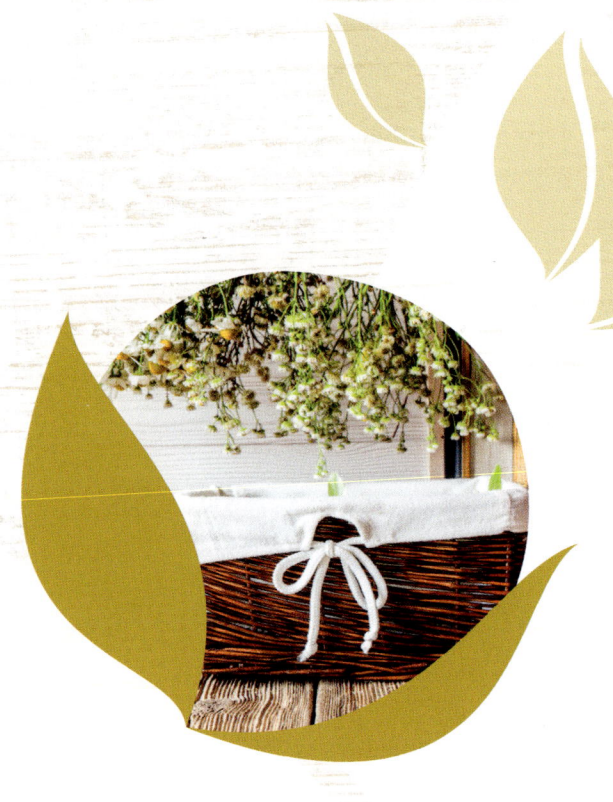

* Grasse: a) Stadt in der Provence, Frankreich, Zentrum der Parfümherstellung; b) Bezeichnung aus der Parfümherstellung für anteilsverminderte Öle

Elemi

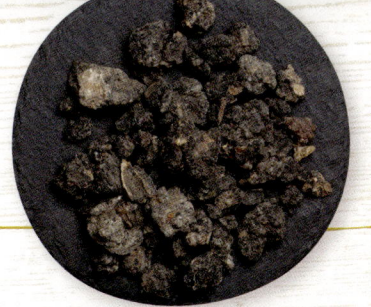

Name:	*Canarium luzonicum*
Familie:	*Burseraceae; Balsambaumgewächse*
Vorkommen:	*Afrika, Australien, Molukken und Ostjava (Indonesien), Sudan*
Gewinnung:	*Wasserdampfdestillation des Harzes*
Duft / Geschmack:	*aromatisch, balsamisch-scharf, harzig, würzig, leicht zitronig*
Note:	*Basis*
Element:	*Luft*
Sternzeichen:	*Jungfrau*
Planet:	*Venus*

Wirkung auf den Körper: antiseptisch, magenstärkend, narbenbildend, ausgleichend, schleimlösend, stärkend, wundheilend

Anwendung: bei Bronchitis, Entzündungen, Geschwüren, alternder Haut, trockenem Husten, Katarrh, Knochenbrüchen (Nachbehandlung), Vereiterungen, infizierten Wunden; zur Hautpflege

Wirkung auf die Seele: depressionsmildernd, inspirierend

Anwendung: bei geistig-seelischen Belastungen, nervlicher Erschöpfung, Hektik, Nervosität, Stress; geeignet für Trancereisen

Sonstiges: Trägerstoff für Düfte; wurde im alten Ägypten zur Einbalsamierung verwendet; gutes Meditationsöl

Estragon

(Dragon, Schlangenkraut)

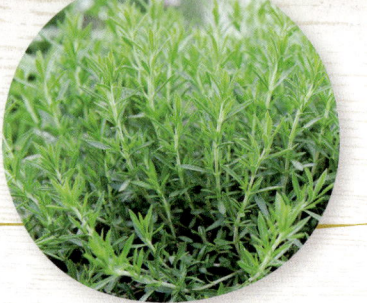

Name:	Artemisia dracunculus
Familie:	Asteraceae; Korbblütler
Vorkommen:	Deutschland, Frankreich, Italien, Russland
Gewinnung:	Wasserdampfdestillation des Krautes
Duft / Geschmack:	aromatisch, frisch, würzig, herb
Note:	Kopf
Element:	Feuer
Sternzeichen:	Skorpion
Planet:	Mars / Pluto

Wirkung auf den Körper: abwehrstärkend, antiseptisch, appetitanregend, bakterienvernichtend, blähungsmindernd, durchblutungsfördernd, harntreibend, herzstärkend, krampflösend, magenstärkend, menstruationsfördernd, verdauungsfördernd, virenbekämpfend, wurmtreibend

Anwendung: bei Allergien, Appetitlosigkeit, Asthma, Blähungen, Darmkrämpfen, Darmparasiten, Dickdarmentzündung, Grippe, Herzbeschwerden, Heuschnupfen, Krebs, nervöser Magenverstimmung, Magenkrämpfen, Menstruationsbeschwerden, prämenstruellem Syndrom (PMS), Rheumatismus, Schlangenbissen, Schluckauf, Zahnschmerzen; fördert die Gelenkbeweglichkeit, zur Giftneutralisation, Immunstärkung

Wirkung auf die Seele: angstlösend, schlaffördernd, stimulierend

Anwendung: bei Nervosität, psychischer Schwäche, Schlaflosigkeit; verleiht Mut und Kraft, wirkt ausgleichend auf das vegetative Nervensystem

Vorsicht! Nicht während der Schwangerschaft anwenden. Leicht giftig – nur in Maßen einsetzen.

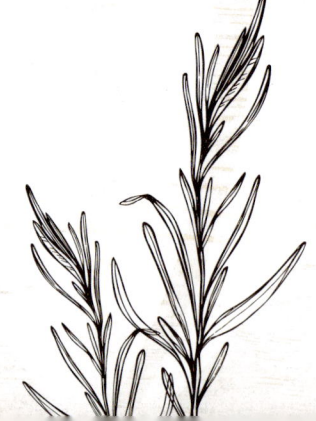

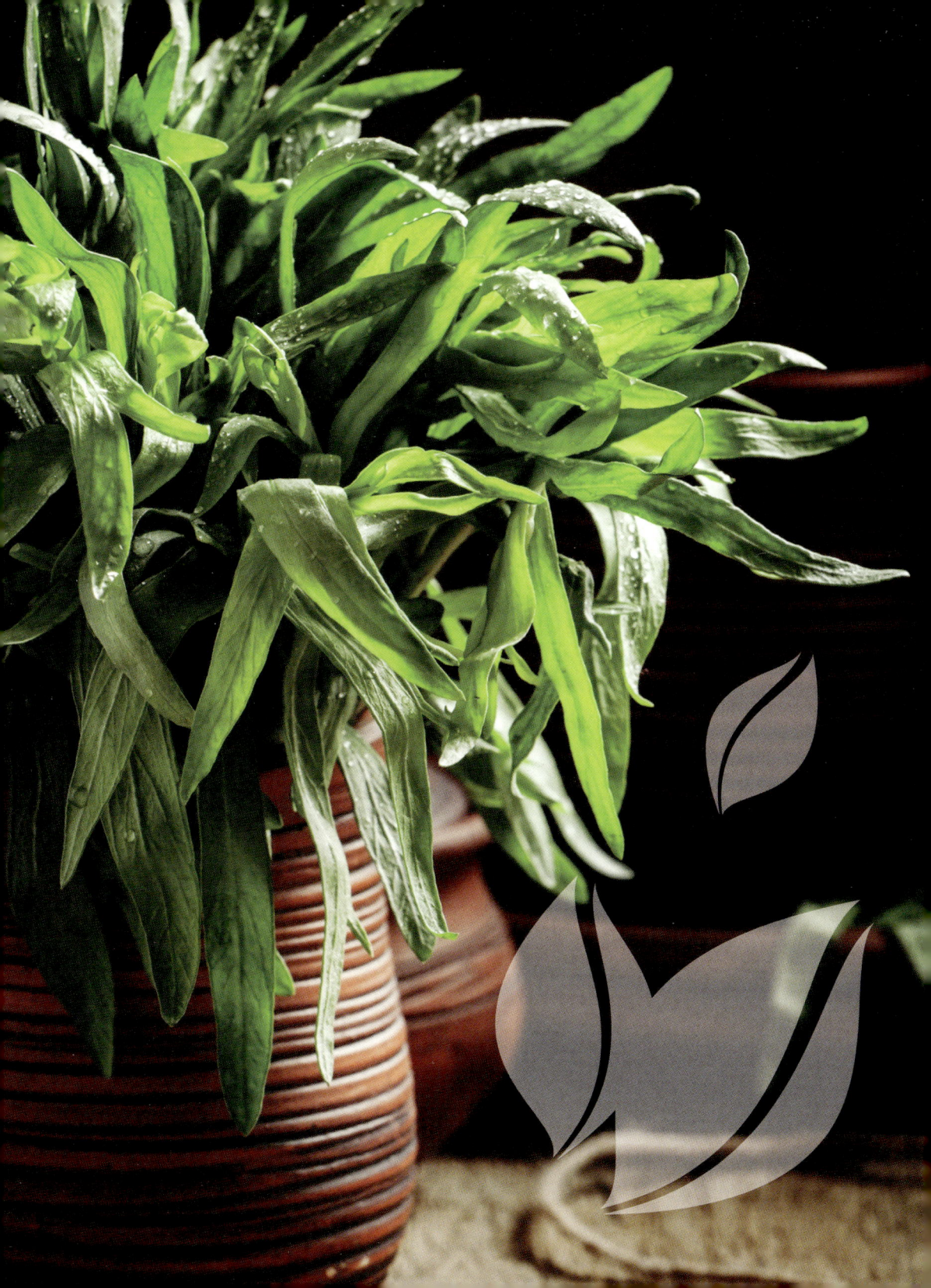

Eukalyptus

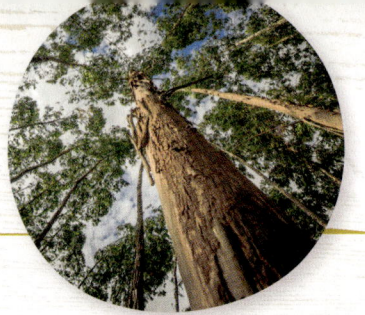

Name:	*Eucalyptus globulus*
Familie:	*Myrtaceae; Myrtengewächse*
Vorkommen:	*Australien, Mittelmeerregion*
Gewinnung:	*Wasserdampfdestillation der Blätter*
Duft/Geschmack:	*frisch, intensiv, scharf, bitter*
Note:	*Kopf*
Element:	*Luft/Feuer*
Sternzeichen:	*Widder/Wassermann*
Planet:	*Mars/Uranus*

Wirkung auf den Körper: antirheumatisch, antiseptisch, blutreinigend, blutzuckersenkend, geruchsneutralisierend, durchblutungsfördernd, entstauend, fiebersenkend, harntreibend, hautregenerierend, herztätigkeitssteigernd, krampflösend, narbenbildend, parasitentötend, schleimlösend, schmerzlindernd, virenbekämpfend, wundheilend, wurmtreibend

Anwendung: bei Arthritis, Asthma, Blasenentzündung, Bronchitis, Cholera, Diabetes, Durchblutungsstörungen, Durchfall, Erkältung, Fieber, Gallensteinen, Geschwüren, Grippe, Hals- und Mundinfektionen, Herpes, Husten, Infektionskrankheiten, Insektenstichen, Ischiasbeschwerden, Katarrh, Kopfschmerzen, Malaria, Masern, Muskelschmerzen, Nebenhöhlenentzündung, Nervenentzündungen, Nierenentzündung, Rheumatismus, Scharlach, Stirnhöhlenentzündung, Tuberkulose, Typhus, Verbrennungen, Verstauchungen, Weißfluss, Windpocken; zur Harnausscheidung (steigernd), Wunddesinfektion, Wundheilung

Wirkung auf die Seele: anregend, erfrischend, harmonisierend, konzentrationsfördernd, logisches Denken fördernd

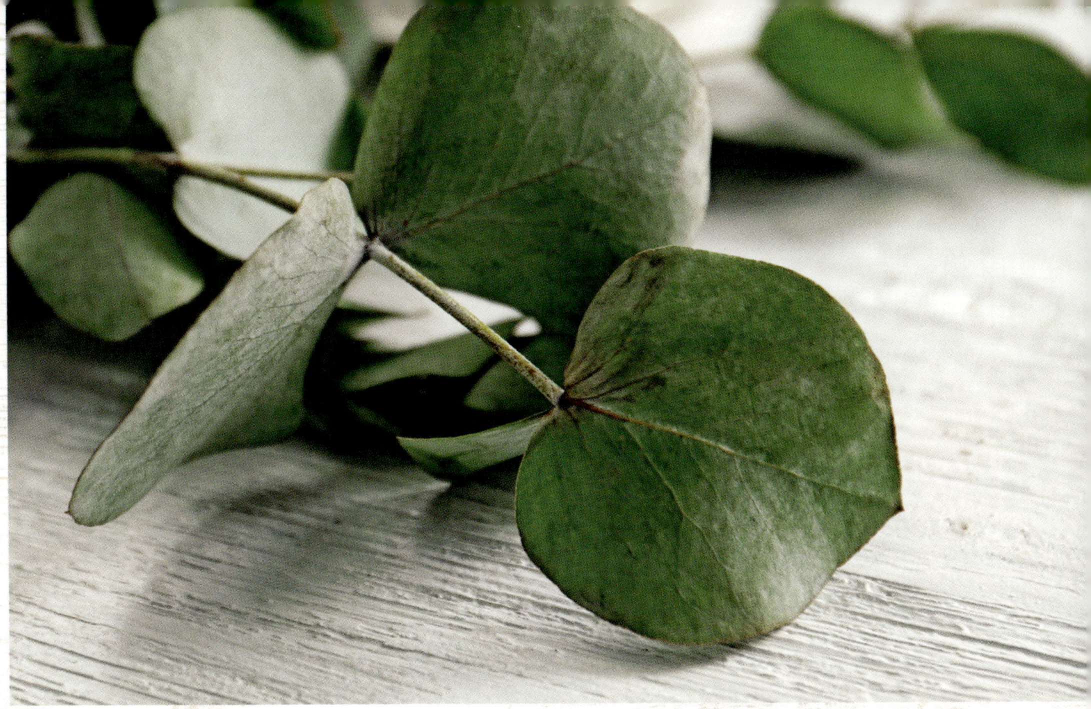

Anwendung: bei Arbeitsunlust, Gemütserregung, Trägheit, Unbeweglichkeit, Lustlosigkeit; schenkt Harmonie und Heiterkeit, verleiht ein Gefühl von Weite

Sonstiges: sehr gutes Insektenabwehrmittel, vertreibt Ungeziefer aus Küche und Keller

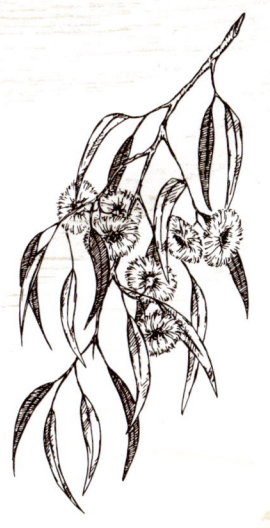

Vorsicht! Äußerlich angewendet ungiftig, innerlich giftig.
Nicht während homöopathischer Behandlung einsetzen!
Nicht geeignet für Kleinkinder unter drei Jahren.
Kann bei empfindlicher Haut zu leichten Reaktionen führen.
Nicht während der Schwangerschaft anwenden.

EUKALYPTUS

Eukalyptus citriodora

(Boabo)

Name:	*Eucalyptus citriodora*
Familie:	*Myrtaceae; Myrtengewächse*
Vorkommen:	*Australien, Brasilien, China, Madagaskar*
Gewinnung:	*Wasserdampfdestillation der Blätter und Zweige*
Duft/Geschmack:	*frisch, eukalyptusartig*
Note:	*Kopf*
Element:	*Luft*
Sternzeichen:	*Wassermann*
Planet:	*Uranus*

Wirkung auf den Körper: antiseptisch, bakterienvernichtend, Bronchien öffnend, desinfizierend, geruchsneutralisierend, fiebersenkend, insektenvertreibend, krampflösend (Husten), pilztötend, schleimlösend, virenbekämpfend

Anwendung: bei Akne, Asthma, Erkältung, Fieber, Halsschmerzen, Herpes, Infektionskrankheiten, Kehlkopfentzündungen, Keuchhusten, Nebenhöhlenvereiterung, Nierenentzündung, Muskelschmerzen, Pilzinfektionen, Schuppen, Stirnhöhlenentzündung, Windpocken, Wunden

Wirkung auf die Seele: anregend, erfrischend, harmonisierend, konzentrationsfördernd

Anwendung: bei Arbeitsunlust, Gemütserregung, Lustlosigkeit, Trägheit, Unbeweglichkeit; unterstützt bei geistigen Arbeiten, schenkt Harmonie und Heiterkeit

Sonstiges: sehr gutes Insektenabwehrmittel, vertreibt Ungeziefer, besonders Küchenschaben und Silberfische

Vorsicht! Äußerlich angewendet ungiftig, innerlich giftig. Nicht während homöopathischer Behandlung anwenden! Nicht geeignet für Kleinkinder unter drei Jahren. Kann bei sensibler Haut zu leichten Irritationen führen.

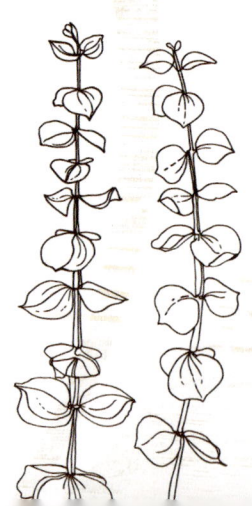

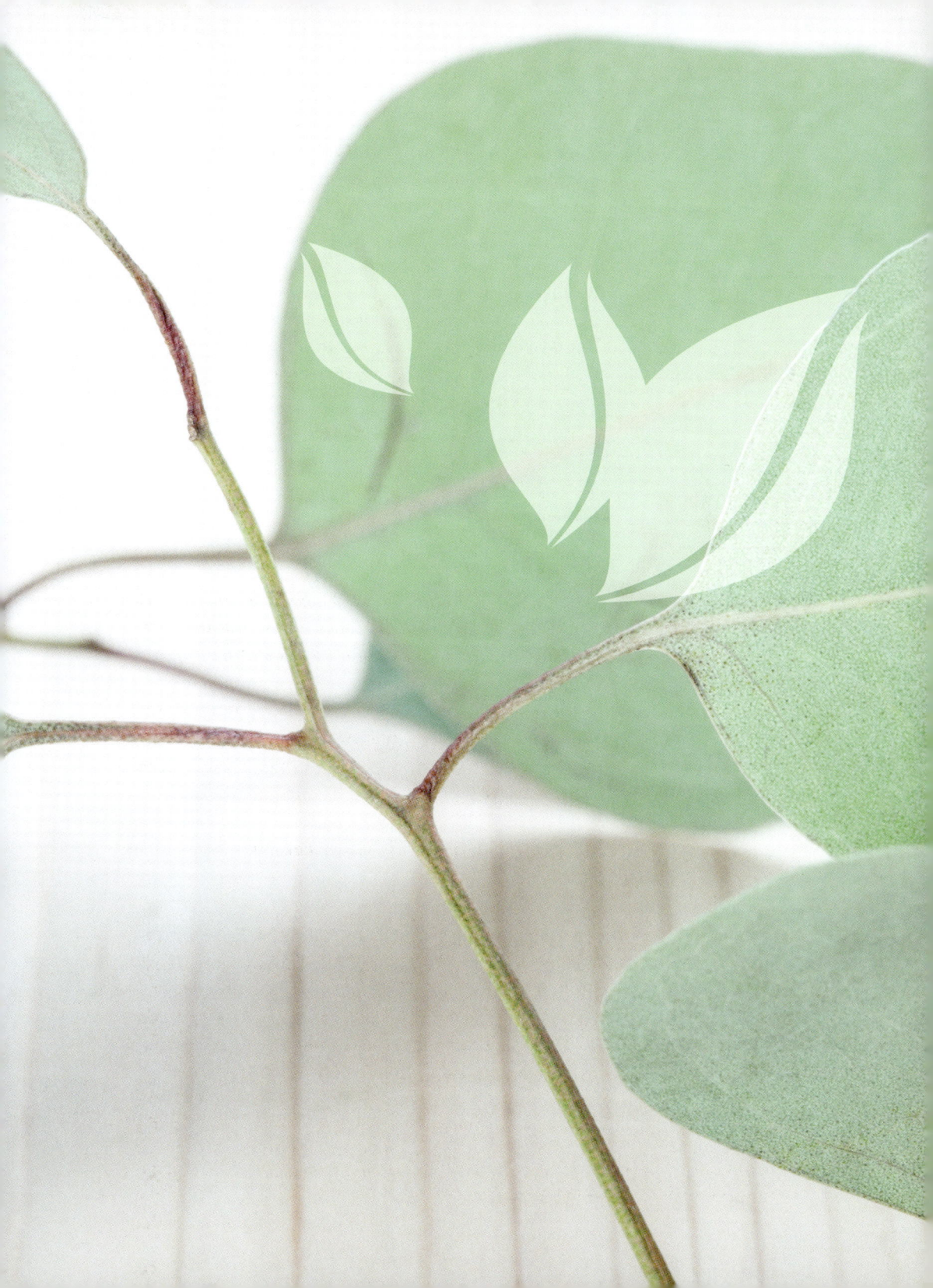

Fenchel, süß

(Brotsamen)

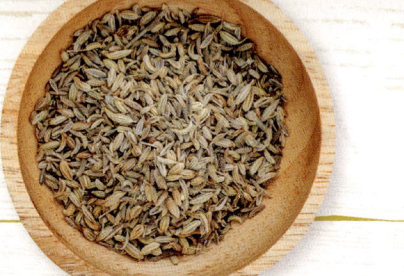

Name:	*Foeniculum vulgare*
Familie:	*Apiaceae / Umbelliferae; Doldenblütler*
Vorkommen:	*Asien, Nord- und Südamerika, Südeuropa*
Gewinnung:	*Wasserdampfdestillation der Samen*
Duft / Geschmack:	*lieblich-süß, anisartig*
Note:	*Herz / Kopf*
Element:	*Erde / Feuer*
Sternzeichen:	*Stier*
Planet:	*Venus*

Wirkung auf den Körper: abführend, antiseptisch, appetitanregend, bakterienvernichtend, blähungsmindernd, blutreinigend, entzündungshemmend, harntreibend, hautstraffend, hungerdämpfend, krampflösend, kreislaufanregend, magenstärkend, menstruationsfördernd, mikrobenabtötend, milchtreibend, milzanregend, regenerierend, schleimlösend, stärkend, wurmtreibend

Anwendung: bei Appetitlosigkeit, Augenschwäche, Asthma, Bauchkrämpfen, Blähungen, Brechreiz, Bronchitis, blauen Flecken, Durchfall, Ernährungsstörungen bei Säuglingen, Erkältung, Gicht, Harnwegsinfektionen, müder und gestresster Haut, Husten, Keuchhusten, Koliken, Korpulenz (Dickleibigkeit), Leber- und Gallenfunktionsstörungen, Knochenabbau, Menstruationsbeschwerden, Nierensteinen, Ödemen, prämenstruellem Syndrom (PMS), Rheumatismus, Schluckauf, Übelkeit, Urinstau, Verdauungsstörungen, Verstopfung, Wechseljahresbeschwerden, Zahnfleischvereiterungen, Zellulitis; zur Atemvertiefung, Bruststraffung, Brustvergrößerung (bei Frauen durch Einreibungen), Stärkung und gegen Stauungen in Galle, Leber und Milz, zur Kräftigung des Sehvermögens, Anregung der Milchproduktion

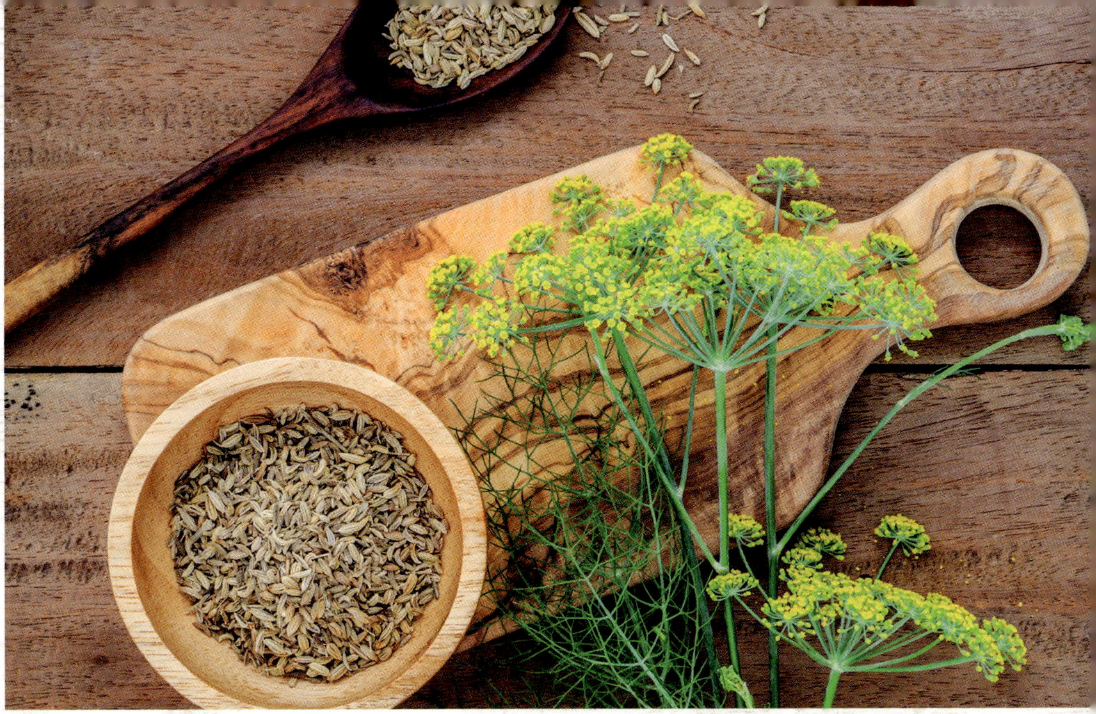

Wirkung auf die Seele: nervenberuhigend

Anwendung: bei Angst, Nervosität, geistig-seelischer Unausgeglichenheit, Weinerlichkeit; als Nerventonikum (sehr gut), verleiht Mut und Zuversicht, vermittelt Wärme und Geborgenheit

Sonstiges: Entgiftet nach starkem Alkohol- und Nikotingenuss.

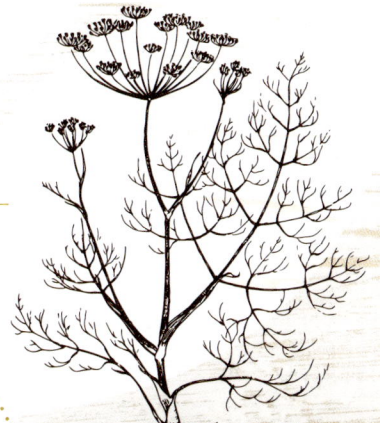

Vorsicht! In großen Dosen einschläfernd. Nicht geeignet für Schwangere und Epileptiker (kann bei Letzteren Anfall auslösen).

FENCHEL, SÜSS

Fichtennadel

(Rottanne)

Name:	*Piceae abies*
Familie:	*Pinaceae; Piniengewächse*
Vorkommen:	*Asien, Nordamerika, Nord- und Mitteleuropa, Sibirien*
Gewinnung:	*Wasserdampfdestillation der Nadeln und Zweigspitzen*
Duft / Geschmack:	*würzig, frisch, waldig, etwas modrig*
Note:	*Kopf / Herz*
Element:	*Erde*
Sternzeichen:	*Jungfrau*
Planet:	*Merkur*

Wirkung auf den Körper: abwehrstärkend, adstringierend, antiseptisch, atemvertiefend, desinfizierend, durchblutungsfördernd, stärkend, entzündungshemmend, harntreibend, Abwehrsystem anregend, hustenreizstillend, kräftigend, mikrobenabtötend, reinigend, schleimlösend, schweißtreibend

Anwendung: bei Asthma, Atemschwäche, Bronchitis, Durchblutungsstörungen, Erkältung, Gicht, Grippe, Husten, Infektionen, Keuchhusten, Kurzatmigkeit, Muskelschmerzen, Nervenschmerzen, Prostatabeschwerden, Rheumatismus, Stirn- und Nebenhöhlenentzündung, Tuberkulosenachbehandlung (Inhalation); zur Hautentgiftung, Immunstärkung, Stimulation der Nebennierenrinde

Wirkung auf die Seele: harmonisierend, konzentrationsfördernd, stimmungsanregend, vitalisierend

Anwendung: bei Angst, psychisch bedingtem Asthma, Depressionen, Konzentrationsschwäche, Nervosität; stabilisiert das innere Gleichgewicht

Sonstiges: sehr gut bei Meditationen, Yoga und Autogenem Training

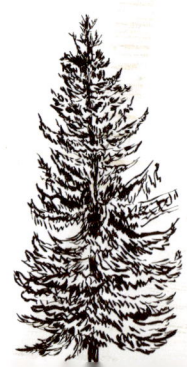

Frangipani

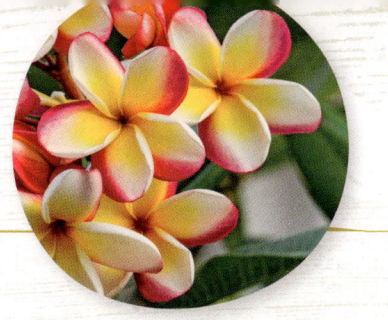

Name:	*Plumeria acutifolia*
Familie:	*Apocynaceae; Hundsgiftgewächs*
Vorkommen:	*Indien*
Gewinnung:	*Extraktion der Blüten mit Hexan*
Duft / Geschmack:	*exotisch, blumig-süß, tropisch*
Note:	*Herz*
Element:	*Wasser*
Sternzeichen:	*Krebs*
Planet:	*Mond*

Wirkung auf den Körper: keine bekannt

Anwendung: keine bekannt

Wirkung auf die Seele: ausgleichend, inspirierend, sinnlich, stimmungshebend

Anwendung: bei seelischer Verkrampfung; verleiht Optimismus, gegen Melancholie

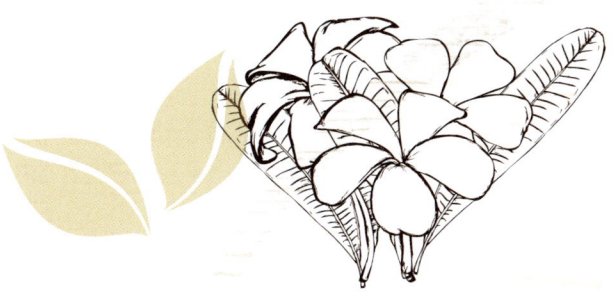

Vorsicht! Nicht innerlich einnehmen!
Nicht während der Schwangerschaft anwenden.

Galbanum

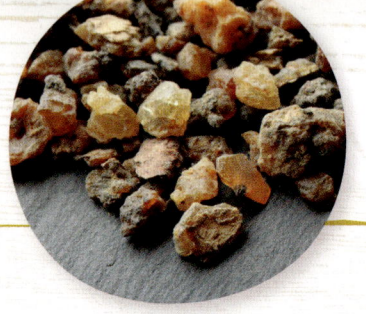

Name:	*Ferula galbaniflua*
Familie:	*Apiaceae / Umbelliferae; Doldenblütler*
Vorkommen:	*Afghanistan, Irak, Iran, Syrien, Türkei*
Gewinnung:	*Wasserdampfdestillation des Wurzelharzes*
Duft / Geschmack:	*würzig, grün, waldig, balsamisch, leicht pfeffrig*
Note:	*Basis*
Element:	*Erde / Feuer*
Sternzeichen:	*Skorpion*
Planet:	*Mars / Pluto*

Wirkung auf den Körper: antiseptisch, blähungsmindernd, blutdrucksenkend, entzündungshemmend, harntreibend, hautstraffend, krampflösend, menstruationsfördernd, mikrobenabtötend, narbenbildend, schleimlösend, schmerzlindernd, stärkend, verdauungsfördernd

Anwendung: bei Abszessen, Akne, Asthma, Blähungen, Bronchitis, Durchblutungsstörungen, Entzündungen, Falten, Furunkeln, Hautalterung, Husten (chronisch), Krämpfen, Magenverstimmungen, Menstruationsbeschwerden, Muskelschmerzen, prämenstruellem Syndrom (PMS), Reizhusten, Rheumatismus, Wunden; zur Anregung von Leber und Galle, Stärkung der weiblichen Unterleibsorgane (»Mutterharz«)

Wirkung auf die Seele: beruhigend

Anwendung: bei Hysterie, Paranoia, Platzangst, nervösen Spannungen, Stress; löst seelische Verhärtungen

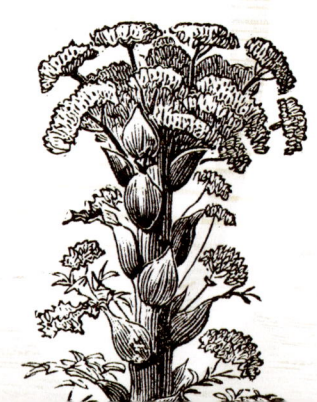

Gartennelke

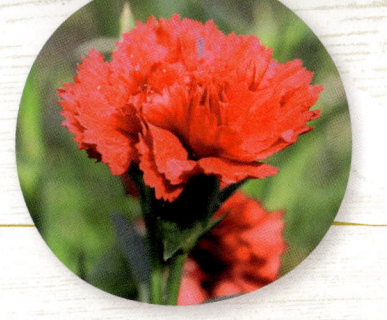

Name:	*Dianthus caryophyllus*
Familie:	*Caryophyllaceae; Nelkengewächse*
Vorkommen:	*Ägypten*
Gewinnung:	*Extraktion der Blüten mit Hexan*
Duft/Geschmack:	*blumig, würzig, voll, sinnlich, leicht exotisch*
Note:	*Herz*
Element:	*Wasser*
Sternzeichen:	*Krebs*
Planet:	*Mond*

Wirkung auf den Körper: keine bekannt

Anwendung: keine bekannt

Wirkung auf die Seele: inspirierend, stimmt sinnlich, stärkend

Anwendung: »Blüte des Herzleidens«

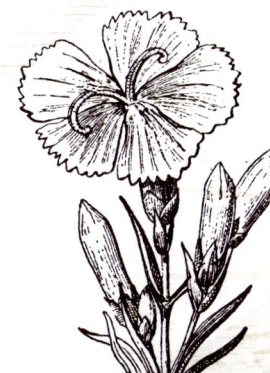

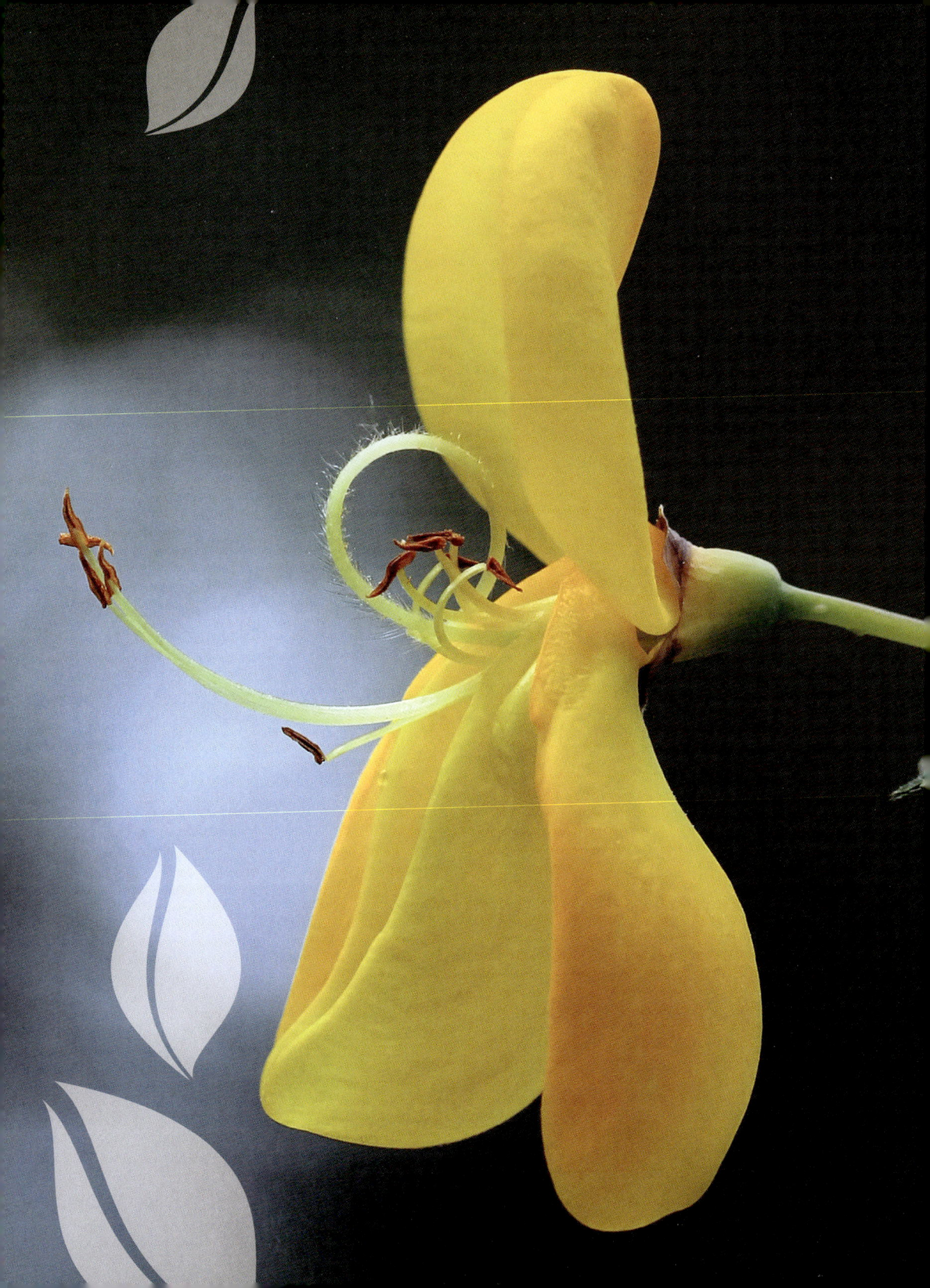

Ginster

(Binsenginster)

Name:	*Spartium junceum*
Familie:	*Fabaceae / Leguminosae; Hülsenfrüchtler*
Vorkommen:	*Frankreich, Nordafrika*
Gewinnung:	*Extraktion der Blüten mit Hexan (in Weingeist gelöst)*
Duft / Geschmack:	*jugendlich, honigartig, betörend-blumig*
Note:	*Herz*
Element:	*Wasser / Feuer*
Sternzeichen:	*Löwe / Schütze*
Planet:	*Sonne / Jupiter*

Wirkung auf den Körper: abführend, blutstillend, einschläfernd, gefäßverengend, harntreibend, herzanregend, menstruationsfördernd

Anwendung: bei Herzjagen, Herzmuskelschwäche, zu starken Menstruationsblutungen; reguliert die Herztätigkeit und das vegetative Nervensystem

Wirkung auf die Seele: inspirierend, sinnlich anregend

Anwendung: bei tief sitzenden Ängsten, Pessimismus, Trauer; lindert seelische Verletzungen und Schmerz, stärkt das Selbstvertrauen

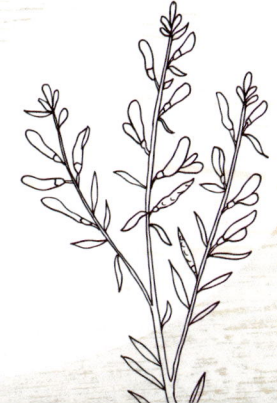

Vorsicht! Nie innerlich einnehmen. Äußerst giftig, führt zu Erbrechen, schädigt die Nervenzellen, sehr intensive Wirkung.

Grapefruit

(Pampelmuse)

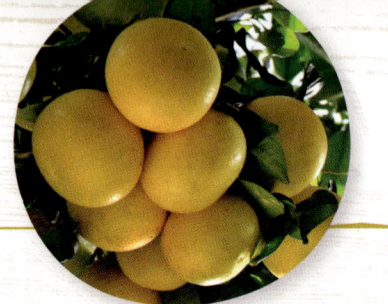

Name:	*Citrus paradisi; Citrus decumana*
Familie:	*Rutaceae; Rautengewächse*
Vorkommen:	*Israel, Südafrika, Spanien, USA, Westindien*
Gewinnung:	*Kaltpressung der Schalen*
Duft / Geschmack:	*leicht, spritzig, frisch, bittersüß, fruchtig*
Note:	*Kopf*
Element:	*Luft*
Sternzeichen:	*Zwillinge*
Planet:	*Merkur*

Wirkung auf den Körper: adstringierend, antiseptisch, entgiftend, appetitanregend, bakterienvernichtend, bindegewebsstärkend, blutreinigend, durchblutungsfördernd, harntreibend, hautregenerierend, hautstraffend, lymphanregend, stärkend

Anwendung: bei Akne, Appetitlosigkeit, Bindegewebsschwäche, Blasenerkrankungen, Gallenschwäche, Grippe, Kopfschmerzen, Muskelkater, verstopften Poren, Schüttelfrost, Überbelastung (von Muskeln, Sehnen und Bändern), Zellulitis; zur körperlichen Entgiftung, Schweißdrüsenregulierung, Thalamusanregung

Wirkung auf die Seele: depressionsmildernd, euphorisierend

Anwendung: bei Angst, Antriebsschwäche, Hektik, Stress, negativen Stimmungen, geistig-seelischer Übermüdung; gegen Lampenfieber, Müdigkeit; fördert die Kreativität, das Selbstvertrauen

Sonstiges: zur Luftverbesserung in Räumen

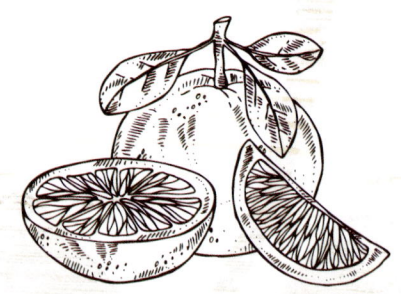

Guajakholz

(Palo Santo)

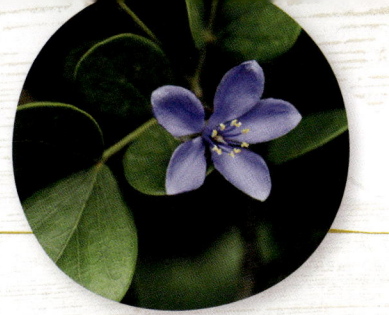

Name:	*Bulnesia sarmientoi; Guaiacum officinalis*
Familie:	*Zygophyllaceae; Jochblattgewächse*
Vorkommen:	*Argentinien, karibische Inseln, Südamerika*
Gewinnung:	*Wasserdampfdestillation des Harzes und des Holzes (auch des Sägemehls)*
Duft / Geschmack:	*teerosenartig, leicht ranzig*
Note:	*Basis*
Element:	*Feuer*
Sternzeichen:	*Jungfrau*
Planet:	*Merkur*

Wirkung auf den Körper: abführend, antirheumatisch, antiseptisch, auswurffördernd, desinfizierend, entzündungshemmend, fiebersenkend, harntreibend, oxidationshemmend, schleimlösend, schweißtreibend

Anwendung: bei Arthritis, Bronchitis, Gicht, Geschlechtskrankheiten, Grippe, Husten, primärchronischer Polyarthritis

Wirkung auf die Seele: keine bekannt

Anwendung: keine bekannt

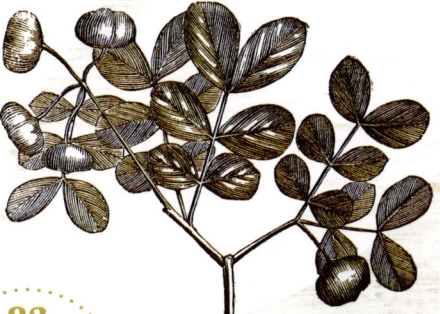

Hemlocktanne

(Schierlingstanne)

Name:	*Tsuga canadensis*
Familie:	*Pinaceae; Kieferngewächs*
Vorkommen:	*Frankreich, Kanada, Nordamerika*
Gewinnung:	*Wasserdampfdestillation der Zweige*
Duft/Geschmack:	*klar, frisch, sanft, würziger Waldduft*
Note:	*Kopf/Herz*
Element:	*Erde*
Sternzeichen:	*Steinbock*
Planet:	*Saturn*

Wirkung auf den Körper: adstringierend, antiseptisch, durchblutungsfördernd, harntreibend, hustenreizstillend, kräftigend, mikrobenabtötend, reinigend, schleimlösend, schweißtreibend

Anwendung: bei Asthma, Atemschwäche, Bronchitis, Durchblutungsstörungen, Erkältung, Gicht, Grippe, Infektionen, Kurzatmigkeit, Muskelschmerzen, Nervenschmerzen, Rheumatismus; zur Tuberkulosenachbehandlung, Hautentgiftung

Wirkung auf die Seele: harmonisierend, konzentrationsfördernd, stimmungsanregend, vitalisierend

Anwendung: bei Angst, psychisch bedingtem Asthma, Depressionen, Konzentrationsschwäche, Nervosität

Sonstiges: sehr gutes Meditationsöl

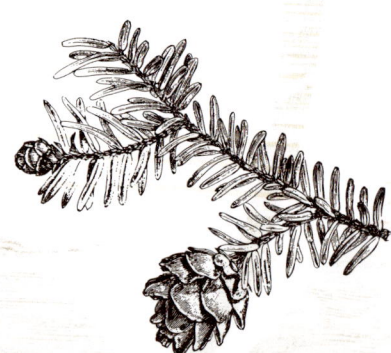

Heuessenz

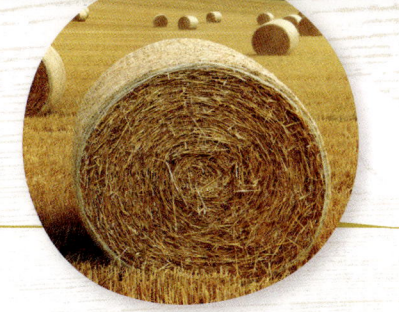

Name:	*Bergwiesenheu*
Vorkommen:	*Europa*
Gewinnung:	*Co-Destillation mit anderen Trägerstoffen*
Duft / Geschmack:	*fein, krautig, nach Wiesen und Heu*
Note:	*Herz / Kopf*
Element:	*Luft*
Sternzeichen:	*Waage*
Planet:	*Merkur*

Wirkung auf den Körper: keine bekannt

Anwendung: keine bekannt

Wirkung auf die Seele: anregend, ausgleichend

Anwendung: gegen Winterdepressionen

Sonstiges: zur Luftreinigung

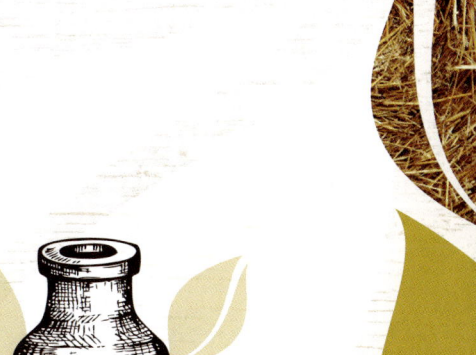

Himalajatanne

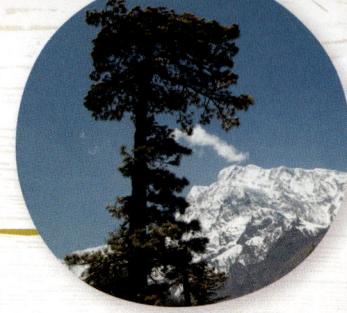

Name:	*Abies spectabilis*
Familie:	*Pinaceae; Piniengewächs*
Vorkommen:	*Nepal*
Gewinnung:	*Wasserdampfdestillation der Zweige (vgl. Kampfer = Holz)*
Duft / Geschmack:	*klar, frisch, trocken, würzig, waldig, harzig*
Note:	*Basis*
Element:	*Erde*
Sternzeichen:	*Jungfrau*
Planet:	*Merkur*

Wirkung auf den Körper: anregend, antiseptisch, geruchsneutralisierend, hustenreizlindernd, schleimlösend, stärkend

Anwendung: bei Bronchitis, Erkältung, Fieber, Grippe, Husten, Nebenhöhlenentzündung

Wirkung auf die Seele: konzentrationsfördernd

Anwendung: Verleiht Stärke und Energie.

Sonstiges: zur Luftreinigung

Ho-Blätter

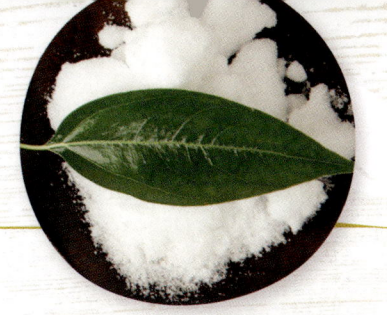

Name:	*Cinnamomum camphora*
Familie:	*Lauraceae; Lorbeergewächse*
Vorkommen:	*China, Formosa (Japan)*
Gewinnung:	*Wasserdampfdestillation der Blätter*
Duft / Geschmack:	*angenehm rosig, fein blumig*
Note:	*Basis*
Element:	*Erde*
Sternzeichen:	*Jungfrau*
Planet:	*Merkur*

Wirkung auf den Körper: antibakteriell, bindegewebsstärkend

Anwendung: keine bekannt

Wirkung auf die Seele: harmonisierend

Anwendung: zur Beruhigung, Entspannung

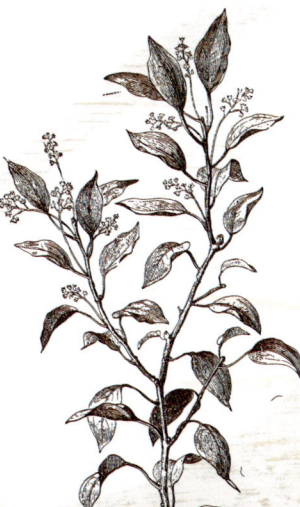

Hon-Scho-Öl

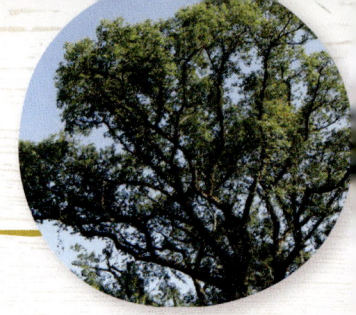

Name:	*Cinnamomum kanahirai*
Familie:	*Lauraceae; Lorbeergewächse*
Vorkommen:	*Borneo (Kalimantan, Indonesien), Sumatra, Taiwan*
Gewinnung:	*Wasserdampfdestillation der Blätter*
Duft / Geschmack:	*maiglöckchenartig*
Note:	*Herz*
Element:	*Erde*
Sternzeichen:	*Krebs*
Planet:	*Mond*

Wirkung auf den Körper: antiseptisch, durchblutungsfördernd, herzstärkend, reinigt die Atemwege

Anwendung: bei Atemwegserkrankungen, Kreislaufstörungen

Wirkung auf die Seele: depressionsmildernd

Anwendung: bei Angstzuständen, Nervenschwäche und Niedergeschlagenheit

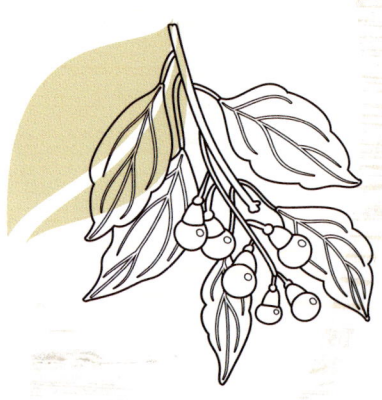

Honig

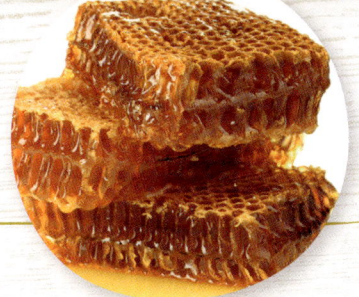

Name:	Mel von Apis mellifica
Familie:	Bienenwachs
Vorkommen:	ganze Welt
Gewinnung:	Alkoholauszug und anschließende Wasserdampfdestillation der Honigwaben
Duft / Geschmack:	mild, warm, süß, nach Honigwachs
Note:	Basis
Element:	Erde
Sternzeichen:	Waage
Planet:	Venus

Wirkung auf den Körper: hautpflegend

Anwendung: bei entzündlicher und entzündeter Haut

Wirkung auf die Seele: ausgleichend, beruhigend

Anwendung: bei Nervosität, Schlafstörungen, Einsamkeitsgefühlen, Gefühlskälte; öffnet verschlossene Menschen, als Trostspender (Balsam für die Seele)

Vorsicht! Nicht bei Propolisallergie verwenden.

Hopfenöl

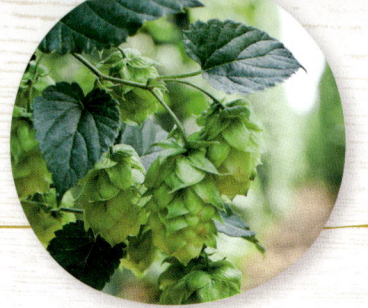

Name:	*Humulus lupulus*
Familie:	*Cannabaceae; Hanfgewächse*
Vorkommen:	*Australien, Ost-, Mittel-, Südeuropa, Nord- und Südamerika*
Gewinnung:	*Wasserdampfdestillation der weiblichen Blüte*
Duft / Geschmack:	*süßlich, bitter*
Note:	*Basis*
Element:	*Feuer*
Sternzeichen:	*Widder*
Planet:	*Mars*

Wirkung auf den Körper: adstringierend, antiseptisch, bakterienvernichtend, blähungsmindernd, einschläfernd, harntreibend, hustenreizdämpfend, krampflösend, mikrobenabtötend, schlaffördernd, schleimlösend, schmerzstillend

Anwendung: bei Asthma, Ausschlägen, Bakterienruhr, Bluthochdruck, Bronchialverschleimung, Geschwüren, Herzbeschwerden, Krampfhusten, Leberbeschwerden, Magenübersäuerung, Magenschleimhautentzündung, ausbleibender Menstruation, Menstruationsbeschwerden, nervösen Verdauungsstörungen

Wirkung auf die Seele: aphrodisisch (für Frauen), stark beruhigend, einschläfernd (Hopfenkissen), entspannend, nervenstärkend

Anwendung: bei Nerven- und Gemütskrankheiten, Hysterie, Schlaflosigkeit, Sexualneurose, sexueller Überaktivität, Unruhe, Wetterfühligkeit; als starkes Antiaphrodisiakum für Männer

Vorsicht! Bei Depressionen meiden. Kann in Einzelfällen allergische Reaktionen hervorrufen. Enthält morphinähnlichen Wirkstoff – deshalb sparsam verwenden.

Hyazinthe

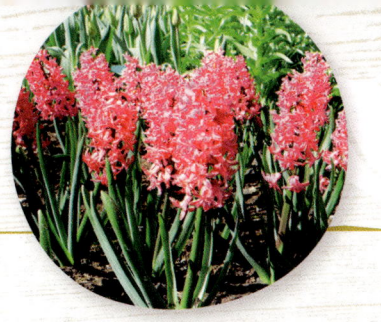

Name:	*Hyacinthus orientalis*
Familie:	*Liliaceae; Liliengewächse*
Vorkommen:	*Europa, Kleinasien*
Gewinnung:	*Lösungsmittelextraktion der Blüten*
Duft / Geschmack:	*süßlich, frisch, blumig*
Note:	*Herz*
Element:	*Wasser*
Sternzeichen:	*Fische*
Planet:	*Jupiter*

Wirkung auf den Körper: antiseptisch, blutstillend

Anwendung: keine bekannt

Wirkung auf die Seele: balsamisch, beruhigend, erfrischend

Anwendung: bei ermattetem Gemüt; verleiht der Fantasie Flügel

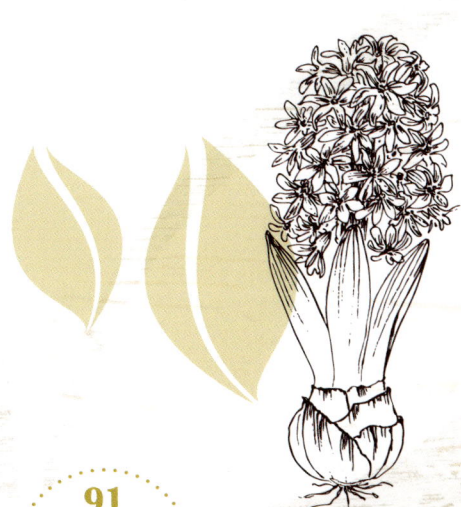

Immortelle

(Currykraut, Strohblume)

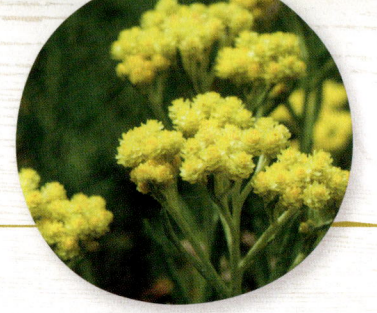

Name:	*Helichrysum angustifolium*
Familie:	*Asteraceae; Korbblütler*
Vorkommen:	*Mittelmeerraum*
Gewinnung:	*Wasserdampfdestillation des blühenden Krautes*
Duft / Geschmack:	*herb, süß, honigartig, schwer, holzig*
Note:	*Herz / Basis*
Element:	*Erde*
Sternzeichen:	*Fische*
Planet:	*Neptun*

Wirkung auf den Körper: adstringierend, antiseptisch, bakterienvernichtend, blutgerinnungshemmend, blutreinigend, entzündungshemmend, galletreibend, harntreibend, krampflösend, hustenreizlindernd, lymphanregend, mikrobenabtötend, narbenbildend, pilztötend, stark schleimlösend

Anwendung: bei Abszessen, Akne, Allergien, Asthma, Bauchspeicheldrüsenproblemen, Blutergüssen, Bronchitis, Diabetes, Durchblutungsstörungen, Ekzemen, Entzündungen, Erkältung, Furunkeln, Gallenproblemen, Hautkrankheiten, Heiserkeit, Herz-Kreislauf-Problemen, Husten (chronisch), Keuchhusten, Leberstauungen, Magen-Darm-Beschwerden, Menstruationskrämpfen, Milzstauungen, Muskelschmerzen, Muskelzerrungen, Narben, Nasennebenhöhlenentzündungen, Neurodermitis, Polyarthritis, Quetschungen, Rheumatismus, Schuppenflechte, Stirnhöhlenentzündung, Venenproblemen, Venenentzündungen, Verstauchungen, Verbrennungen, Wunden

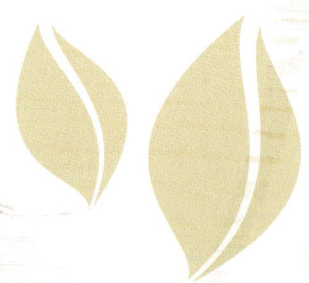

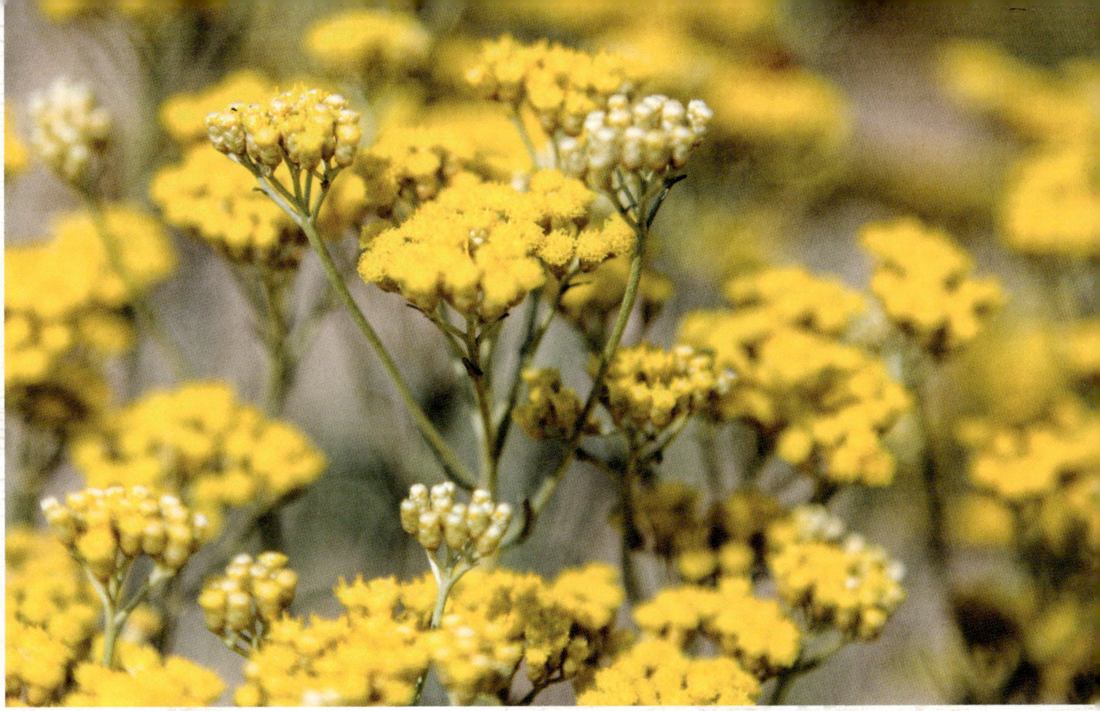

Wirkung auf die Seele: anregend, erdend, nervenstärkend

Anwendung: bei Lethargie, Niedergeschlagenheit, nervösen Spannungen, Reizbarkeit, Schwächezuständen; fördert Träume (durch Verstärken und besseres Erinnern), Innenschau

Sonstiges: als Sonnenschutzöl und zur Hautpflege nach dem Sonnenbaden; gutes Meditationsöl

Vorsicht! Nur leicht dosiert verwenden. Erzeugt sehr starke Traumvisionen – bis hin zu Albträumen und Todeserlebnissen.

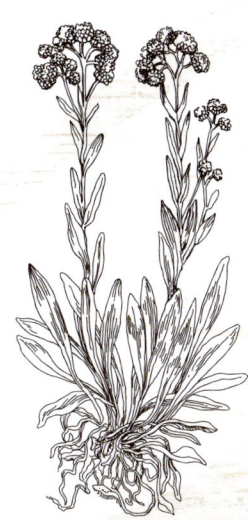

IMMORTELLE

Indian Lime

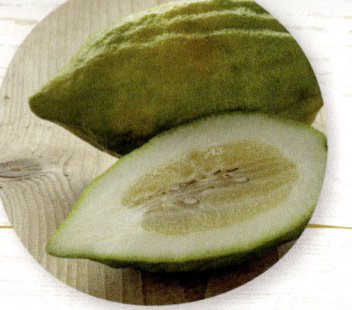

Name:	*Citrus medica*
Familie:	*Rutaceae; Rautengewächse*
Vorkommen:	*El Salvador*
Gewinnung:	*Wasserdampfdestillation der Blätter und Früchte*
Duft/Geschmack:	*exotisch-frisch, zitronig, süß, grünlich, fein-herb*
Note:	*Kopf*
Element:	*Luft*
Sternzeichen:	*Zwillinge*
Planet:	*Saturn*

Wirkung auf den Körper: antirheumatisch, antiseptisch, appetitanregend, bakterienvernichtend, blähungsmindernd, desinfizierend, fiebersenkend, harntreibend, magenanregend, stärkend, virenbekämpfend

Anwendung: bei Akne, Anämie (Blutarmut), Arthritis, Asthma, Bindegewebsschwäche, Bluthochdruck, Bronchitis, Durchblutungsstörungen, Erkältung, Faltenbildung, Fieber, Furunkeln, Grippe, Halsinfektionen, Hautirritationen, Herpes, Hornhaut, Infektionen, Insektenstichen, Katarrh, Korpulenz (Dickleibigkeit), Krampfadern, Leber- und Gallenleiden, Magen-Darm-Beschwerden, Mundschleimhautgeschwüren, brüchigen Nägeln, Nasenbluten, Funktionsstörungen des vegetativen Nervensystems, Rheumatismus, Schnittverletzungen, Skorbut, Verdauungsstörungen, Warzen, Zellulitis; zur Hautpflege, Hautstraffung

Wirkung auf die Seele: aufhellend, depressionsmildernd, energiespendend, erheiternd, erfrischend, leicht erotisierend, inspirierend

Anwendung: bei Antriebslosigkeit, Depressionen, Lustlosigkeit, Müdigkeit, Winterdepressionen; schenkt Arbeitslust, fördert die Kreativität und die Fantasie

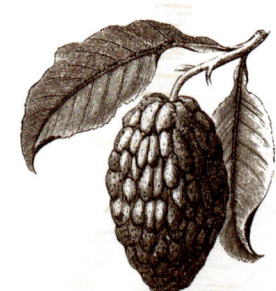

Vorsicht! Kann Lichtflecken auf der Haut verursachen.

Ingwer

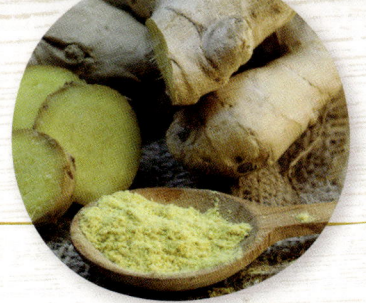

Name:	*Zingiber officinale*
Familie:	*Zingiberaceae; Ingwergewächse*
Vorkommen:	*Amerika, südöstliches Afrika, China, Indien, Japan*
Gewinnung:	*Wasserdampfdestillation der Wurzeln*
Duft/Geschmack:	*würzig, mild, holzig*
Note:	*Basis*
Element:	*Feuer*
Sternzeichen:	*Widder/Löwe*
Planet:	*Mars/Sonne*

Wirkung auf den Körper: abführend, anregend, antiseptisch, appetitanregend, atmungsfördernd, auswurffördernd, bakterienvernichtend, blähungsmindernd, durchblutungsfördernd, entzündungshemmend, fiebersenkend, hustenreizlindernd, krampflösend, magenstärkend, oxidationshemmend, schleimlösend, schmerzlindernd, schweißtreibend, stärkend, verdauungsfördernd

Anwendung: bei Appetitlosigkeit, Arthritis, Asthma, Atmungsschwäche, Augenflimmern, Blähungen, Durchblutungsstörungen, Durchfall, Erkältung, Fieber, grauem Star, Grippe, Beschwerden der Geschlechtsorgane, Hämorrhoiden, Harnwegsinfektionen, Halsschmerzen, Heiserkeit, Husten, Juckreiz, Katarrh, Koliken, Kopfschmerzen, Krämpfen, Nebenhöhlenentzündung, Magengeschwür, Migräne, Muskelschmerzen, Nachtröpfeln des Urins (Inkontinenz), Reisekrankheit, Rheumatismus, Schmerzen, Schüttelfrost, Skorbut, Übelkeit, Verstauchungen, Zerrungen; zur Stärkung der Milz, Sehkraft

Wirkung auf die Seele: aphrodisierend, potenzsteigernd

Anwendung: bei geistig-seelischen Ermüdungserscheinungen, Erschöpfung, Gefühllosigkeit, Verhärtung der Gefühle, Impotenz, Schwächezuständen; gegen sexuelle Gefühlskälte, löst innere Spannungen, verleiht Unternehmungslust, eröffnet Zukunftsperspektiven

Iris

(Schwertlilie)

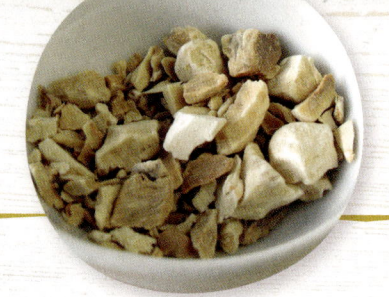

Name:	*Iris pallida; Iris florentina; Iris germanica*
Familie:	*Iridaceae; Schwertliliengewächse*
Vorkommen:	*Europa, Nordafrika, Ostasien, USA, Russland*
Gewinnung:	*Wasserdampfdestillation der Wurzeln*
Duft/Geschmack:	*veilchenartig, fein, blumig*
Note:	*Kopf/Herz/Basis*
Element:	*Wasser*
Sternzeichen:	*Krebs/Fische*
Planet:	*Mond/Neptun*

Wirkung auf den Körper: abführend, blutreinigend, entzündungshemmend, Erbrechen verursachend, harntreibend, hautpflegend, schleimlösend, schmerzlindernd

Anwendung: bei chronischer und asthmatischer Bronchitis, Durchfall, Husten; zur Hautpflege

Wirkung auf die Seele: leicht betäubend, stark inspirierend und befreiend

Anwendung: bei Angst, Melancholie, psychischer Überbelastung, Trauer; schließt Löcher in der Aura (Energiefeld des Körpers), löst psychische Blockaden, zur Sterbebegleitung, heilt seelische Wunden

Sonstiges: gutes Meditationsöl

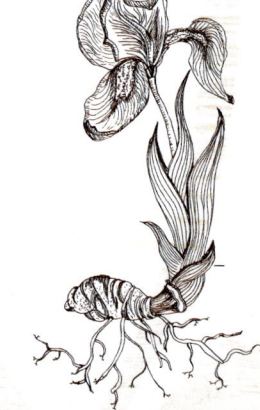

Vorsicht! Nicht in großen Mengen einnehmen – kann Übelkeit und Erbrechen verursachen.

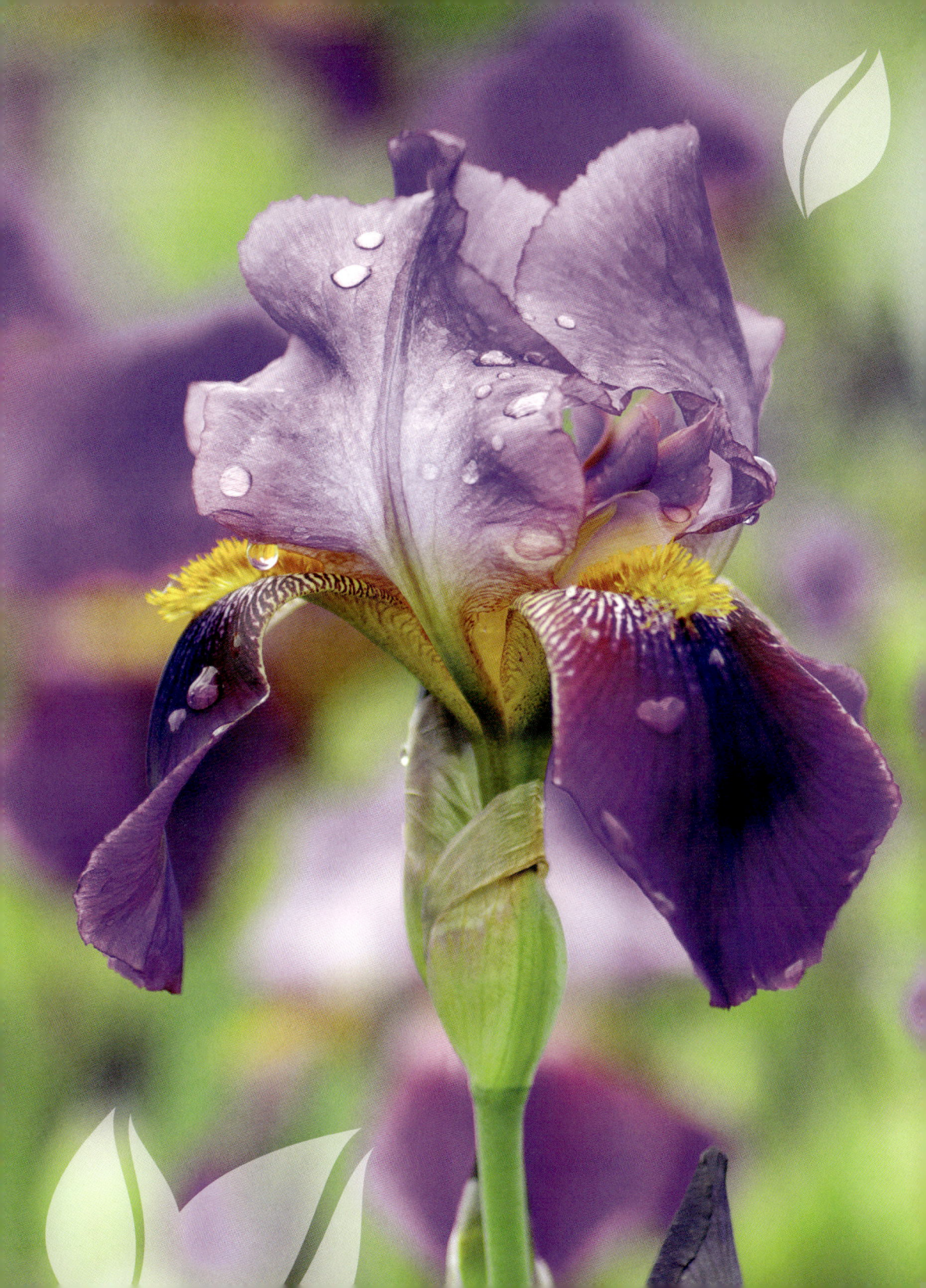

Jasmin

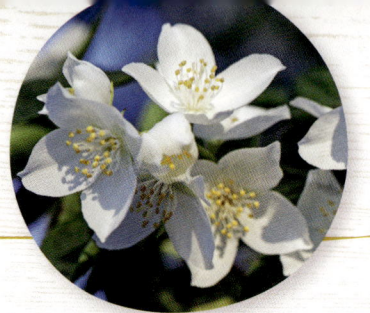

Name:	*Jasminum sambac; Jasminum officinale; Jasminum grandiflorum*
Familie:	*Oleaceae; Oleandergewächse*
Vorkommen:	*Europa, Nordafrika, Ostasien*
Gewinnung:	*Alkoholextraktion oder Wasserdampfdestillation der Blüten*
Duft / Geschmack:	*blumig, sehr süß, exotisch, betörend*
Note:	*Herz*
Element:	*Erde*
Sternzeichen:	*Krebs*
Planet:	*Mond*

Wirkung auf den Körper: antiseptisch, blähungsmindernd, entzündungshemmend, hormonregulierend, keimtötend, krampflösend, menstruationsfördernd, milchtreibend, narbenbildend, schleimlösend, schmerzlindernd, stärkend, wehenanregend

Anwendung: bei Akne, Ekzemen, Gebärmutterstörungen, Geburt, Hautgeschwüren, Herzklopfen, Heiserkeit, Husten, Leberentzündung, Leberzirrhose, Muskelkrämpfen, Tumoren, Verstauchungen; zur Wehenförderung, Hautpflege (alle Typen); fördert den Milchfluss

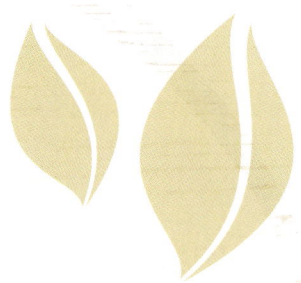
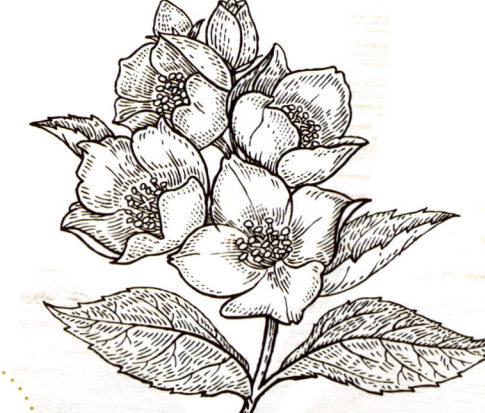

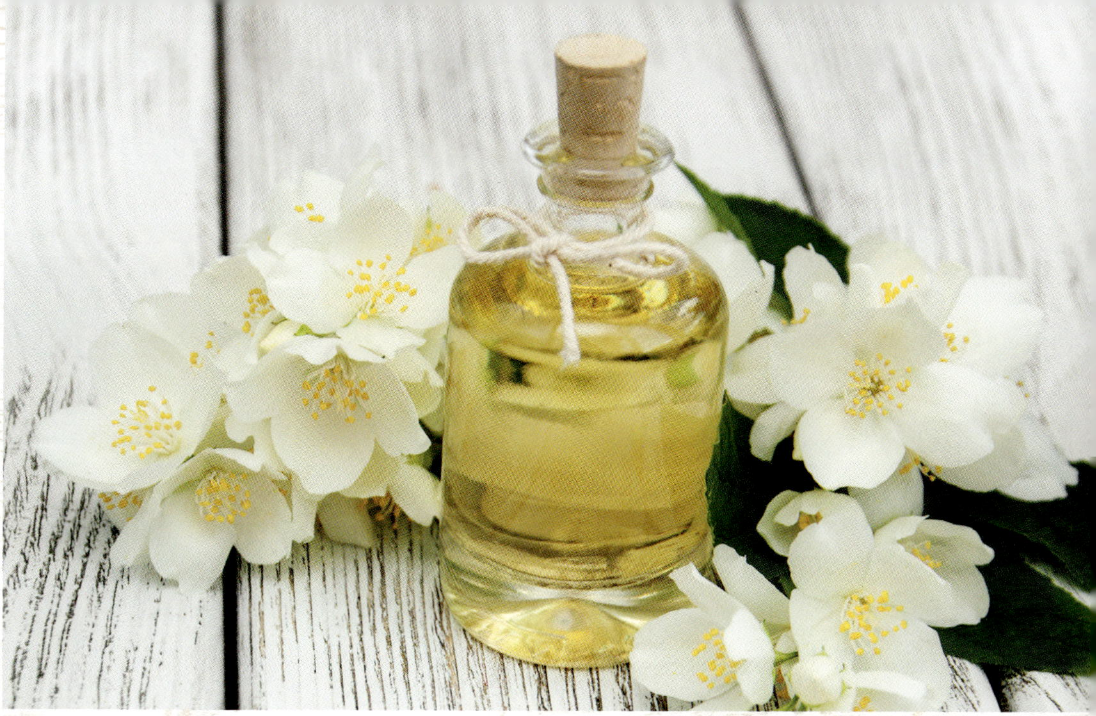

Wirkung auf die Seele: aphrodisisch, beruhigend, depressionsmildernd, emotional wärmend, entspannend, erotisch stimulierend (bei Frauen)

Anwendung: bei Angst, Antriebsschwäche, Apathie, Frigidität, Gleichgültigkeit, Impotenz, Lustlosigkeit, Melancholie, Niedergeschlagenheit, psychosomatischen (seelisch bedingten körperlichen) Beschwerden; zur Öffnung verschlossener Menschen, verleiht Optimismus und Zuversicht, löst seelische Verkrampfungen, stärkt das Selbstvertrauen

Vorsicht! Nicht innerlich einnehmen. Niedrig dosieren, weil es sonst zu Kopfschmerzen kommen kann. Nicht während der Schwangerschaft verwenden. Jedoch sehr gut zur Förderung der Geburtswehen.

JASMIN

Johanniskraut

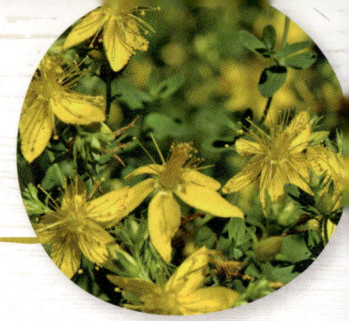

Name:	*Hypericum perforatum*
Familie:	*Guttiferae; Hartheugewächse*
Vorkommen:	*Asien, Europa, Nordafrika*
Gewinnung:	*Wasserdampfdestillation des Krautes*
Duft/Geschmack:	*süßlich*
Note:	*Herz*
Element:	*Wasser*
Sternzeichen:	*Fische*
Planet:	*Neptun*

Wirkung auf den Körper: desinfizierend, entkrampfend (Bronchien), entzündungshemmend, narbenbildend, schleimlösend

Anwendung: bei blauen Flecken, Blutergüssen, Erkältungskrankheiten, Geschwüren, trockener und entzündlicher Haut, Ischiasbeschwerden, Muskelzerrungen, Quetschungen, Verbrennungen, Schwindel, Sonnenbrand; zur Wundheilung

Wirkung auf die Seele: beruhigend, depressionsmildernd, harmonisierend, nervenstärkend

Anwendung: bei Impotenz, Melancholie, Schlaflosigkeit, Störungen des vegetativen Nervensystems; gegen Hysterie

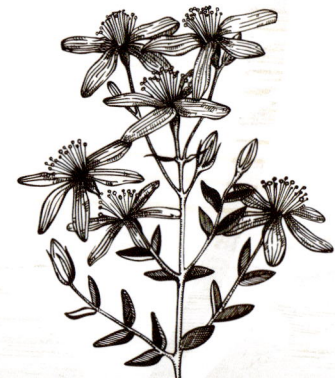

Vorsicht! Nicht innerlich einnehmen.

Kakaoextrakt

Name:	Theobroma cacao
Familie:	Malvaceae; Malvengewächse
Vorkommen:	Afrika, Sri Lanka, Java (Indonesien), Mexiko, Mittel- und Südamerika
Gewinnung:	Extraktion des entkeimten Samens mit Trinkbranntwein
Duft / Geschmack:	warm, vanilleartig, schokoladeartig
Note:	Basis
Element:	Erde
Sternzeichen:	Wassermann
Planet:	Uranus

Wirkung auf den Körper: appetitanregend

Anwendung: keine bekannt

Wirkung auf die Seele: leicht anregend (Nerven und Herz), ausgleichend, beruhigend, entkrampfend, stimmungsaufhellend

Anwendung: »kleiner Seelentröster«

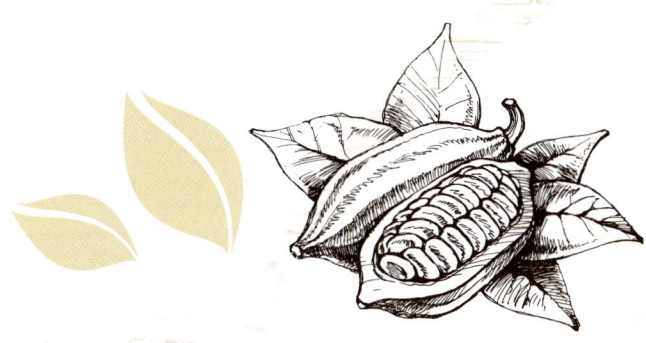

Kalmus

(Calmus, Magenwurz)

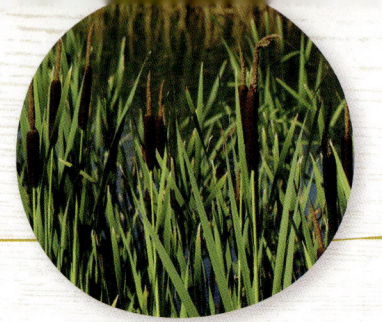

Name:	*Acorus calamus*
Familie:	*Araceae; Aronstabgewächse*
Vorkommen:	*Sri Lanka, China, Java (Indonesien), Nordamerika, Ostasien*
Gewinnung:	*Wasserdampfdestillation der Wurzeln*
Duft / Geschmack:	*modrig, erdig, aromatisch, bitter*
Note:	*Basis*
Element:	*Feuer*
Sternzeichen:	*Skorpion*
Planet:	*Pluto*

Wirkung auf den Körper: anregend, antiseptisch, bakterienvernichtend, blutdrucksenkend, insektenvertreibend, krampflösend, magenstärkend, schleimlösend, schweißtreibend, wurmtreibend

Anwendung: bei Anämie (Blutarmut), Appetitlosigkeit, niedrigem Blutdruck, Erbrechen, Fieber, Herzklopfen, Kreislaufschwäche, Magen-Darm-Beschwerden, Übelkeit, Verdauungsstörungen

Wirkung auf die Seele: beruhigend

Anwendung: bei nervöser Magersucht, Nervosität; nach seelischen Krisen

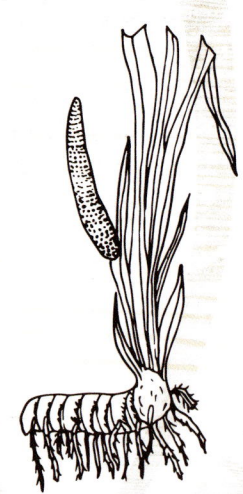

Vorsicht! Nicht innerlich einnehmen. Wirkt giftig, nicht überdosieren, stark verdünnen – kann ansonsten auch auf der Haut toxisch reagieren.

Kamille, blau

(Azulen)

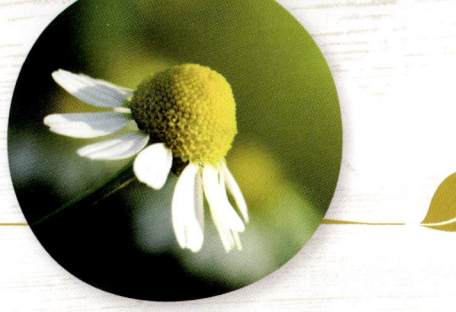

Name:	*Chamomilla matricaria*
Familie:	*Asteraceae; Korbblütler*
Vorkommen:	*Afrika, Asien, Europa, Südamerika, USA*
Gewinnung:	*Wasserdampfdestillation des blühenden Krautes*
Duft/Geschmack:	*weich, warm, blumig*
Note:	*Herz*
Element:	*Wasser*
Sternzeichen:	*Jungfrau*
Planet:	*Merkur*

Wirkung auf den Körper: antiseptisch, bakterienvernichtend, blähungsmindernd, entzündungshemmend, fiebersenkend, galletreibend, hautpflegend, keimtötend, krampflösend, leberanregend, magenstärkend, menstruationsfördernd, narbenbildend, pilztötend, schleimlösend, schmerzlindernd, schweißtreibend, verdauungsfördernd, wundheilend, wurmtreibend, zellregenerierend

Anwendung: bei Abszessen, Allergien, Asthma (auch Kinderasthma), Blähungen, Blasenentzündung, Brechdurchfall, Bronchitis, Entzündungen, Erkältung, Ekzemen, Frostbeulen, Furunkeln, Gallenblasenentzündung, Hämorrhoiden, trockener und entzündlicher Haut, Haarausfall, Menstruationsbeschwerden (krampfartig), Migräne, Nasennebenhöhlenentzündungen, Nervenentzündung, Nervenschmerzen, Nesselsucht, Ohrenschmerzen, Sonnenbrand, Stirnhöhlenentzündung, Verbrennungen, Wechseljahresbeschwerden, Schmerzen beim Zahnen, Zahnfleischbluten; zur Bildung weißer Blutkörperchen

Wirkung auf die Seele: beruhigend, depressionsmildernd

Anwendung: bei Schlafstörungen, Gefühlsschwankungen während der Schwangerschaft; löst Energieblockaden

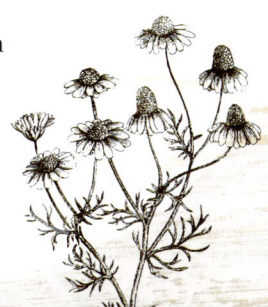

Kamille, römisch

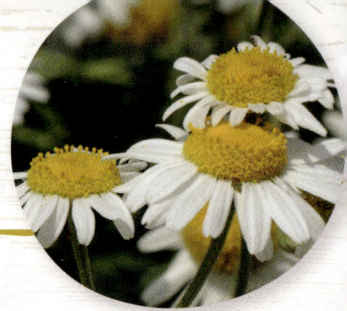

Name:	*Chamaemelum nobile; Anthemis nobilis*
Familie:	*Asteraceae; Korbblütler*
Vorkommen:	*Süd-, Mittel- und Westeuropa*
Gewinnung:	*Wasserdampfdestillation des blühenden Krautes*
Duft / Geschmack:	*weich, warm, blumig*
Note:	*Herz / Kopf*
Element:	*Wasser*
Sternzeichen:	*Krebs*
Planet:	*Mond*

Wirkung auf den Körper: antiseptisch, bakterienvernichtend, blähungsmindernd, blutdruckausgleichend, fiebersenkend, galletreibend, krampflösend, leberanregend, magenstärkend, menstruationsfördernd, narbenbildend, pilztötend, schmerzlindernd, schweißtreibend, verdauungsfördernd, wundheilend, wurmtreibend

Anwendung: bei Abszessen, Akne, Allergien, Anämie, Arthritis, Asthma, Darmbeschwerden, Ekzemen, Entzündungen, Frostbeulen, Furunkeln, Gelenkentzündungen, Gelbsucht, Harnsteinen, Hautausschlägen, Heiserkeit, Herz-Kreislauf-Problemen, Heuschnupfen, Husten, Insektenstichen, Koliken, Kopfschmerzen, Magenverstimmungen, Menstruationsbeschwerden, Migräne, Muskelschmerzen, Nebenhöhlenentzündung, Nervenschmerzen, Neurodermitis, Ohrenschmerzen, Rheumatismus, Schnittverletzungen, Schnupfen, Stirnhöhlenentzündung, Übelkeit, Verbrennungen, Verdauungsstörungen, Verstauchungen, Wechseljahrsbeschwerden, Wunden, Zahn- und Zahnungsschmerzen; zur Bildung weißer Blutkörperchen, Haarpflege

Wirkung auf die Seele: beruhigend, seelisch erwärmend, entkrampfend

Anwendung: bei Ärger, Angst, Depressionen, Hyperaktivität bei Kindern, Hysterie, Schlafstörungen, Schock, Stress, schlechten Träumen, seelischer Unausgeglichenheit, Unruhe; verleiht inneres Gleichgewicht

Kamille, wild

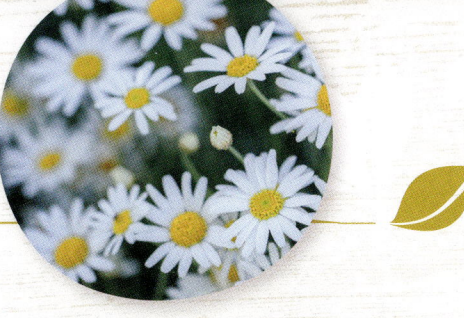

Name:	Ormensis multicaulis; Ormensis mixta
Familie:	Asteraceae; Korbblütler
Vorkommen:	Süd-, Mittel- und Westeuropa
Gewinnung:	Wasserdampfdestillation des blühenden Krautes
Duft / Geschmack:	weich, warm, blumig
Note:	Herz
Element:	Wasser
Sternzeichen:	Krebs
Planet:	Mond

Wirkung auf den Körper: antiseptisch, bakterienvernichtend, blähungsmindernd, blutdruckausgleichend, fiebersenkend, galletreibend, krampflösend, leberanregend, magenstärkend, menstruationsfördernd, narbenbildend, pilztötend, schmerzlindernd, schweißtreibend, verdauungsfördernd, wundheilend, wurmtreibend

Anwendung: bei Abszessen, Akne, Allergien, Anämie, Arthritis, Asthma, Ausschlägen, Darmbeschwerden, Ekzemen, Entzündungen, Frostbeulen, Furunkeln, Gelenkentzündungen, Gelbsucht, Harnsteinen, Heiserkeit, Herz-Kreislauf-Problemen, Heuschnupfen, Husten, Insektenstichen, Koliken, Kopfschmerzen, Magenverstimmungen, Menstruationsbeschwerden, Migräne, Muskelschmerzen, Nebenhöhlenentzündung, Nervenschmerzen, Neurodermitis, Ohrenschmerzen, Rheumatismus, Schnittverletzungen, Schnupfen, Stirnhöhlenentzündung, Übelkeit, Verbrennungen, Verdauungsstörungen, Verstauchungen, Wechseljahresbeschwerden, Wunden, Zahn- und Zahnungsschmerzen; zur Bildung weißer Blutkörperchen, Haarpflege

Wirkung auf die Seele: beruhigend, seelisch erwärmend, entkrampfend

Anwendung: bei Ärger, Angst, Depressionen, Hyperaktivität bei Kindern, Hysterie, Schlafstörungen, Schock, Stress, schlechten Träumen, seelischer Unausgeglichenheit, Unruhe; verleiht inneres Gleichgewicht

Kampfer, weißer

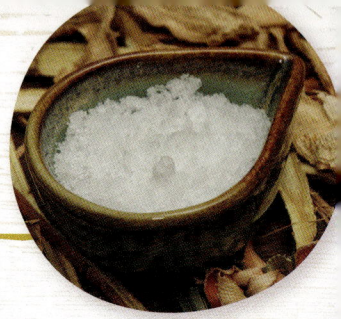

Name:	*Cinnamomum camphora*
Familie:	*Lauraceae; Lorbeergewächse*
Vorkommen:	*Florida, Formosa (Japan), Mexiko, Ostafrika, Ostasien*
Gewinnung:	*Wasserdampfdestillation des Holzes* (vgl. Ho-Blätter = Blatt)
Duft/Geschmack:	*kräftig, würzig, scharf, anregend*
Note:	*Kopf*
Element:	*Feuer/Luft*
Sternzeichen:	*Widder/Löwe*
Planet:	*Mars/Pluto*

Wirkung auf den Körper: anregend, stark antiseptisch, bakterienvernichtend, blutdrucksteigernd, desinfizierend, durchblutungsfördernd, entzündungshemmend, harntreibend, herzstärkend, schleimlösend, schmerzlindernd, virenbekämpfend, wurmtreibend, wundheilend

Anwendung: bei Akne, Arthritis, Asthma, Beklemmungsgefühlen im Brustkorb, niedrigem Blutdruck, Bronchitis, Durchfall, Entzündung, Erkältung, Fieber, Grippe, Herzversagen, Husten, Infektionskrankheiten, Kollapsneigung, Krämpfen, Kreislaufschwäche, Lungenentzündung, Mitessern, Muskelschmerzen, Ohnmacht, niedrigem Puls, Rheumatismus, Schüttelfrost, Verstauchungen; zur Herzstärkung

Wirkung auf die Seele: entkrampfend, nervenstärkend, stimmungsaufhellend

Anwendung: bei kreislaufbedingten Depressionen, innerlicher Kälte, großer Schwäche; stabilisiert die innere Verfassung

Sonstiges: zur Insektenabwehr (gegen Flöhe und Motten)

Vorsicht! Nicht innerlich einnehmen, nicht während der Schwangerschaft, nicht bei Bluthochdruck, nicht bei Kindern anwenden. Nicht für Epileptiker geeignet.
Nicht während einer homöopathischen Behandlung einsetzen. Nur weißen Kampfer verwenden – brauner und gelber Kampfer sind giftig und krebserregend.

Kardamom

(Cardamom)

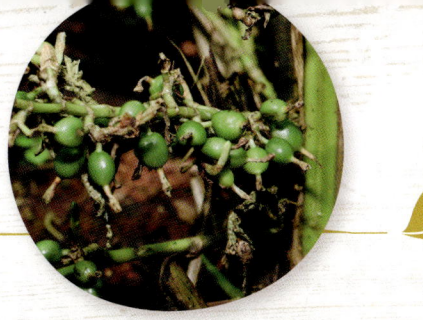

Name:	*Elettaria cardamomum*
Familie:	*Zingiberaceae; Ingwergewächse*
Vorkommen:	*Sri Lanka, Costa Rica, Java (Indonesien), Vorderindien*
Gewinnung:	*Wasserdampfdestillation der Samen*
Duft/Geschmack:	*grün, holzig, balsamisch, kraftvoll, süß, würzig*
Note:	*Herz/Basis*
Element:	*Erde/Feuer*
Sternzeichen:	*Schütze*
Planet:	*Jupiter*

Wirkung auf den Körper: antiseptisch, appetitanregend, bakterienvernichtend, blähungsmindernd, desinfizierend, geruchsneutralisierend, entwässernd, insektenvertreibend, krampflösend, magenstärkend, pilztötend, schleimlösend, verdauungsfördernd, virenbekämpfend

Anwendung: bei Asthma, Erbrechen, Erkältung, Fieber, Halsschmerzen, Harnwegsinfektionen, Harnverhalten, Hautabschürfungen, Herpes, Husten, Infektionskrankheiten, Ischiasbeschwerden, Kehlkopfentzündungen, Koliken, Kopfschmerzen, Lungenkrankheiten, Mundgeruch, Pilzinfektionen, Schuppen, Sodbrennen, Windpocken, Wunden

Wirkung auf die Seele: leicht aphrodisisch, nervenstärkend

Anwendung: bei Antriebsschwäche, nervöser Belastung, geistigen Erschöpfungszuständen, Stress, geistig-seelischer Unausgeglichenheit, Nervenschwäche; schenkt Optimismus, Selbstvertrauen und Zuversicht; fördert die Intelligenz

Sonstiges: zur Insektenabwehr; stark neutralisierend bei Gerüchen

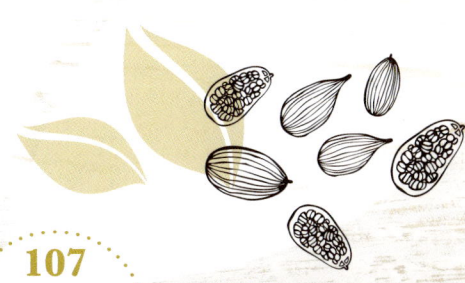

Karottensamen

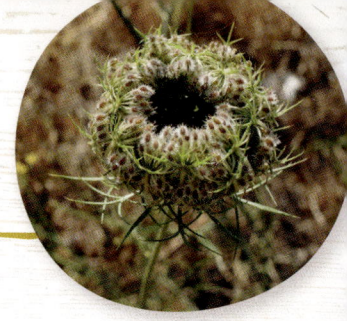

Name:	*Daucus carota*
Familie:	*Apiaceae / Umbelliferae; Doldenblütler*
Vorkommen:	*Europa, USA, Zentralasien*
Gewinnung:	*Wasserdampfdestillation der Samen*
Duft / Geschmack:	*würzig, warm, erdig, waldig, schwer*
Note:	*Basis*
Element:	*Erde*
Sternzeichen:	*Stier*
Planet:	*Venus*

Wirkung auf den Körper: adstringierend, antiseptisch, appetitanregend, blähungsmindernd, blutbildend, blutreinigend, entkrampfend, gefäßerweiternd, harntreibend, hautpflegend, leberanregend, muskelentspannend, lymphflussanregend, menstruationsfördernd, reinigend (innerlich), revitalisierend, stärkend, verdauungsfördernd, wurmtreibend

Anwendung: bei Anämie (Blutarmut), Arthritis, Appetitlosigkeit, Ausschlägen, Drüsenproblemen, Ekzemen, Falten, Gicht, Hautentzündungen, Koliken, Leberstauungen, Magenverstimmung, Menstruationsbeschwerden, Ödemen, prämenstruellem Syndrom (PMS), Rheumatismus, Schuppenflechte

Wirkung auf die Seele: beruhigend

Anwendung: bei Hektik, Stress; stärkt das Selbstbewusstsein, die innere Stabilität

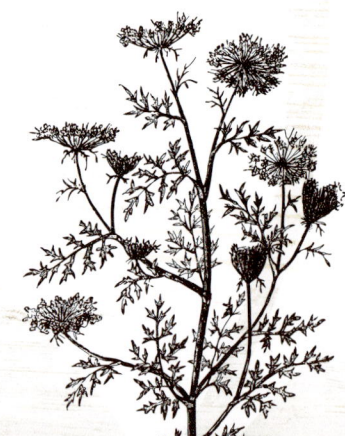

Kiefernnadel

(Föhre, Waldföhre, Pinie)

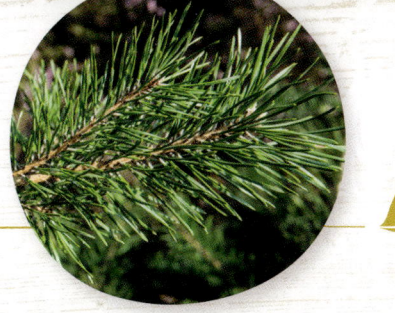

Name:	Pinus sylvestris
Familie:	Pinaceae; Piniengewächse
Vorkommen:	Kanada, Mittel- und Nordeuropa, Nordamerika, Sibirien
Gewinnung:	Wasserdampfdestillation der Nadeln
Duft / Geschmack:	frisch, waldig, würzig
Note:	Kopf
Element:	Erde
Sternzeichen:	Jungfrau
Planet:	Merkur

Wirkung auf den Körper: abwehrsteigernd, antirheumatisch, antiseptisch, atmungsvertiefend, bakterienvernichtend, blutdrucksteigernd, desinfizierend, geruchsneutralisierend, durchblutungsfördernd, galletreibend, harntreibend, insektenvertreibend, kreislaufanregend, mirkobenabtötend, schleimlösend, virenbekämpfend, wurmtreibend

Anwendung: bei Arthritis, Asthma, Atemwegserkrankungen, Benommenheit, Blasenentzündung, Bronchitis, Durchblutungsstörungen, Erkältung, Gicht, Grippe, Halsschmerzen, Harnwegsinfektionen, schwerer Herztätigkeit, Husten, Katarrh, Krätze, Läusen, Magenkrämpfen, Muskelschmerzen, Nebenhöhlenentzündung, Nervenschmerzen, Prostataentzündung, Pulsunregelmäßigkeiten, Rheumatismus, Rückenverspannungen, Schnitt- und Schürfwunden, Schnupfen, Skorbut, starker Schweißbildung, Schwindel, Stirnhöhlenentzündung, Völlegefühl; zur Anregung der Nebennierenrinde

Wirkung auf die Seele: nervenstärkend

Anwendung: bei Erregungszuständen, Erschöpfung, Impotenz, Schlaflosigkeit, Überreizung des vegetativen Nervensystems; verleiht Mut und Zuversicht, Ruhe und Zufriedenheit, stärkt das Selbstbewusstsein, erhöht die geistig-seelische Belastbarkeit

Sonstiges: traditioneller Saunaaufguss

Knoblauch

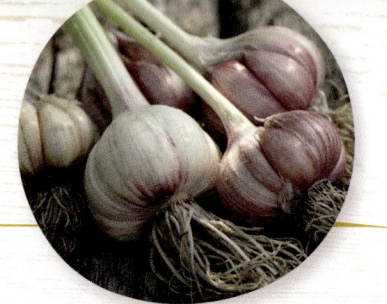

Name:	*Allium sativum*
Familie:	*Liliaceae; Liliengewächse*
Vorkommen:	*Asien, Mittel- und Südeuropa, Nordafrika, USA*
Gewinnung:	*Wasserdampfdestillation der Knolle*
Duft / Geschmack:	*stechend, kräftig, knoblauchartig*
Note:	*Kopf*
Element:	*Luft*
Sternzeichen:	*Zwillinge*
Planet:	*Merkur*

Wirkung auf den Körper: amöbenvernichtend, antibiotisch, antiseptisch, entgiftend, bakterienvernichtend, blähungsmindernd, blutdrucksenkend, blutreinigend, blutzuckersenkend, cholesterinsenkend, fiebersenkend, galletreibend, harntreibend, insektenvertreibend, larventötend, magenstärkend, mikrobenabtötend, pilztötend, schleimlösend, schweißtreibend, wurmtreibend

Anwendung: bei Aids, Arteriosklerose, Bakterienbefall, Blasenentzündung, Bluthochdruck, Bronchitis (chronisch), Darmparasiten, Furunkeln, Fußpilz, Gallensteinen, Geschwüren, Gicht, Harnsteinen, Herzerkrankungen, Hühneraugen, Krebs, Magen-Darm-Beschwerden, Rheumatismus, Tuberkulose, Tumoren, Viren, Warzen, Würmern, Wunden; zur Bildung weißer Blutkörperchen, Cholesterinsenkung

Wirkung auf die Seele: beruhigend

Anwendung: entfällt
(aufgrund des strengen Geruchs)

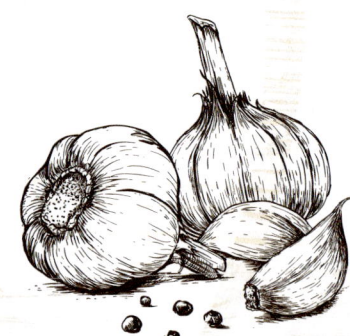

Vorsicht! In der Stillzeit nicht innerlich anwenden – verursacht bei Babys Blähungen.

Koriander

(Coriander)

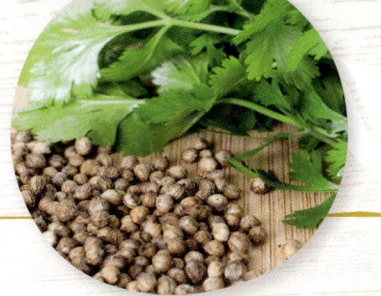

Name:	*Coriandrum sativum*
Familie:	*Apiaceae / Umbelliferae; Doldenblütler*
Vorkommen:	*Nordafrika, Südamerika, Südeuropa, Russland*
Gewinnung:	*Wasserdampfdestillation der Frucht*
Duft / Geschmack:	*erfrischend, würzig, warm, klärend, anregend, blumig*
Note:	*Basis / Herz*
Element:	*Erde / Feuer*
Sternzeichen:	*Stier / Widder*
Planet:	*Mars / Pluto*

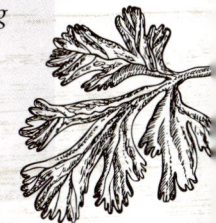

Wirkung auf den Körper: appetitanregend, antirheumatisch, bakterienvernichtend, blähungsmindernd, blutreinigend, entgiftend, erwärmend, krampflösend, larventötend, magenstärkend, oxidationshemmend, pilztötend, schmerzlindernd, verdauungsfördernd, vitalisierend

Anwendung: bei Arthritis, Appetitlosigkeit, Blähungen, Durchblutungsstörungen, Durchfall, Erkältung, Gelenkschmerzen, Gicht, Grippe, Gürtelrose, Hämorrhoiden, Koliken, Kopfschmerzen, Krämpfen, Magen-Darm-Krämpfen, Magenschwäche, Masern, Migräne, Muskelschmerzen, Nervenschmerzen, Rheumatismus, Übelkeit, Verdauungsstörungen; zur Aktivierung der Bauchspeicheldrüse

Wirkung auf die Seele: anregend, erotisierend, gedächtnisunterstützend

Anwendung: bei Aggressionen, Antriebsschwäche, nervöser Erschöpfung, Frigidität, Impotenz, geistig-seelischer Unausgeglichenheit, Müdigkeit; nach Schock- und Schwächezuständen, stärkt die Wahrhaftigkeit, das Denkvermögen (auch das schöpferische)

Sonstiges: gutes Meditationsöl

Vorsicht! Nicht während der Schwangerschaft anwenden. Kann in hohen Dosen betäubend wirken und zu Nierenreizungen führen.

Krauseminze

(Rossminze, Spearmint, Waldminze)

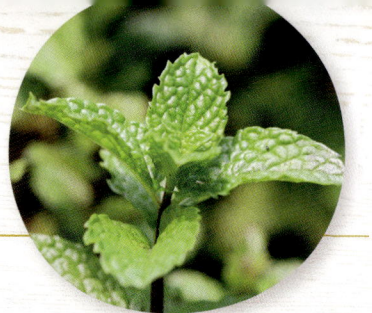

Name:	*Mentha spicata*
Familie:	*Labiatae / Lamiaceae; Lippenblütler*
Vorkommen:	*Asien, westliches Mittelmeer, USA*
Gewinnung:	*Wasserdampfdestillation der blühenden Sprossspitzen*
Duft / Geschmack:	*frisch, süßlich*
Note:	*Kopf*
Element:	*Luft / Feuer*
Sternzeichen:	*Wassermann / Zwillinge*
Planet:	*Uranus / Merkur*

Wirkung auf den Körper: adstringierend, anregend, antiseptisch, örtlich betäubend, blähungsmindernd, entstauend, fiebersenkend, galletreibend, harntreibend, krampflösend, leberanregend, magenstärkend, nervenstärkend, schleimlösend, schmerzlindernd, verdauungsfördernd

Anwendung: bei Akne, Asthma, Blähungen, Bronchitis, Erbrechen, Erkältung, Erschöpfung, Fieber, Föhnbeschwerden, Gallenstörungen, Grippe, Hautentzündungen, Herzklopfen, Husten, Insektenstichen, Katarrh, Kolik, Kopfschmerzen, Leberstörungen, Migräne, Nebenhöhlenentzündung, Schluckauf, Schnupfen, Schwindel, Übelkeit, Verdauungsstörungen

Wirkung auf die Seele: anregend, gedächtnisstärkend, inspirierend, konzentrationsfördernd, nervenstärkend

Anwendung: bei Konzentrationsschwäche, Mattigkeit, Müdigkeit, Schock, Stress

Vorsicht! Nicht während einer homöopathischen Behandlung verwenden. Nicht geeignet für Schwangere, Kleinkinder und Epileptiker.

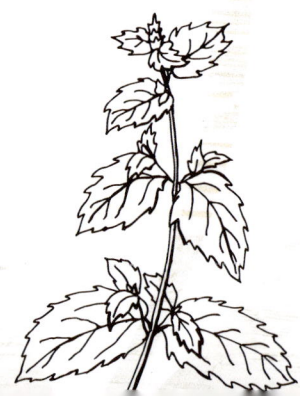

Kreuzkümmel

(Cumin)

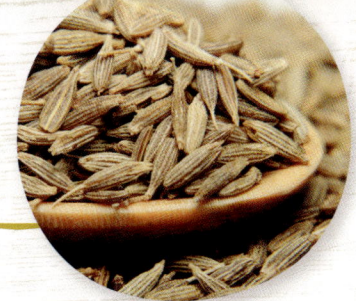

Name:	*Cuminum cyminum*
Familie:	*Apiaceae / Umbelliferae; Doldenblütler*
Vorkommen:	*Asien, Europa, Sibirien*
Gewinnung:	*Wasserdampfdestillation der Samen*
Duft / Geschmack:	*würzig, warm*
Note:	*Basis*
Element:	*Erde / Feuer*
Sternzeichen:	*Widder*
Planet:	*Mars*

Wirkung auf den Körper: anregend, antiseptisch, entgiftend, appetitanregend, bakterienvernichtend, blähungsmindernd, blutreinigend, durchblutungsfördernd, harntreibend, krampflösend, larventötend, magenstärkend, menstruationsfördernd, milchfördernd, oxidationshemmend, stärkend, verdauungsfördernd, wurmtreibend

Anwendung: bei Blähungen, Darmkrämpfen, Durchblutungsstörungen, Durchfall, Gallenkoliken (sehr gut), Gelenkproblemen (Ansammlungen von Flüssigkeit und Giften), Herzflattern, Herzschwäche, Koliken, Kopfschmerzen, Krämpfen, Kreislaufproblemen, Lebererkrankungen, Magenverstimmungen, Magenkrämpfen, Menstruationsbeschwerden, Migräne, rheumatischen Schmerzen, Schwindelzuständen, Verdauungsstörungen, Zahnschmerzen, Zellulitis

Wirkung auf die Seele: erotisierend, nervenstärkend

Anwendung: bei nervöser Erschöpfung, Unausgeglichenheit; stärkt die Selbstbehauptung

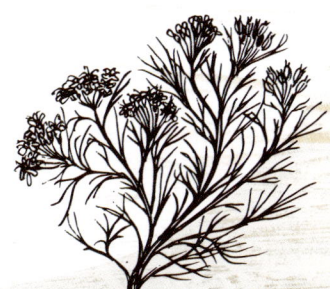

Vorsicht! Nicht während der Schwangerschaft verwenden.

KREUZKÜMMEL

Kümmel

(Carvi, Kumach, Kimmich)

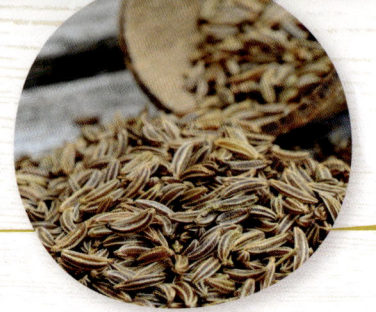

Name:	*Carum carvi*
Familie:	*Apiaceae / Umbelliferae; Doldenblütler*
Vorkommen:	*Argentinien, Chile, Europa, Nordafrika, Nordamerika*
Gewinnung:	*Wasserdampfdestillation der Samen*
Duft / Geschmack:	*süß, mild-würzig*
Note:	*Basis*
Element:	*Erde / Feuer*
Sternzeichen:	*Widder*
Planet:	*Mars*

Wirkung auf den Körper: adstringierend, anregend, antiseptisch, appetitanregend, blähungsmindernd, harntreibend, magenstärkend, menstruationsfördernd, mikrobenabtötend, milchtreibend, schleimlösend, stärkend, verdauungsfördernd, wurmtreibend

Anwendung: bei Appetitlosigkeit, Blähungen, Bronchitis, Darmkoliken, Erkältungen, Gallenerkrankungen, Husten, Kehlkopfentzündung, Koliken, Kopfschmerzen, Lebererkrankungen, Magenkrämpfen, Menstruationsbeschwerden, Schluckauf, Verdauungsstörungen, Völlegefühl

Wirkung auf die Seele: beruhigend, nervenstärkend

Anwendung: bei Störungen des inneren Gleichgewichts, nervöser Überforderung, Unausgeglichenheit, depressiver Verstimmung

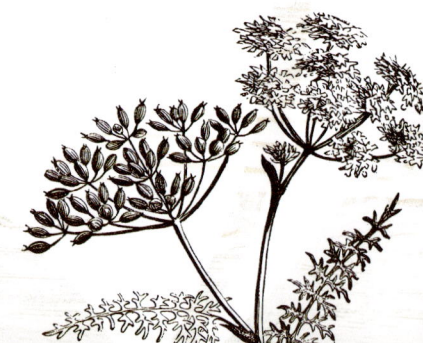

Vorsicht! Kann zu leichten Hautreizungen führen.

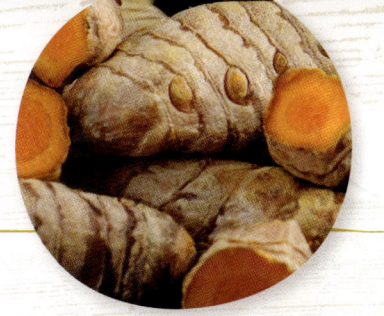

Kurkuma

(Gelbwurz)

Name:	*Curcuma longa*
Familie:	*Zingiberaceae; Ingwergewächse*
Vorkommen:	*China, Indien, Indonesien, Jamaika*
Gewinnung:	*Wasserdampfdestillation des Wurzelstockes*
Duft/Geschmack:	*würzig, holzig, frisch*
Note:	*Basis*
Element:	*Erde*
Sternzeichen:	*Jungfrau*
Planet:	*Merkur*

Wirkung auf den Körper: abführend, anregend, bakterienvernichtend, blutdrucksenkend, durchblutungsfördernd, entzündungshemmend, galletreibend, harntreibend, insektenvertreibend, oxidationshemmend, schmerzlindernd, verdauungsfördernd

Anwendung: bei Appetitlosigkeit, Arthritis, Fadenpilzen, Leberstauung, Muskelschmerzen, Rheumatismus, Verdauungsproblemen, Zahnschmerzen

Wirkung auf die Seele: keine bekannt

Anwendung: keine bekannt

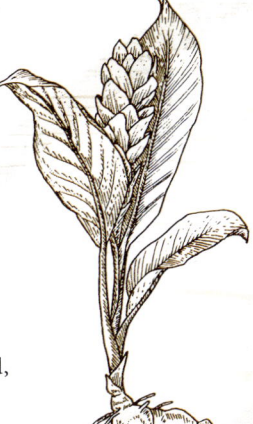

Vorsicht! Leicht giftig, wirkt in hoher Konzentration reizend, kann leichte allergische Reaktionen hervorrufen.

Lärche

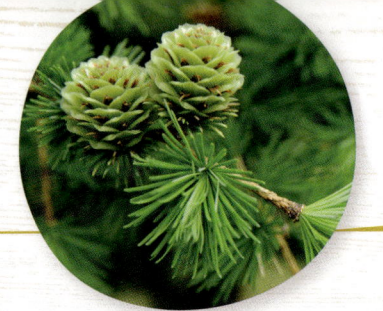

Name:	*Larix decidua*
Familie:	*Pinaceae; Piniengewächse*
Vorkommen:	*Mitteleuropa*
Gewinnung:	*Wasserdampfdestillation des Harzes*
Duft/Geschmack:	*kräftig, balsamisch, frisch*
Note:	*Basis*
Element:	*Erde*
Sternzeichen:	*Jungfrau*
Planet:	*Merkur*

Wirkung auf den Körper: antiseptisch, atmungsvertiefend, durchblutungsfördernd, entzündungshemmend, muskelentspannend, schleimlösend

Anwendung: bei Asthma, Bronchitis, Gelenkproblemen, Krupphusten, Muskelverspannungen, Nebenhöhlenverschluss, Reizhusten, Rheumatismus, trockenen Schleimhäuten, Stirnhöhlenverschluss

Wirkung auf die Seele: entspannend, klärend, stimmungsaufhellend

Anwendung: bei Depressionen, Mutlosigkeit, Nervosität, Pessimismus, Unsicherheit, Zaghaftigkeit

Sonstiges: gutes Saunaöl

Lariciokiefer

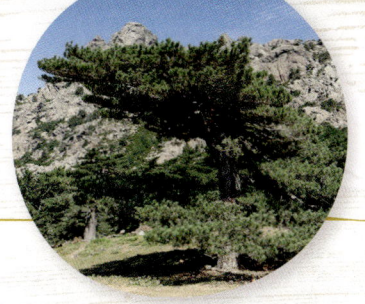

Name:	*Pinus nigra Laricio*
Familie:	*Pinaceae; Piniengewächse*
Vorkommen:	*Frankreich*
Gewinnung:	*Wasserdampfdestillation der Zweige*
Duft / Geschmack:	*frisch, klar, waldig, harzig*
Note:	*Kopf / Herz*
Element:	*Erde*
Sternzeichen:	*Jungfrau*
Planet:	*Merkur*

Wirkung auf den Körper: antiseptisch, atmungsvertiefend, durchblutungsfördernd, entzündungshemmend, harntreibend, hustenreizlindernd, keimtötend, mikrobenabtötend, schleimlösend, schmerzlindernd, virenbekämpfend

Anwendung: bei Abwehrschwäche, Asthma, Blasenentzündung, Bronchitis, Erkältung, Durchblutungsstörungen, Gelenkschmerzen, Gicht, Harnwegsinfektion, Husten, Rheumatismus; zur Atemwegsbefreiung, Verbesserung der Gewebedurchblutung

Wirkung auf die Seele: gedankenklärend, konzentrationsfördernd, nervenstärkend

Anwendung: bei Angst, Nervenüberreizung, Unsicherheit; verleiht Ausdauer, Stärke und Energie, schenkt Bodenständigkeit

Sonstiges: gut für Saunaaufgüsse; zur Luftreinigung bei Rauchern

Vorsicht! Nicht innerlich einnehmen. Kann hautreizend wirken und allergische Reaktionen hervorrufen.

Latschenkiefer

(Bergkiefer)

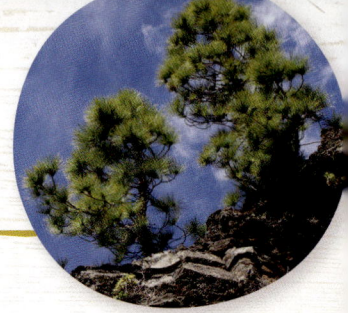

Name:	*Pinus mugo*
Familie:	*Pinaceae; Piniengewächse*
Vorkommen:	*Alpen (Mitteleuropa)*
Gewinnung:	*Wasserdampfdestillation der Zweige*
Duft / Geschmack:	*frisch, klar, waldig, harzig, balsamisch*
Note:	*Kopf / Herz*
Element:	*Erde*
Sternzeichen:	*Jungfrau*
Planet:	*Merkur*

Wirkung auf den Körper: antiseptisch, atmungsvertiefend, durchblutungsfördernd, entzündungshemmend, harntreibend, hustenreizlindernd, keimtötend, mikrobenabtötend, schleimlösend, schmerzlindernd, virenbekämpfend

Anwendung: bei Abwehrschwäche, Asthma, Blasenentzündung, Bronchitis, Erkältung, Durchblutungsstörungen, Gallenblasenentzündung, Gelenkschmerzen, Gicht, Harnwegsinfektionen, Husten, Nackensteifheit, Nierenbeschwerden, Rheumatismus, Schultersteifheit; zur Atemwegsbefreiung, Verbesserung der Gewebedurchblutung

Wirkung auf die Seele: gedankenklärend, konzentrationsfördernd, nervenstärkend

Anwendung: bei Angst, Nervenüberreizung, Unsicherheit; verleiht Bodenständigkeit, schenkt Ausdauer, Stärke und Energie

Sonstiges: gut für Saunaaufgüsse; zur Luftreinigung bei Rauchern

Vorsicht! Nicht innerlich einnehmen. Kann hautreizend wirken und allergische Reaktionen hervorrufen.

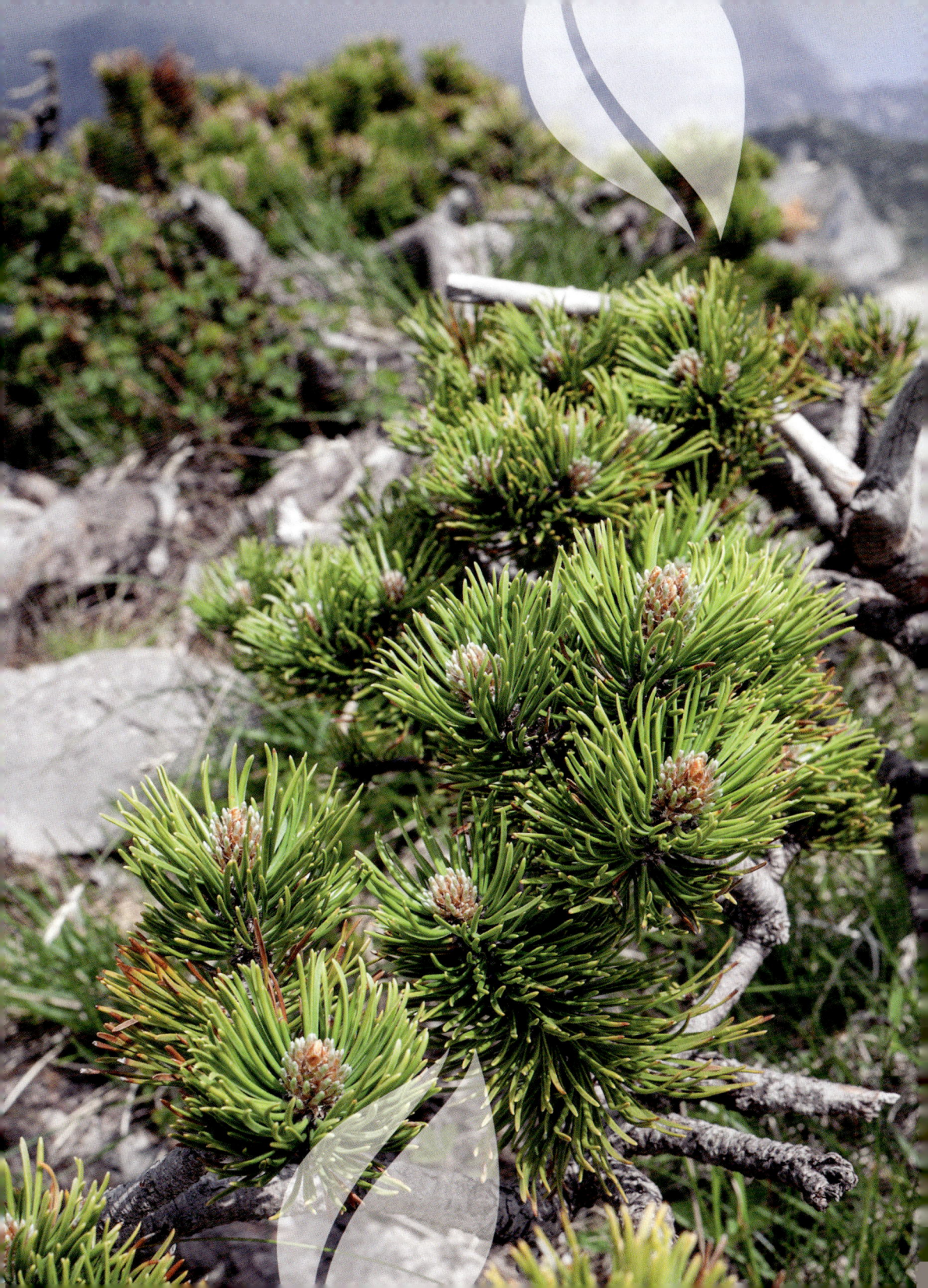

Lavandin

(Putzlavendel)

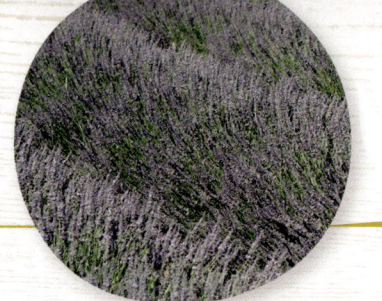

Name:	*Lavandula intermedia; Lavandula hybrida*
Familie:	*Labiatae/Lamiaceae; Lippenblütler*
Vorkommen:	*westliche Mittelmeerländer*
Gewinnung:	*Wasserdampfdestillation der Rispen und Stängel*
Duft/Geschmack:	*frisch, krautig, blumig*
Note:	*Herz*
Element:	*Luft*
Sternzeichen:	*Jungfrau*
Planet:	*Merkur*

Wirkung auf den Körper: anregend, antiseptisch, blähungsmindernd, blutdrucksenkend, geruchsneutralisierend, durchblutungsfördernd, entgiftend, galletreibend, harntreibend, insektenvertreibend, krampflösend, menstruationsfördernd, mikrobenabtötend, milzanregend, narbenbildend, parasitentötend, regenerationsfördernd, schmerzlindernd, schweißtreibend, stärkend, wundheilend, wurmtreibend, zellerneuernd

Anwendung: bei Abszessen, Akne, Allergien, Asthma, Bauchkrämpfen, Beingeschwüren, Blähungen, Blasenentzündung, Bluthochdruck, Bronchitis, Ekzemen, Entzündungen, Epilepsie, Fadenpilzinfektionen, Fieber, Fieberausschlägen, Furunkeln, Fußpilz, Gallenbeschwerden, Grippe, Halsinfektionen, Hautentzündungen, Hefepilzbefall, Herpes, nervösen Herzbeschwerden, Herzbeklemmung, Herzflattern, Hexenschuss, Insektenstichen, Ischiasbeschwerden, Katarrh, Kehlkopfentzündung, Keuchhusten, Kopfschmerzen, Krätze, Lähmung, Läusen, Menstruationsbeschwerden, Migräne, Mundgeruch, Muskelschmerzen, Nervenentzündung, Ohrenschmerzen, prämenstruellem Syndrom (PMS), Rheumatismus, Reisekrankheit, zu starker Schweißbildung, Schwindel, Schuppen, Schuppenflechte, Übelkeit, Verbrennungen, Verdauungsstörungen, Verstauchungen, Weißfluss, Wunden; zur Bildung weißer Blutkörperchen, Stärkung des Immunsystems

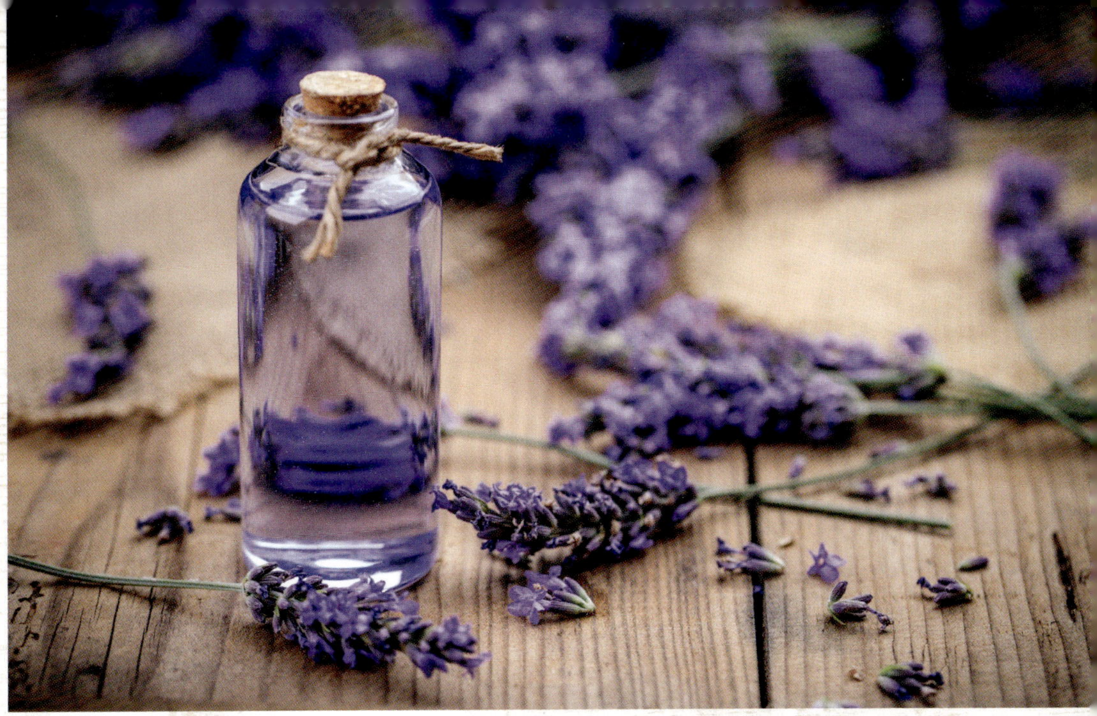

Wirkung auf die Seele: anregend, aufbauend, beruhigend, depressionsmildernd, nervenstärkend

Anwendung: bei Albträumen, Angst, Depressionen, Engegefühlen, Hysterie, Melancholie, Nervosität, Niedergeschlagenheit, Reizbarkeit, Schlaflosigkeit, Schock, sexueller Unruhe, Überreiztheit

Sonstiges: Stark keimtötend – wird deshalb gern in Putzmitteln verwendet.

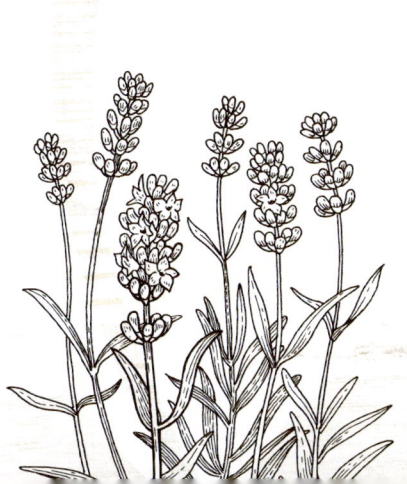

LAVANDIN

Lavendel extra

(Petite Lavande)

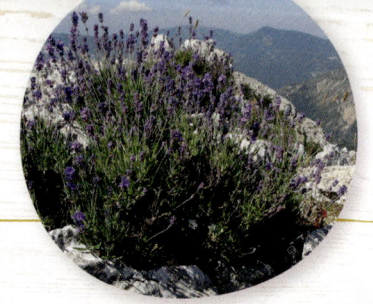

Name:	*Lavandula officinalis, Lavandula angustifolia*
Familie:	*Labiatae / Lamiaceae; Lippenblütler*
Vorkommen:	*französische Alpen (ausschließlich wildwachsend, daher beste und stärkste Lavendelqualität)*
Gewinnung:	*Wasserdampfdestillation der Blütenrispen*
Duft / Geschmack:	*frisch, blumig, krautig, luftig, klar*
Note:	*Herz*
Element:	*Luft*
Sternzeichen:	*Waage*
Planet:	*Merkur*

Wirkung auf den Körper: anregend, antiseptisch, blähungsmindernd, blutdrucksenkend, geruchsneutralisierend, durchblutungsfördernd, entgiftend, galletreibend, harntreibend, insektenvertreibend, krampflösend, menstruationsfördernd, mikrobenabtötend, milzanregend, narbenbildend, parasitentötend, regenerationsfördernd, schmerzlindernd, schweißtreibend, stärkend, wundheilend, wurmtreibend, zellerneuernd

Anwendung: bei Abszessen, Akne, Allergien, Asthma, Bauchkrämpfen, Beingeschwüren, Blähungen, Blasenentzündungen, Bluthochdruck, Bronchitis, Ekzemen, Entzündungen, Epilepsie, Fadenpilzinfektionen, Fieber, Fieberausschlägen, Furunkeln, Fußpilz, Gallenbeschwerden, Grippe, Halsinfektionen, Hautentzündungen, Hefepilzbefall, Herpes, nervösen Herzbeschwerden, Herzbeklemmung, Herzflattern, Hexenschuss, Insektenstichen, Ischiasbeschwerden, Katarrh, Kehlkopfentzündung, Keuchhusten, Kopfschmerzen, Krätze, Lähmung, Läusen, Menstruationsbeschwerden, Migräne, Mundgeruch, Muskelschmerzen, Nervenentzündung, Ohrenschmerzen, prämenstruellem Syndrom (PMS), Rheumatismus, Reisekrankheit, zu starker Schweißbildung, Schwindel, Schuppen, Schuppenflechte, Übelkeit, Verbrennungen, Verdauungsstörungen, Verstauchungen, Weißfluss, Wunden; zur Bildung weißer Blutkörperchen, Stärkung des Immunsystems

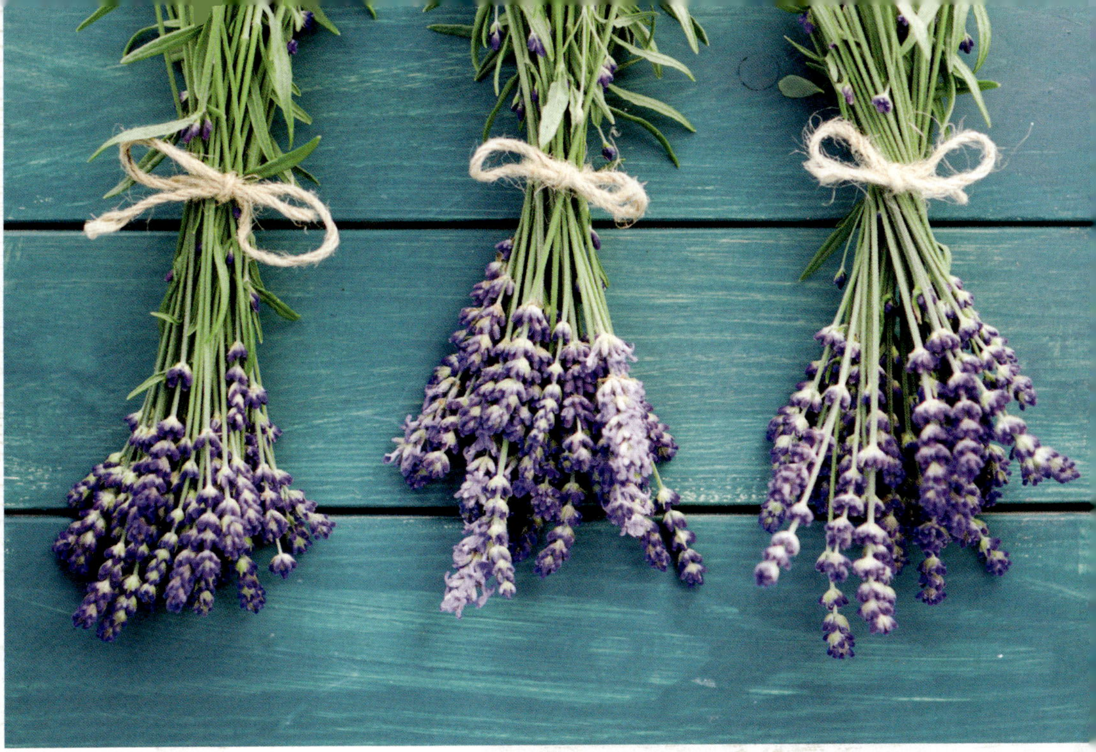

Wirkung auf die Seele: anregend, aufbauend, beruhigend, depressionsmildernd, nervenstärkend

Anwendung: bei Albträumen, Angst, Depressionen, Engegefühlen, Hysterie, Melancholie, Nervosität, Niedergeschlagenheit, Reizbarkeit, Schlaflosigkeit, Schock, sexueller Unruhe, Überreiztheit

LAVENDEL EXTRA

Lavendel, fein

(Lavande fine)

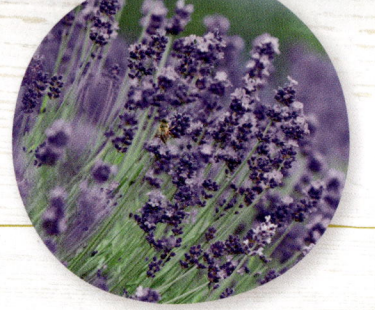

Name:	*Lavandula officinalis, Lavandula angustifolia*
Familie:	*Labiatae / Lamiaceae; Lippenblütler*
Vorkommen:	*Südfrankreich, Italien*
Gewinnung:	*Wasserdampfdestillation der Blütenrispen*
Duft / Geschmack:	*frisch, blumig, krautig, luftig, klar*
Note:	*Herz*
Element:	*Luft*
Sternzeichen:	*Waage*
Planet:	*Merkur*

Wirkung auf den Körper: anregend, antiseptisch, blähungsmindernd, blutdrucksenkend, geruchsneutralisierend, durchblutungsfördernd, entgiftend, galletreibend, harntreibend, krampflösend, menstruationsfördernd, mikrobenabtötend, milzanregend, narbenbildend, parasitentötend, regenerationsfördernd, schmerzlindernd, schweißtreibend, stärkend, wundheilend, wurmtreibend, zellerneuernd

Anwendung: bei Abszessen, Akne, Allergien, Asthma, Bauchkrämpfen, Beingeschwüren, Blähungen, Blasenentzündung, Bluthochdruck, Bronchitis, Ekzemen, Entzündungen, Epilepsie, Fadenpilzinfektionen, Fieber, Fieberausschlägen, Furunkeln, Fußpilz, Gallenbeschwerden, Grippe, Halsinfektionen, Hautentzündungen, Hefepilzbefall, Herpes, nervösen Herzbeschwerden, Herzbeklemmung, Herzflattern, Hexenschuss, Insektenstichen, Ischiasbeschwerden, Katarrh, Kehlkopfentzündung, Keuchhusten, Kopfschmerzen, Krätze, Lähmung, Läusen, Menstruationsbeschwerden, Migräne, Mundgeruch, Muskelschmerzen, Nervenentzündung, Ohrenschmerzen, prämenstruellem Syndrom (PMS), Rheumatismus, Reisekrankheit, zu starker Schweißbildung, Schwindel, Schuppen, Schuppenflechte, Übelkeit, Verbrennungen, Verdauungsstörungen, Verstauchungen, Weißfluss, Wunden; zur Bildung weißer Blutkörperchen, Stärkung des Immunsystems

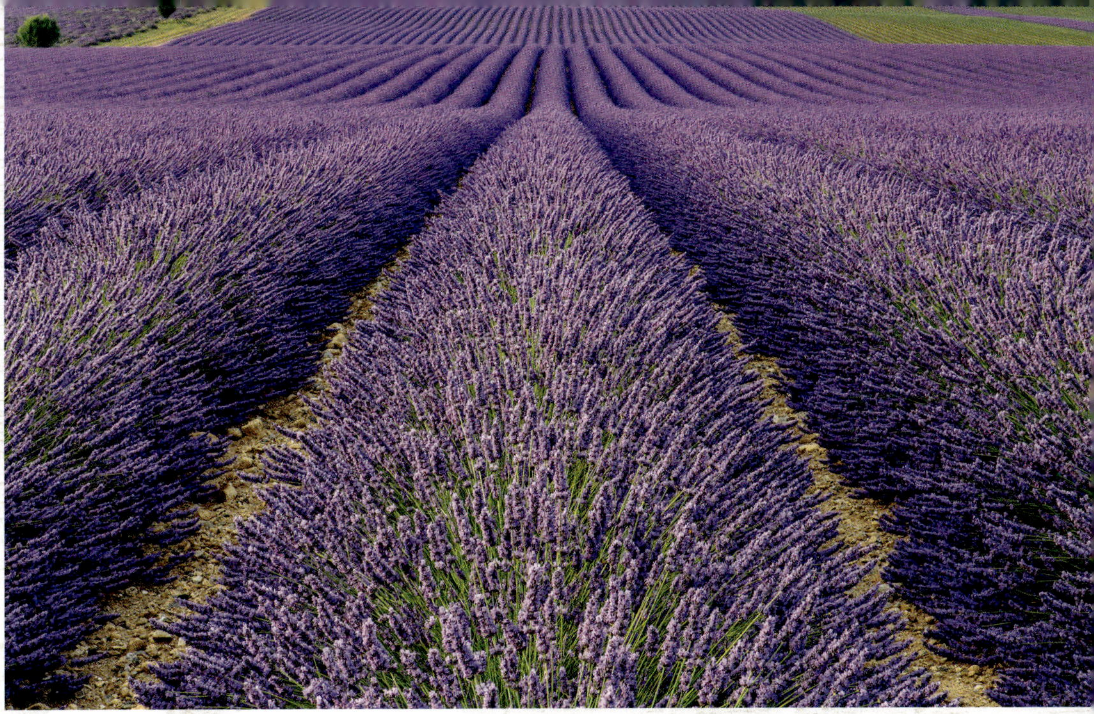

Wirkung auf die Seele: anregend, aufbauend, beruhigend, nervenstärkend, stimmungsaufhellend

Anwendung: bei Albträumen, Angst, Depressionen, Engegefühlen, Hysterie, Melancholie, Nervosität, Niedergeschlagenheit, Reizbarkeit, Schlaflosigkeit, Schock, sexueller Unruhe, Überreiztheit

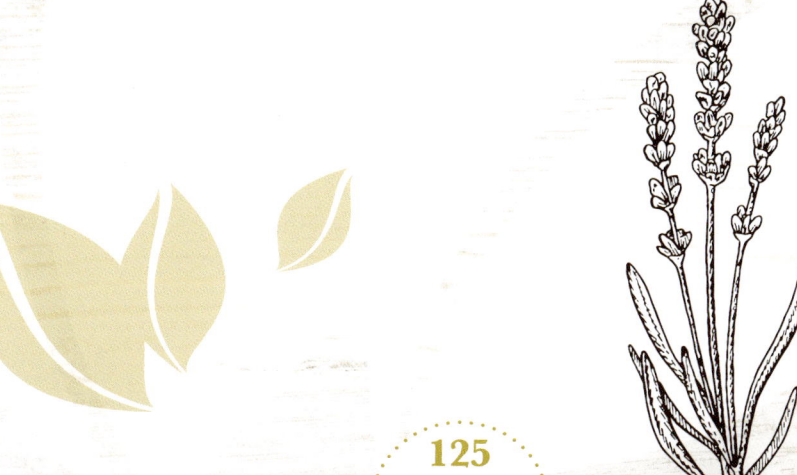

LAVENDEL, FEIN

Lavendelsalbei

(Spanischer Salbei)

Name:	*Salvia lavandulifolia*
Familie:	*Labiatae/Lamiaceae; Lippenblütler*
Vorkommen:	*Frankreich, Spanien*
Gewinnung:	*Wasserdampfdestillation des Krautes*
Duft/Geschmack:	*mild-kampferartig, frisch, krautig*
Note:	*Kopf/Herz*
Element:	*Luft*
Sternzeichen:	*Waage*
Planet:	*Merkur*

Wirkung auf den Körper: adstringierend, anregend, antiseptisch, blähungsmindernd, blutdrucksenkend, blutreinigend, geruchsneutralisierend, entzündungshemmend, fiebersenkend, krampflösend, magenstärkend, menstruationsfördernd, mikrobenabtötend, nervenstärkend, schleimlösend, verdauungsfördernd

Anwendung: bei Akne, Arthritis, Asthma, Durchblutungsstörungen, Ekzemen, Erkältung, Gelbsucht, Grippe, Haarausfall, Kopfschmerzen, Leberstauung, Menstruationsbeschwerden, Muskelschmerzen, Rheumatismus, Schuppen, starker Schweißbildung

Wirkung auf die Seele: ausgleichend, stimmungsaufhellend

Anwendung: bei nervöser Erschöpfung

Vorsicht! Nicht während der Schwangerschaft anwenden.

Ledum

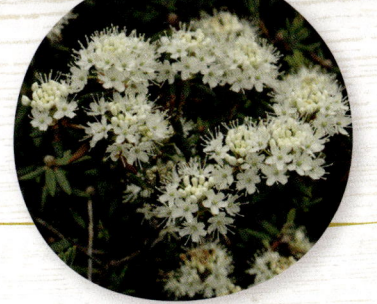

Name:	*Ledum groenlandicum*
Familie:	Ericaceae; Erikagewächse
Vorkommen:	Kanada
Gewinnung:	Wasserdampfdestillation des blühenden Krautes
Duft / Geschmack:	*würzig, herb, erdig, moosig*
Note:	Basis / Herz
Element:	Erde
Sternzeichen:	Stier
Planet:	Venus

Wirkung auf den Körper: antiseptisch, entzündungshemmend, entgiftend, lymphflussanregend, mikrobenabtötend

Anwendung: bei Bauchspeicheldrüsenerkrankung, Blutergüssen, Leberinsuffizienz, Nierenproblemen, Prostatabeschwerden, Schilddrüsenproblemen; entgiftet und regeneriert die Leber, stärkt das Immunsystem

Wirkung auf die Seele: beruhigend

Anwendung: bei Nervosität, Müdigkeit, Reizbarkeit

Lemongrass

(Zitronengras)

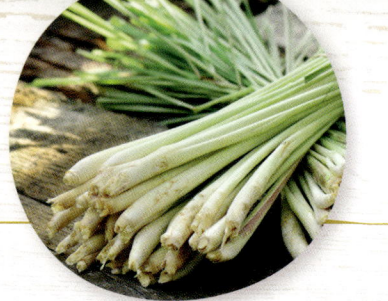

Name:	*Cymbopogon citratus; Cymbopogon flexuosus*
Familie:	*Poaceae; Süßgräser*
Vorkommen:	*Afrika, Asien, Südamerika; tropische Gebiete*
Gewinnung:	*Wasserdampfdestillation des Krautes*
Duft / Geschmack:	*frisch, kräftig, kühl, zitrusartig*
Note:	*Kopf*
Element:	*Luft*
Sternzeichen:	*Wassermann*
Planet:	*Uranus*

Wirkung auf den Körper: abwehrstärkend, adstringierend, antiseptisch, bakterienvernichtend, blähungsmindernd, geruchsneutralisierend, entgiftend, entschlackend, fiebersenkend, gefäßerweiternd, gefäßstärkend, lymphflussanregend, mikrobenabtötend, milchtreibend, oxidationshemmend, pilztötend, schleimlösend, schmerzlindernd, stärkend, verdauungsfördernd, virenbekämpfend

Anwendung: bei Akne, Bindegewebsschwäche, Blähungen, Blutergüssen, Darmentzündungen, Dickdarmkatarrh, Durchblutungsstörungen, Durchfall, Erkältungskrankheiten, Fieber, Flöhen, Fußpilz, Infektionskrankheiten, Kopfschmerzen, Krampfadern, Läusen, Magenverstimmung, Muskelschmerzen, Ödemen, Quetschungen, zu starker Schweißbildung, Verstopfung, Zeckenbissen, Zerrungen; zur Straffung des Gewebes

Wirkung auf die Seele: depressionsmildernd, nervenstärkend

Anwendung: bei nervöser Erschöpfung, Stressbeschwerden

Sonstiges: Insektenabwehr

Vorsicht! Kann in Einzelfällen zu leichten allergischen Reaktionen führen und Lichtflecken auf der Haut verursachen.

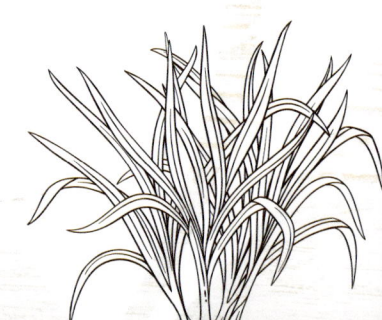

Liebstöckel

(Labstockwurzel, Maggiekraut)

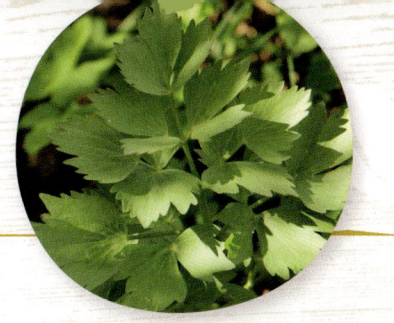

Name:	*Levistium officinale*
Familie:	*Apiaceae / Umbelliferae; Doldenblütler*
Vorkommen:	*Mittel- und Südeuropa, Westasien*
Gewinnung:	*Wasserdampfdestillation des Krautes und der Stängel*
Duft / Geschmack:	*würzig, warm, wurzelartig*
Note:	*Basis*
Element:	*Feuer*
Sternzeichen:	*Skorpion*
Planet:	*Mars*

Wirkung auf den Körper: antiseptisch, blähungsmindernd, blutreinigend, fiebersenkend, harntreibend, krampflösend, magenstärkend, menstruationsfördernd, mikrobenabtötend, schleimlösend, schweißtreibend, verdauungsfördernd

Anwendung: bei Anämie (Blutarmut), Appetitlosigkeit, Blähungen, Blasenentzündung, Durchblutungsstörungen, Gicht, Krämpfen, Magenverstimmungen, Menstruationsbeschwerden, Ödemen, Rheumatismus, Verdauungsproblemen

Wirkung auf die Seele: keine bekannt

Anwendung: keine bekannt

Vorsicht! Nicht in der Schwangerschaft verwenden. Kann in der Sonne Lichtflecken auf der Haut verursachen.

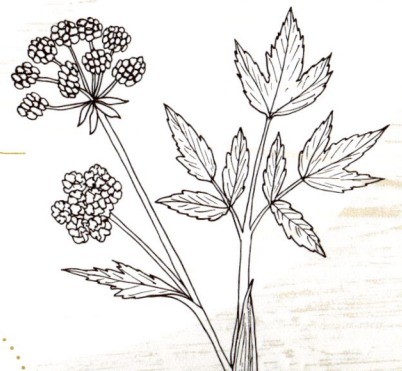

Limette

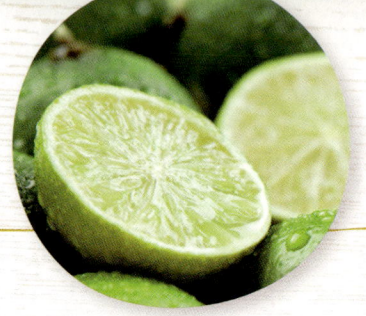

Name:	*Citrus aurantifolia*
Familie:	*Rutaceae; Rautengewächse*
Vorkommen:	*Italien, Mexiko*
Gewinnung:	*Kaltpressung oder Wasserdampfdestillation der Schalen*
Duft / Geschmack:	*exotisch frisch, zitronig, süß, grünlich, fein-herb*
Note:	*Kopf*
Element:	*Luft*
Sternzeichen:	*Zwillinge*
Planet:	*Saturn*

Wirkung auf den Körper: antiseptisch, appetitanregend, bakterienvernichtend, blähungsmindernd, desinfizierend, fiebersenkend, harntreibend, magenanregend, stärkend, virenbekämpfend

Anwendung: bei Akne, Anämie (Blutarmut), Arthritis, Asthma, Bindegewebsschwäche, Bluthochdruck, Bronchitis, Durchblutungsstörungen, Erkältung, Faltenbildung, Fieber, Furunkeln, Grippe, Halsinfektionen, Hautirritationen, Herpes, Hornhaut, Infektionen, Insektenstichen, Katarrh, Korpulenz (Dickleibigkeit), Krampfadern, Leber- und Gallenleiden, Magen-Darm-Problemen, Mundschleimhautgeschwüren, brüchigen Nägeln, Nasenbluten, neurovegetativer Funktionsstörung, Rheumatismus, Schnittverletzungen, Skorbut, Verdauungsstörungen, Warzen, Zellulitis; zur Pflege und Straffung der Haut

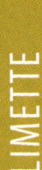
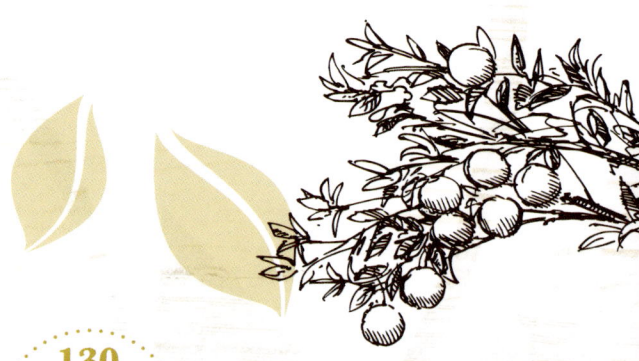

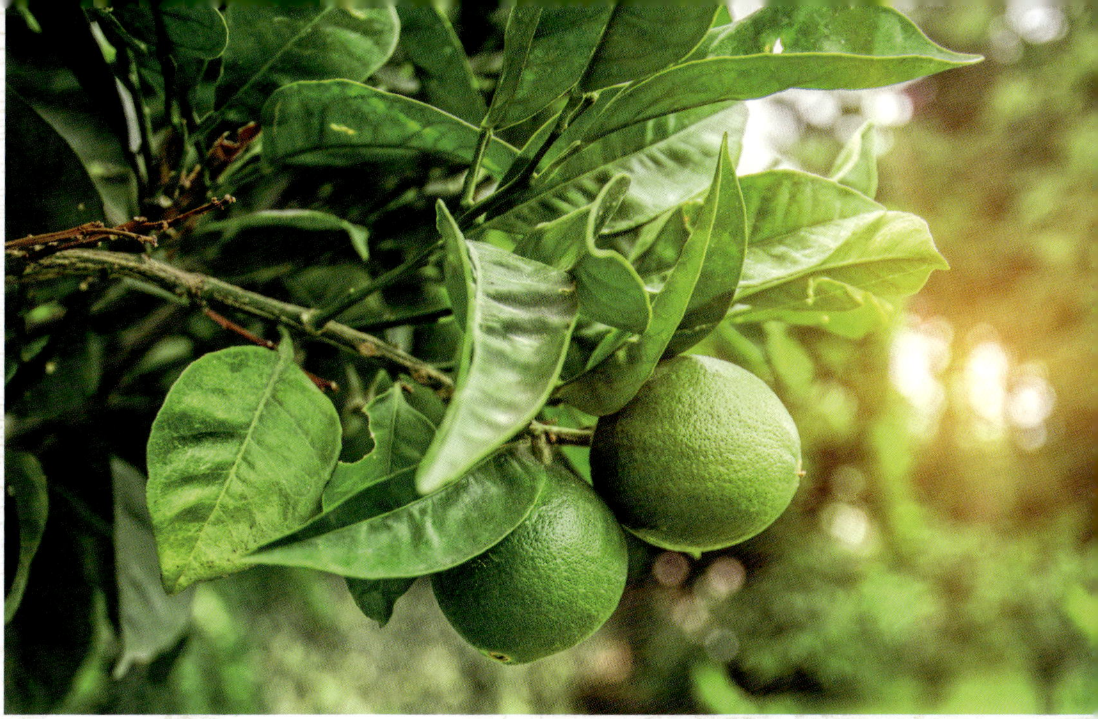

Wirkung auf die Seele: aufhellend, depressionsmildernd, energiespendend, erheiternd, erfrischend, leicht erotisierend, inspirierend

Anwendung: bei Antriebslosigkeit, Arbeitsunlust, Depressionen, Lustlosigkeit, Müdigkeit; fördert die Fantasie

Sonstiges: Deodorant

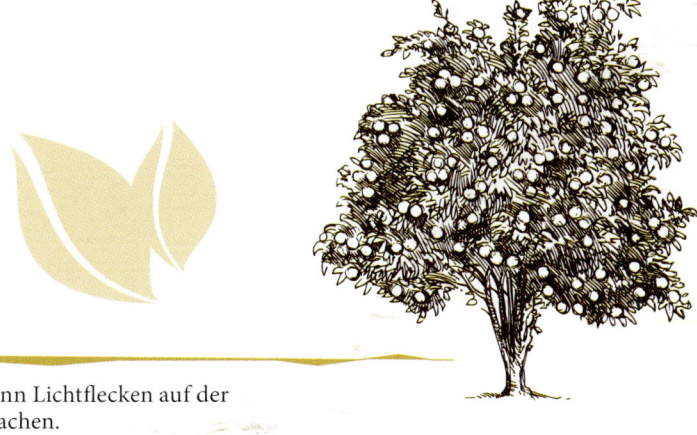

Vorsicht! Kann Lichtflecken auf der Haut verursachen.

LIMETTE

Linaloe

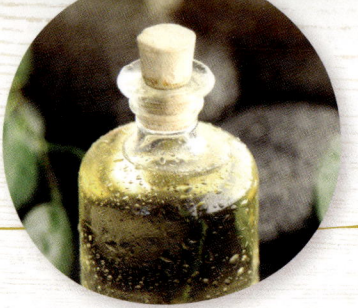

Name: *Bursera glabrifolia; Bursera delpechiana*
Familie: *Burseraceae; Balsambaumgewächse*
Vorkommen: *Brasilien, Mexiko*
Gewinnung: *Wasserdampfdestillation der Holzspäne*
Duft/Geschmack: *warm, süß-holzig, rosenholzartig*
Note: *Herz/Basis*
Element: *Erde*
Sternzeichen: *Jungfrau*
Planet: *Merkur*

Wirkung auf den Körper: antiseptisch, bakterienvernichtend, geruchsneutralisierend, entzündungshemmend, krampflösend, regenerierend

Anwendung: bei Akne, Hautentzündungen, Kopfschmerzen, Wunden

Wirkung auf die Seele: depressionsmildernd, entspannend

Anwendung: bei Angstgefühlen, Albträumen, Cholerikern (beruhigend), Depressionen, stressbedingter Nervosität, Stimmungsschwankungen, Unausgeglichenheit

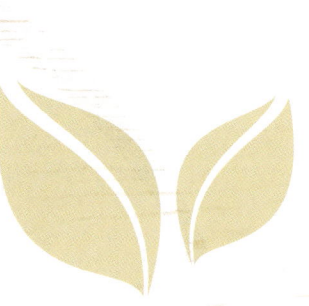

Litsea

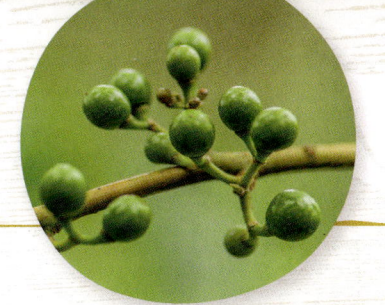

Name:	*Litsea cubeba*
Familie:	*Lauraceae; Lorbeergewächse*
Vorkommen:	*China*
Gewinnung:	*Wasserdampfdestillation der Frucht*
Duft / Geschmack:	*exotisch frisch, blumig, zitronig*
Note:	*Kopf*
Element:	*Luft*
Sternzeichen:	*Zwillinge*
Planet:	*Merkur*

Wirkung auf den Körper: antiseptisch, bakterienvernichtend, geruchsneutralisierend, lymphstärkend, magenstärkend, pilztötend, schleimlösend, schmerzlindernd, verdauungsfördernd

Anwendung: bei Akne, Bluthochdruck, Gallenbeschwerden, Gelenkschmerzen, Hautirritationen, Herzrhythmusstörungen, Kopfschmerzen, Leberbeschwerden, Magenverstimmung, Menstruationsbeschwerden, Reisekrankheit, Schüttelfrost, körperlicher Schwäche, zu starker Schweißbildung, Virushepatitis (Viren-Gelbsucht); zur Hautpflege

Wirkung auf die Seele: depressionsmildernd, konzentrationsfördernd

Anwendung: bei Depressionen, Energielosigkeit, Konzentrationsschwäche, Mattigkeit, Melancholie, nervösen Spannungen, geistiger Überanstrengung

Sonstiges: zur Insektenabwehr; zur Luftreinigung

Lorbeerblätter

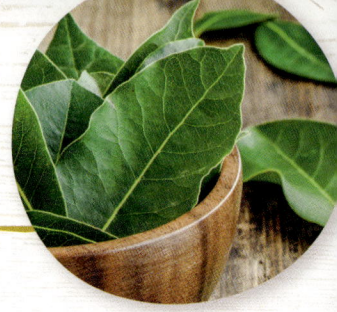

Name:	*Laurus nobilis*
Familie:	*Lauraceae; Lorbeergewächse*
Vorkommen:	*Mittel- und Südamerika, Südeuropa, Russland*
Gewinnung:	*Wasserdampfdestillation der Blätter*
Duft/Geschmack:	*aromatisch, frisch, kraftvoll, männlich-herb, würzig*
Note:	*Kopf/Herz*
Element:	*Feuer*
Sternzeichen:	*Schütze*
Planet:	*Mars*

Wirkung auf den Körper: antiseptisch, appetitanregend, bakterienvernichtend, blutdrucksenkend, leicht blutgerinnungshemmend, desinfizierend, geruchsneutralisierend, lymphflussstärkend, magenstärkend, pilztötend, schleimlösend, schmerzlindernd, schweißtreibend, verdauungsfördernd

Anwendung: bei Akne, Appetitverlust, Arthrose, Asthma, Atemnot mit Sauerstoffmangel, Blähungen, Blasenkatarrh, Erkältung, Fieber, Gallenbeschwerden, Gelenkschmerzen, Grippe, Erbrechen, Haarausfall, Hautirritationen, Koliken, Krampfhusten, Leberbeschwerden, Magenverstimmung, Mandelentzündungen, Menstruationsbeschwerden, Muskelschmerzen, Ohrenschmerzen, schwacher Periode, Polyarthritis, Quetschungen, Reizhusten, Rheumatismus, Rückenschmerzen, Schüttelfrost, Schuppen, Schwindel, Übelkeit, Verstauchungen, Virusinfektionen (auch Virushepatitis/Viren-Gelbsucht), Wunden; zur Verbesserung der Gelenkgeschmeidigkeit, Hautpflege

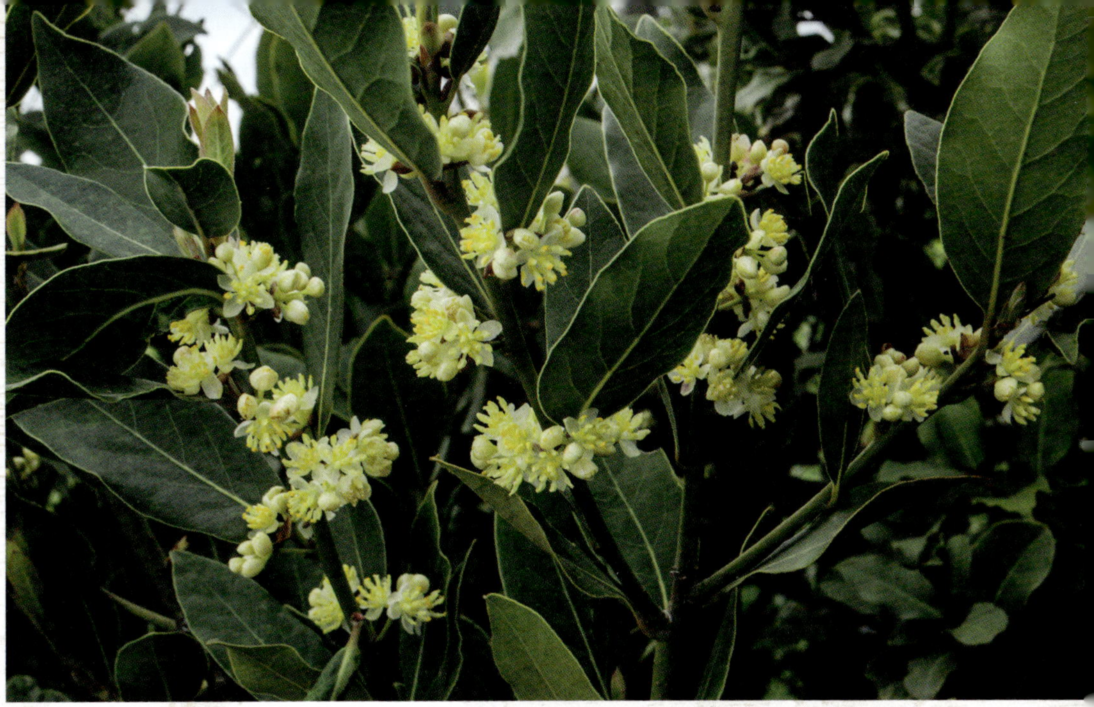

Wirkung auf die Seele: begeisternd, beglückend, beruhigend, depressionsmildernd, erdend, harmonisierend

Anwendung: bei Angst, Hysterie, Lebenskrisen, Mattigkeit, anfälligem Nervensystem; zur Konzentrationsförderung, verleiht Beweglichkeit, stärkt das Selbstvertrauen, gibt innere Sicherheit

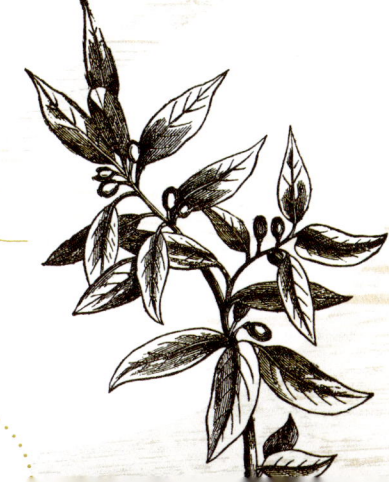

Vorsicht! Nicht während der Schwangerschaft anwenden. Gering dosieren, sonst sind Hautreizungen möglich.

LORBEERBLÄTTER

Magnolienblätter

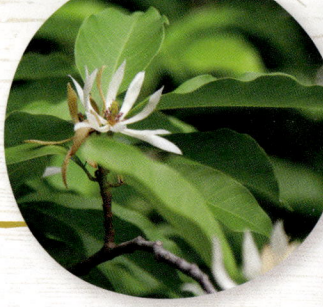

Name:	*Michelia alba*
Familie:	*Magnoliaceae; Magnoliengewächse*
Vorkommen:	*China*
Gewinnung:	*Wasserdampfdestillation der Blätter*
Duft / Geschmack:	*hell, fein-fruchtig, lieblich*
Note:	*Herz*
Element:	*Wasser*
Sternzeichen:	*Krebs*
Planet:	*Mond*

Wirkung auf den Körper: leicht beruhigend

Anwendung: bei nervösen Herzproblemen

Wirkung auf die Seele: ausgleichend, euphorisierend, stimmungsaufhellend

Anwendung: fördert die Kreativität

Magnolienblüte

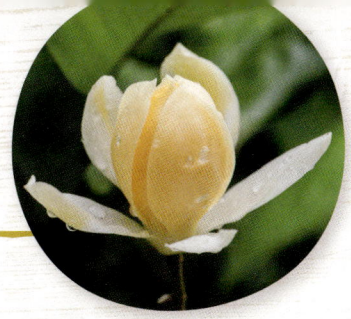

Name:	*Michelia champaca*
Familie:	*Magnoliaceae; Magnoliengewächse*
Vorkommen:	*China*
Gewinnung:	*Wasserdampfdestillation der Blüten*
Duft / Geschmack:	*fein, lieblich, zart-fruchtig, blumig*
Note:	*Herz*
Element:	*Wasser*
Sternzeichen:	*Krebs / Fische*
Planet:	*Mond / Neptun*

Wirkung auf den Körper: keine bekannt

Anwendung: keine bekannt

Wirkung auf die Seele: ausgleichend, euphorisierend, sinnlich, stimmungsaufhellend

Anwendung: zur Anregung der Träume

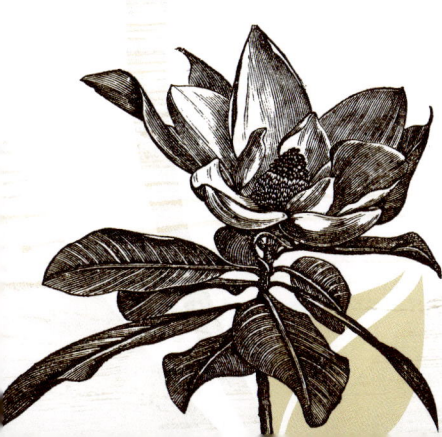

Mairose

(Provencerose, Kohlrose)

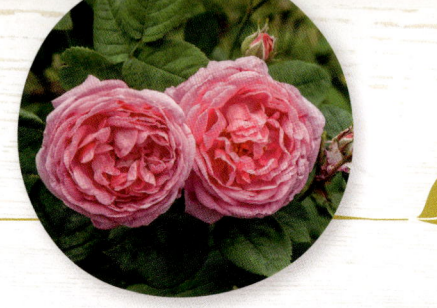

Name:	*Rosa centifolia*
Familie:	*Rosaceae; Rosengewächse*
Vorkommen:	*Marokko*
Gewinnung:	*Extraktion der Blüte mit Hexan*
Duft/Geschmack:	*fein, blumig, rosig*
Note:	*Herz*
Element:	*Wasser*
Sternzeichen:	*Fische*
Planet:	*Jupiter*

Wirkung auf den Körper: abführend, adstringierend, bakterienvernichtend, blutreinigend, blutstillend, entzündungshemmend, galletreibend, leberanregend, magenstärkend, menstruationsfördernd, narbenbildend, virenbekämpfend

Anwendung: bei Asthma, Durchblutungsstörungen, Ekzemen, Falten, Gallenentzündungen, Gebärmutterstörungen, Herpes, Herzklopfen, Heuschnupfen, Husten, Kopfschmerzen, Leberstauungen, Menstruationsbeschwerden, Tuberkulose, Übelkeit, Weißfluss; zur Hautpflege

Wirkung auf die Seele: aphrodisierend, ausgleichend, depressionsmildernd, stimmungsaufhellend

Anwendung: bei Depressionen, Frigidität, Impotenz, Schlaflosigkeit, Stress

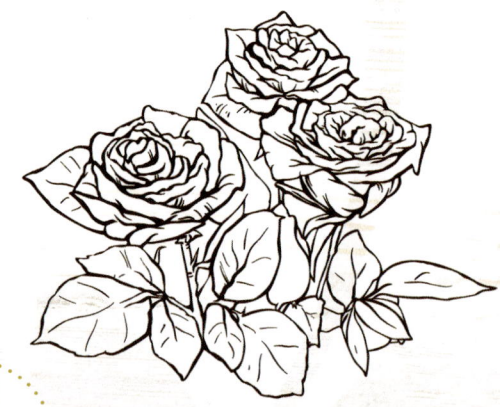

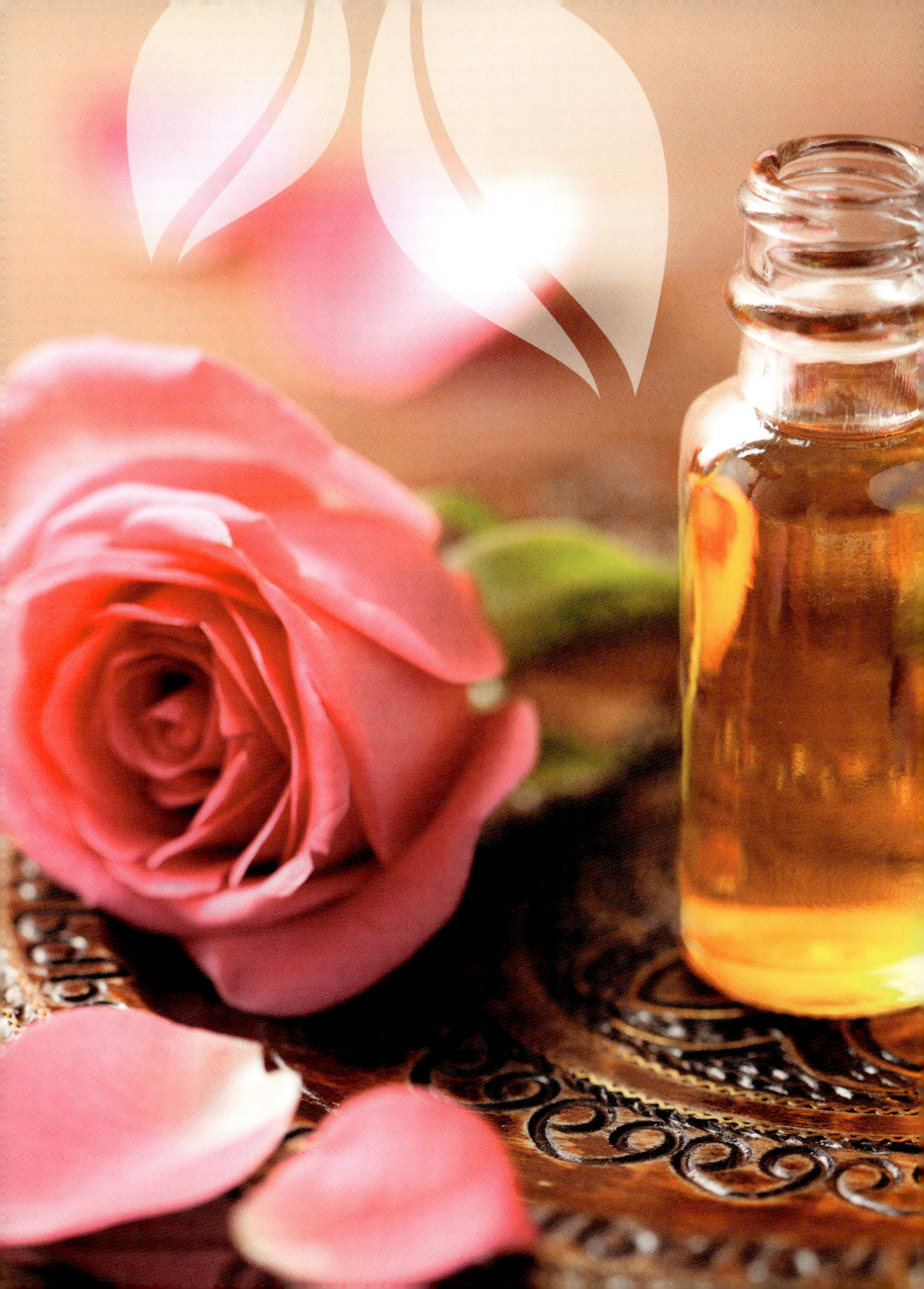

Majoran

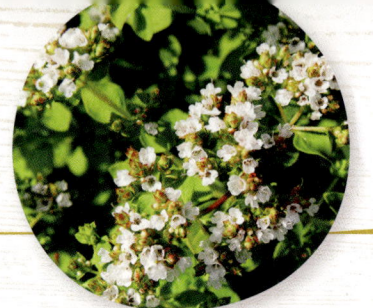

Name:	*Origanum majorana*
Familie:	*Labiatae / Lamiaceae; Lippenblütler*
Vorkommen:	*Ägypten, Irak, Iran, Libanon, Mittelmeerraum, Syrien*
Gewinnung:	*Wasserdampfdestillation des blühenden Krautes*
Duft / Geschmack:	*warm, würzig, krautig, kräftig*
Note:	*Kopf / Herz*
Element:	*Feuer*
Sternzeichen:	*Jungfrau / Steinbock*
Planet:	*Merkur / Saturn*

Wirkung auf den Körper: abführend, antiseptisch (stark), bakterienvernichtend, beruhigend, blähungsmindernd, blutdrucksenkend, desinfizierend, entzündungshemmend, gefäßerweiternd, harntreibend, herzstärkend, krampflösend, magenstärkend, menstruationsfördernd, nervenstärkend, oxidationshemmend, pilztötend, schleimlösend (stark), schmerzlindernd, schweißtreibend, stärkend, verdauungsfördernd, virenbekämpfend, wundheilend

Anwendung: bei Akne, Arthritis, Asthma, Blähungen, Blutergüssen, Bluthochdruck, Bronchitis, Darmproblemen, Durchblutungsstörungen, Erkältungen, Ekzemen, Frostbeulen, Gelenkschmerzen, Gicht, Gliederschmerzen, Halsentzündung, unreiner Haut, Hautproblemen, nervösen Herzbeschwerden, Heuschnupfen, Hexenschuss, Husten, Ischiasbeschwerden, Kopfschmerzen, Krampfadern, Leberfunktionsstörungen, Magenproblemen, Migräne, Milzstau, Muskelschmerzen, Muskelkater, Muskelstarre, Nasennebenhöhlenentzündung, ausbleibender oder schmerzhafter Periode, prämenstruellem Syndrom (PMS), Prellungen, Quetschungen, Rheumatismus, Stirnhöhlenentzündung, Verstauchungen, Verstopfung, Weißfluss, Zahnschmerzen, Zeckenbissen, Zerrungen; zur Aktivierung der Nierentätigkeit

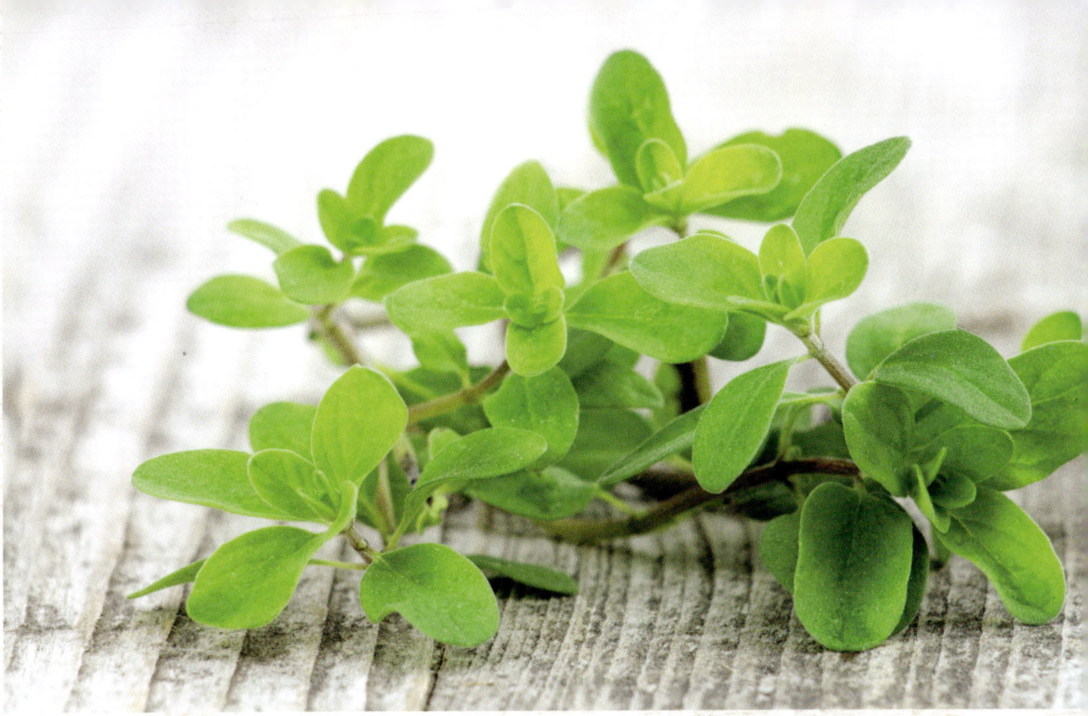

Wirkung auf die Seele: beruhigend, depressionsmildernd, seelisch entkrampfend, harmonisierend, nervenstärkend, schlaffördernd, sexuell dämpfend

Anwendung: bei Angst, Depressionen, Hysterie, Nervenüberreizung, Schlaflosigkeit, Stress, Überforderung, Unruhe, nervösen Zuckungen

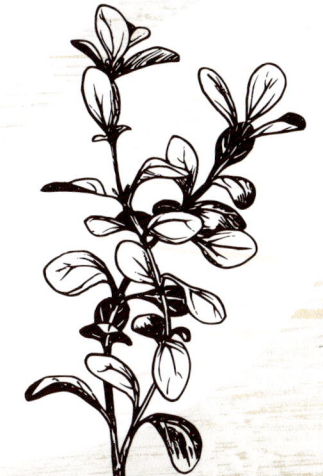

Vorsicht! Nicht während der Schwangerschaft anwenden. Wirkt sehr stark – nur in kleinen Mengen einsetzen.

MAJORAN

Mandarine

(Tangerine, Satsuma)

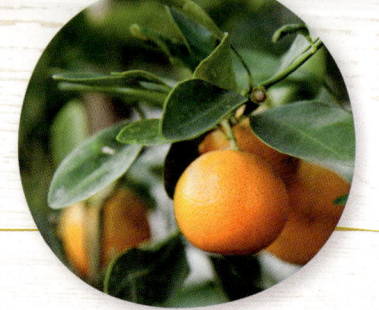

Name:	*Citrus reticulata; Citrus deliciosa*
Familie:	*Rutaceae; Rautengewächse*
Vorkommen:	*Afrika, Amerika, Asien, Frankreich, Italien, Spanien*
Gewinnung:	*Kaltpressung der Schalen*
Duft/Geschmack:	*süßlich, blumig, lieblich, weich-fruchtig*
Note:	*Kopf*
Element:	*Luft*
Sternzeichen:	*Waage*
Planet:	*Venus*

Wirkung auf den Körper: abführend, antiseptisch, appetitanregend, blähungsmindernd, harntreibend, abwehrstärkend, krampflösend (mild), lymphflussanregend, revitalisierend, stärkend, verdauungsfördernd

Anwendung: bei Akne, Darmbeschwerden, Magenverstimmung, Migräne, Muskelverspannung, Narben, Pickeln, Schluckauf, Schwangerschaftsstreifen, Verdauungsproblemen, Wasseransammlungen in Gelenken; zur Gesichtspflege, Hautpflege, Rekonvaleszenz

Wirkung auf die Seele: seelisch aufbauend, depressionsmildernd, erheiternd, inspirationsfördernd, stimmungshebend

Anwendung: bei Aggressionen, Ängsten (bei Kindern), seelischen Krisen, cholerischen Menschen (beruhigend), Hyperaktivität (bei Kindern), Melancholie, Ruhelosigkeit, Schlaflosigkeit, Trauerbewältigung, schulischer Überforderung, nervösen Verspannungen; gibt Optimismus

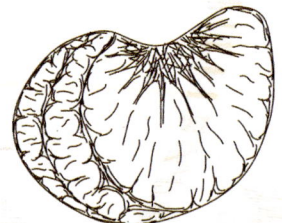

Vorsicht! Erhöht die Lichtempfindlichkeit der Haut.

Manuka

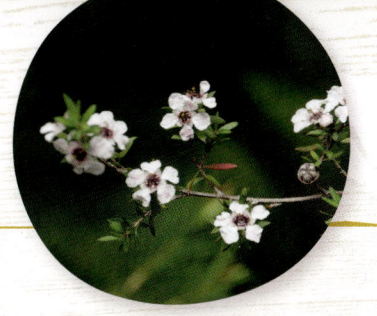

Name:	*Leptospermum scoparium*
Familie:	*Myrtaceae; Myrtengewächse*
Vorkommen:	*Australien, Neuseeland*
Gewinnung:	*Wasserdampfdestillation der Blätter und Zweige*
Duft/Geschmack:	*eigen, etwas süßlich, erdig, würzig*
Note:	*Herz*
Element:	*Luft*
Sternzeichen:	*Jungfrau*
Planet:	*Merkur*

Wirkung auf den Körper: abwehrstärkend, antiseptisch, bakterientötend, entzündungshemmend, juckreizlindernd, narbenbildend, pilztötend (stark), schleimlösend, schmerzlösend, wundheilend

Anwendung: bei Abszessen, Akne, Allergien, Arthritis, Asthma, Blasenentzündung, Candida albicans, Erkältung, Ekzemen, Fußpilz, Grippe, Gürtelrose, Hautausschlägen, Hautirritationen, Nebenhöhlenentzündung, Polyarthritis, Rheumatismus, Schuppenflechte, Stirnhöhlenentzündung, Tuberkulose, Zahnfleischproblemen; zum Ausgleich des Hormonhaushalts

Wirkung auf die Seele: psychisch aufbauend

Anwendung: bei innerer Unruhe, Schlafstörungen

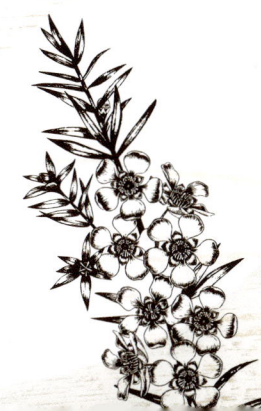

Mastix

(Pistazienöl)

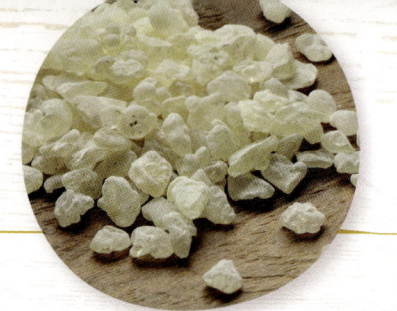

Name:	*Pistacia lentiscus*
Familie:	*Anacardiaceae; Sumachgewächse*
Vorkommen:	*Kanarische Inseln, Mittelmeerregion*
Gewinnung:	*Wasserdampfdestillation des Harzes*
Duft/Geschmack:	*schwach balsamisch, terpentinartig*
Note:	*Basis*
Element:	*Erde*
Sternzeichen:	*Steinbock*
Planet:	*Saturn*

Wirkung auf den Körper: adstringierend, anregend, antiseptisch, blutdrucksenkend, harntreibend, hustenreizlindernd, krampflösend, mikrobenabtötend, schleimlösend

Anwendung: bei Arthritis, Blasenentzündung, hohem Blutdruck (nervlich bedingt), Bronchitis, Durchfall, Erkältungen, Fadenpilzinfektion, Flöhen, Furunkeln, Gicht, Harnröhrenentzündung, Ischiasbeschwerden, Katarrh, Keuchhusten, Krätze, Läusen, Muskelschmerzen, Nervenschmerzen, Rheumatismus, Weißfluss, Wunden

Wirkung auf die Seele: seelisch anregend, aufbauend, stimulierend

Anwendung: bei seelischer und nervlicher Abgespanntheit, Angst, Unruhe; stärkt das Selbstvertrauen

Vorsicht! Kann in Einzelfällen leichte allergische Reaktionen hervorrufen.

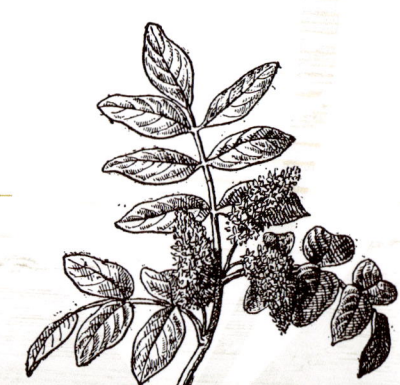

Mate

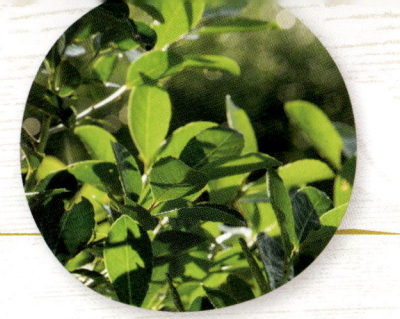

Name:	*Ilex paraguariensis*
Familie:	*Aquifoliaceae; Stechpalmengewächse*
Vorkommen:	*Brasilien, Paraguay*
Gewinnung:	*Extraktion der Blätter*
Duft / Geschmack:	*würzig*
Note:	*Kopf*
Element:	*Luft*
Sternzeichen:	*Zwillinge*
Planet:	*Merkur*

Wirkung auf den Körper: anregend, belebend, harntreibend

Anwendung: bei Hungergefühl; unterstützt Schlankheitskuren

Wirkung auf die Seele: anregend

Anwendung: bei geistiger Ermüdung

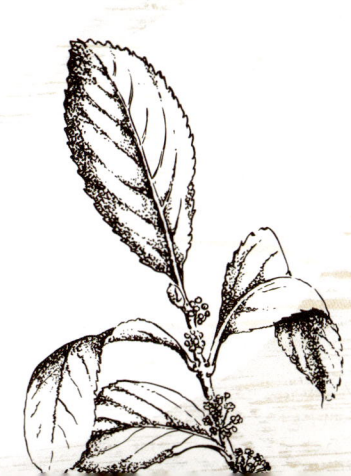

Meerkiefer

(Terpentin, Balsamterpentin)

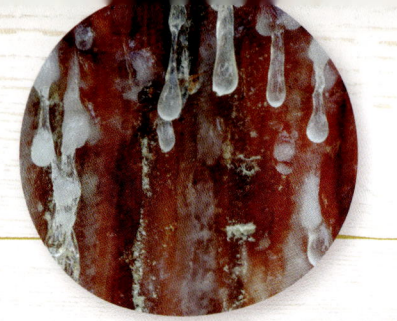

Name:	*Pinus pinaster*
Familie:	*Pinaceae; Piniengewächse*
Vorkommen:	*Amerika, Asien, Europa*
Gewinnung:	*Wasserdampfdestillation des Harzes*
Duft/Geschmack:	*harzig, frisch*
Note:	*Basis*
Element:	*Erde*
Sternzeichen:	*Steinbock*
Planet:	*Saturn*

Wirkung auf den Körper: antiseptisch, blutstillend, durchblutungsfördernd, harntreibend, krampflösend, mikrobenabtötend, narbenbildend, parasitentötend, schleimlösend, schmerzlindernd, stärkend, wurmtreibend

Anwendung: bei Blasenentzündung, Bronchitis, Epilepsie, Gallensteinen, Haarausfall, Halsentzündung, Harnwegsinfektionen, Ischiasbeschwerden, Katarrh, Keuchhusten, Migräne, Nierenentzündung, Rheumatismus, Tuberkulose, Wassersucht, Weißfluss; zur Atemwegsbefreiung

Wirkung auf die Seele: keine bekannt

Anwendung: keine bekannt

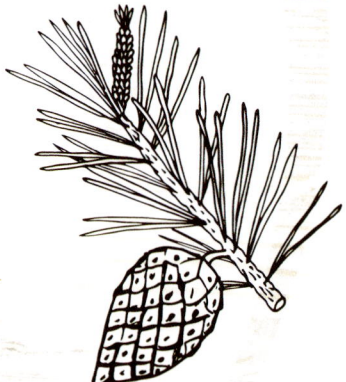

Vorsicht! Nur in Maßen anwenden – kann zu Nierenreizung und allergischen Reaktionen führen.

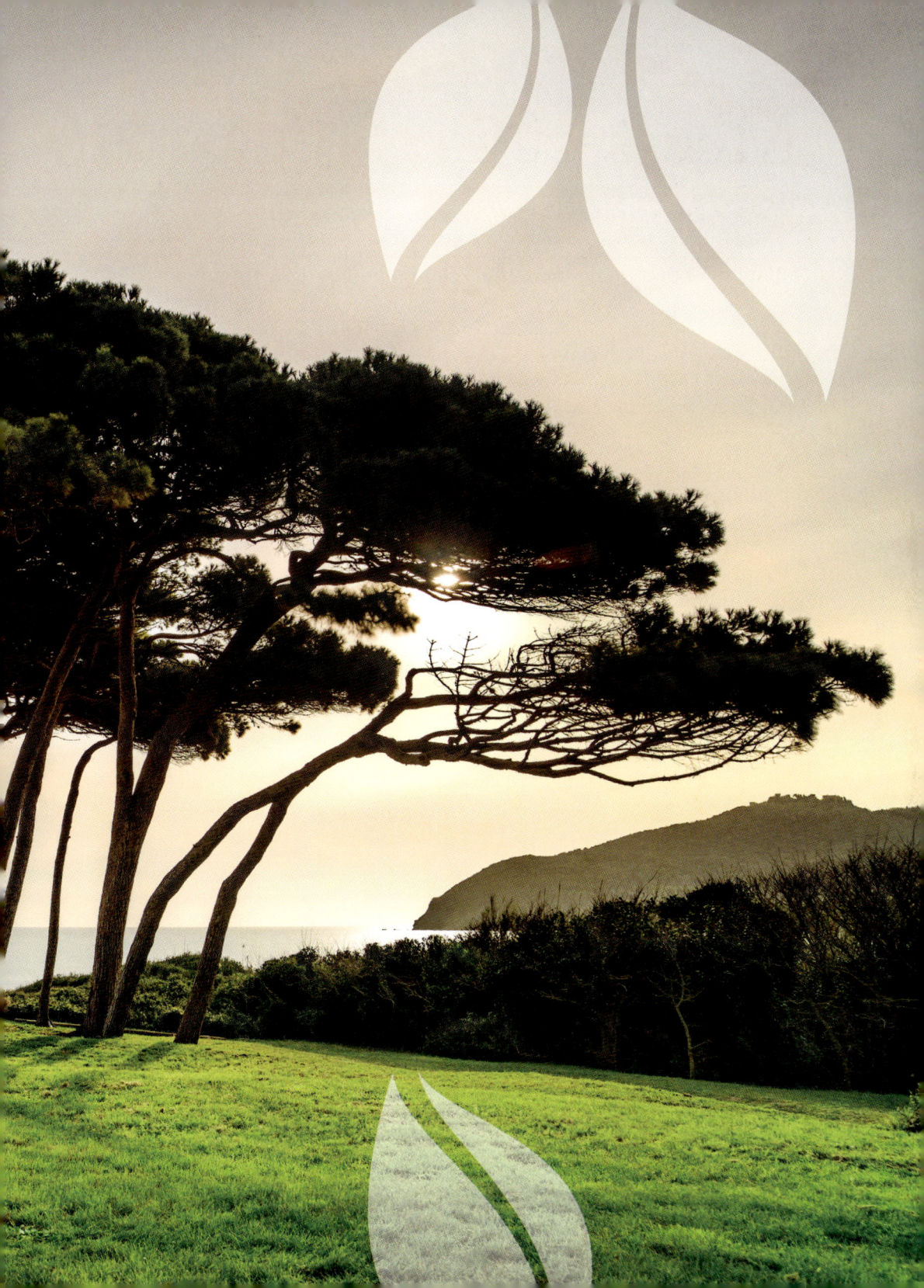

Melisse

(Zitronenmelisse, Gartenmelisse, Bienenkraut)

Name:	*Melissa officinalis*
Familie:	*Labiatae / Lamiaceae; Lippenblütler*
Vorkommen:	*Europa, Mittelmeerregion, Südamerika, Vorderasien*
Gewinnung:	*Wasserdampfdestillation des Krautes*
Duft / Geschmack:	*leicht, frisch, zitrusartig*
Note:	*Herz*
Element:	*Wasser*
Sternzeichen:	*Krebs*
Planet:	*Mond*

Wirkung auf den Körper: bakterienvernichtend, blähungsmindernd, blutdrucksteigernd, fiebersenkend, gebärmutterstärkend / -unterstützend, krampflösend, magenstärkend, menstruationsfördernd, schweißtreibend, virenbekämpfend, wurmtreibend

Anwendung: bei Allergien, Asthma, Blähungen, hohem Blutdruck, Blutergüssen, Bronchitis, Darmbeschwerden, Ekzemen, Gürtelrose, Erbrechen, Herpes (Lippenbläschen), nervösen Herzbeschwerden, Herzschwäche, Heuschnupfen, chronischem Husten, Insektenstichen, Kreislaufschwäche, Kopfschmerzen, Koliken, Magenverstimmung, Menstruationsbeschwerden, Migräne, Milchknoten, Prellungen, Reisekrankheit, Schilddrüsenerkrankung, Schluckauf, Schuppen, Schwindel, Übelkeit, Wechseljahresbeschwerden; zur Hautpflege

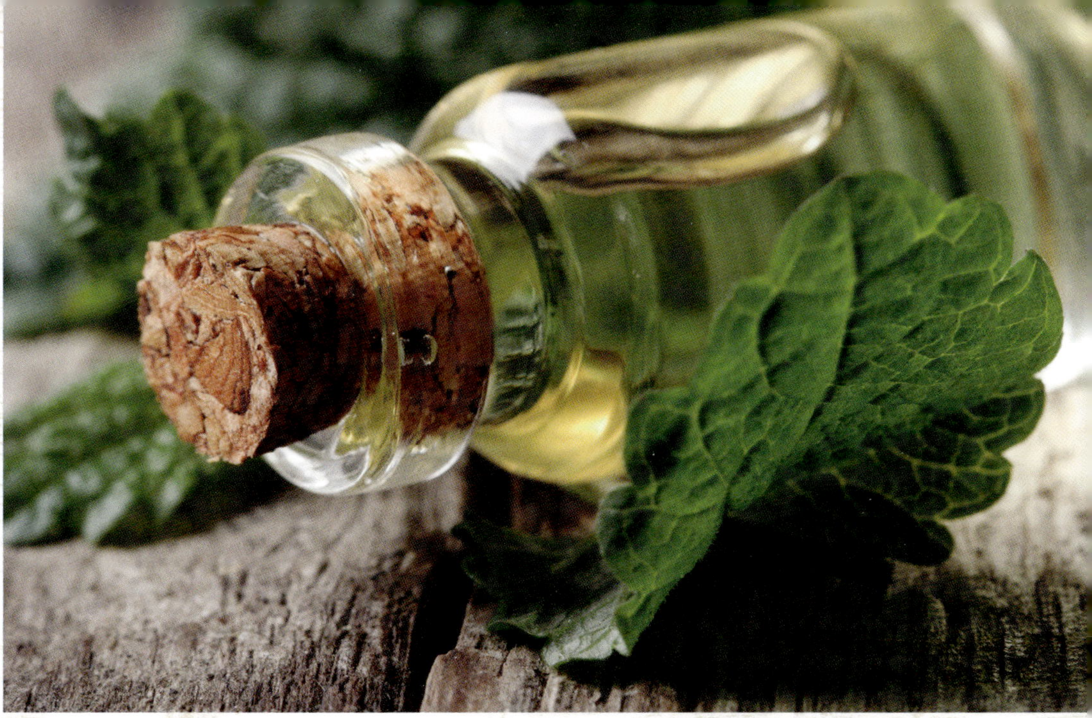

Wirkung auf die Seele: beruhigend, depressionsmildernd, seelisch harmonisierend, nervenstärkend

Anwendung: bei Albträumen, Angst, nervlicher Anspannung, seelischem Herzschmerz, Liebeskummer, Melancholie, Nervenzusammenbruch, Niedergeschlagenheit, Prüfungsangst, Schlafstörungen, Schock, Stress, Trauer, Wetterfühligkeit, Wut; schenkt Frieden und Gelassenheit, verleiht Stärke und Ausdauer

Sonstiges: zum Insektenschutz

Vorsicht! Stark verdünnen – kann sonst zu Hautreizungen und allergischen Reaktionen führen.

MELISSE

Melisse, indisch

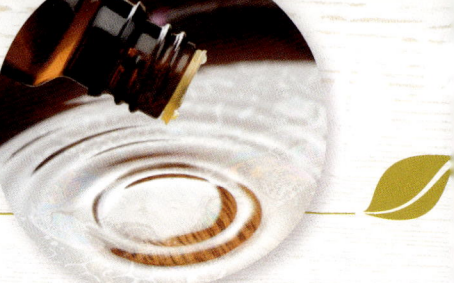

Name:	*Melissa indicum;* *Destillat aus Melisse und Citronellagras*
Vorkommen:	*Europa, Südamerika, Vorderasien*
Gewinnung:	*Wasserdampfdestillation des Krautes*
Duft / Geschmack:	*frisch, zitrusartig*
Note:	*Herz / Kopf*
Element:	*Wasser*
Sternzeichen:	*Zwillinge*
Planet:	*Merkur*

Wirkung auf den Körper: antibakteriell, blutreinigend, blähungsmindernd, menstruationsfördernd, schleimlösend, virenbekämpfend

Anwendung: bei Infektionen, Nebenhöhlenentzündung, Migräne, Stirnhöhlenentzündung

Wirkung auf die Seele: erfrischend, harmonisierend, konzentrationsfördernd, stimmungsaufhellend

Anwendung: bei Depressionen, Müdigkeit, Schwindelgefühl

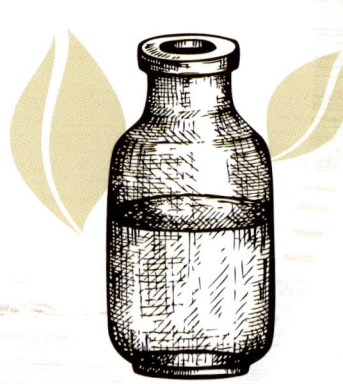

Mimose, falsche

(Silberakazie)

Name:	*Acacia dealbata*
Familie:	*Fabaceae; Hülsenfrüchtler*
Vorkommen:	*Astralien, Brasilien, Indien, Südafrika, Südfrankreich*
Gewinnung:	*Extraktion der Blüten mit Hexan*
Duft / Geschmack:	*süß, blumig, warm, lieblich, herb*
Note:	*Herz*
Element:	*Feuer*
Sternzeichen:	*Schütze*
Planet:	*Jupiter*

Wirkung auf den Körper: antiseptisch, blutreinigend, entzündungshemmend, feuchtigkeitsspendend, hautpflegend, herzstärkend

Anwendung: bei Durchfall, Herzschwäche, Leberproblemen, Milzerkrankungen; zur Hautpflege

Wirkung auf die Seele: leicht euphorisierend, optimistisch stimmend, wärmend

Anwendung: bei Angst, Depressionen, Gefühlskälte, seelischer Kälte, Minderwertigkeitsgefühlen, Schlafstörungen, Schock, Überempfindlichkeit; schenkt Optimismus

Vorsicht! Nicht innerlich einnehmen.

Minzöl

(Ackerminze)

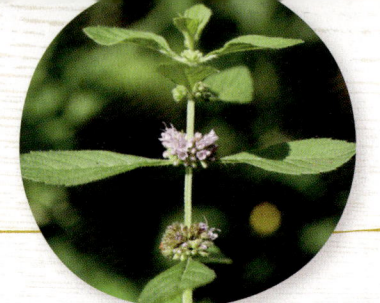

Name:	*Mentha arvensis*
Familie:	*Labiatae / Lamiaceae; Lippenblütler*
Vorkommen:	*Asien, Europa, Südamerika*
Gewinnung:	*Wasserdampfdestillation der Blätter und Blüten*
Duft / Geschmack:	*frisch, leicht scharf*
Note:	*Kopf*
Element:	*Luft*
Sternzeichen:	*Zwillinge*
Planet:	*Wassermann*

Wirkung auf den Körper: anregend, antiseptisch, blähungsmindernd, krampflösend, leberanregend, magenstärkend, menstruationsfördernd, mikrobenabtötend, schleimlösend, schmerzlindernd, schweißhemmend, verdauungsfördernd

Anwendung: bei Asthma, Bronchitis, Durchfall, Erbrechen, Erkältung, Föhnbeschwerden, Gallensteinen, Gelenkschmerzen, Herzklopfen, Husten, Ischiasbeschwerden, Kopfschmerzen, Lähmungen, Migräne, Mundgeruch, Mundschleimhautentzündung, Muskelschmerzen, Nebenhöhlenentzündung, Ohnmacht, Schnupfen, Schock, Schwindel, Tuberkulose, Übelkeit, Zahnschmerzen

Wirkung auf die Seele: belebend, erfrischend, gedächtnisstärkend, konzentrationsfördernd, triebdämpfend

Anwendung: bei Konzentrationsschwäche, geistigen Erschöpfungszuständen, seelischen Schockzuständen, Wetterfühligkeit; fördert klares Denken und die Vernunft

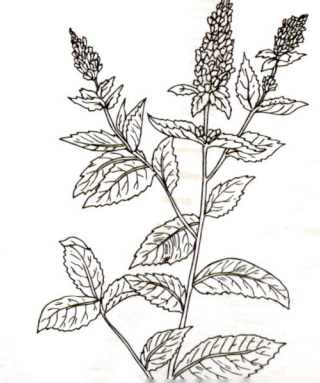

Vorsicht! Nicht anwenden bei Heuschnupfen. Nicht während einer homöopathischen Behandlung einsetzen.
Nicht innerlich anwenden bei Kindern unter sechs Jahren.

Mistel

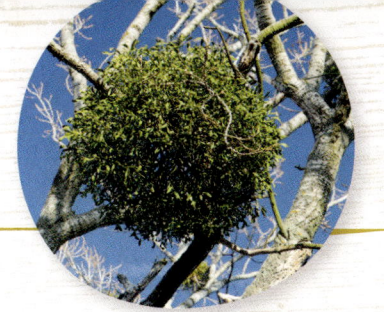
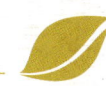

Name:	*Viscum album*
Familie:	Santalaceae; Sandelholzgewächse
Vorkommen:	Europa
Gewinnung:	Wasserdampfdestillation der Blätter
Duft/Geschmack:	strohig, schwach ranzig, etwas bitter
Note:	Herz
Element:	Wasser
Sternzeichen:	Fische
Planet:	Neptun

Wirkung auf den Körper: abwehrstärkend, blutdruckregulierend, harntreibend (leicht), herzstärkend, krampflösend

Anwendung: bei Arteriosklerose, leichtem Bluthochdruck, Gicht, Harnsteinen, Kreislaufstörungen, Krebs, Kopfschmerzen, Nierenkoliken, Tumorerkrankungen

Wirkung auf die Seele: beruhigend

Anwendung: bei nervösen Herzbeschwerden, Schwindelgefühl

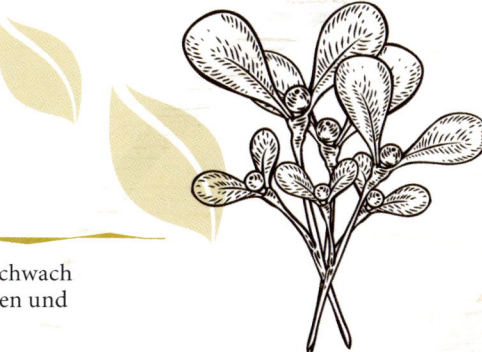

Vorsicht! Nur äußerlich anwenden, sehr schwach dosieren – kann sonst Lähmungen auslösen und bis zum Atemstillstand führen.

Moschuskern

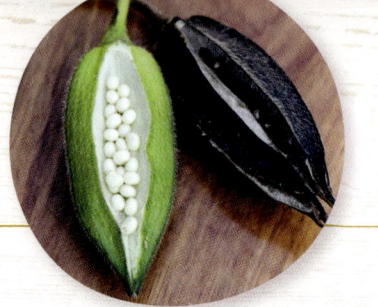

Name:	*Hibiscus abelmoschus; Abelmoschus moschatus*
Familie:	*Malvaceae; Malvengewächse*
Vorkommen:	*Ägypten, Angola, Java (Indonesien), Ostindien, Südamerika*
Gewinnung:	*Wasserdampfdestillation des Samens*
Duft/Geschmack:	*schwer, erotisch, männlich, intensiv, blumig-süß*
Note:	*Basis*
Element:	*Erde*
Sternzeichen:	*Stier/Skorpion*
Planet:	*Venus/Mars*

Wirkung auf den Körper: blähungsmindernd, krampflösend, magenstärkend

Anwendung: bei Durchblutungsstörungen, Krämpfen, Muskelschmerzen

Wirkung auf die Seele: aphrodisisch, beruhigend, besänftigend, depressionsmildernd, erotisierend (stark), nervenstärkend, stimulierend

Anwendung: bei Depressionen, Frigidität, Gefühlskälte, Impotenz, Melancholie, nervösen Spannungen, nervlicher Überreizung

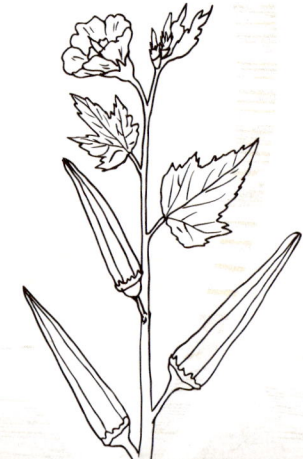

Vorsicht! Nicht innerlich einnehmen.

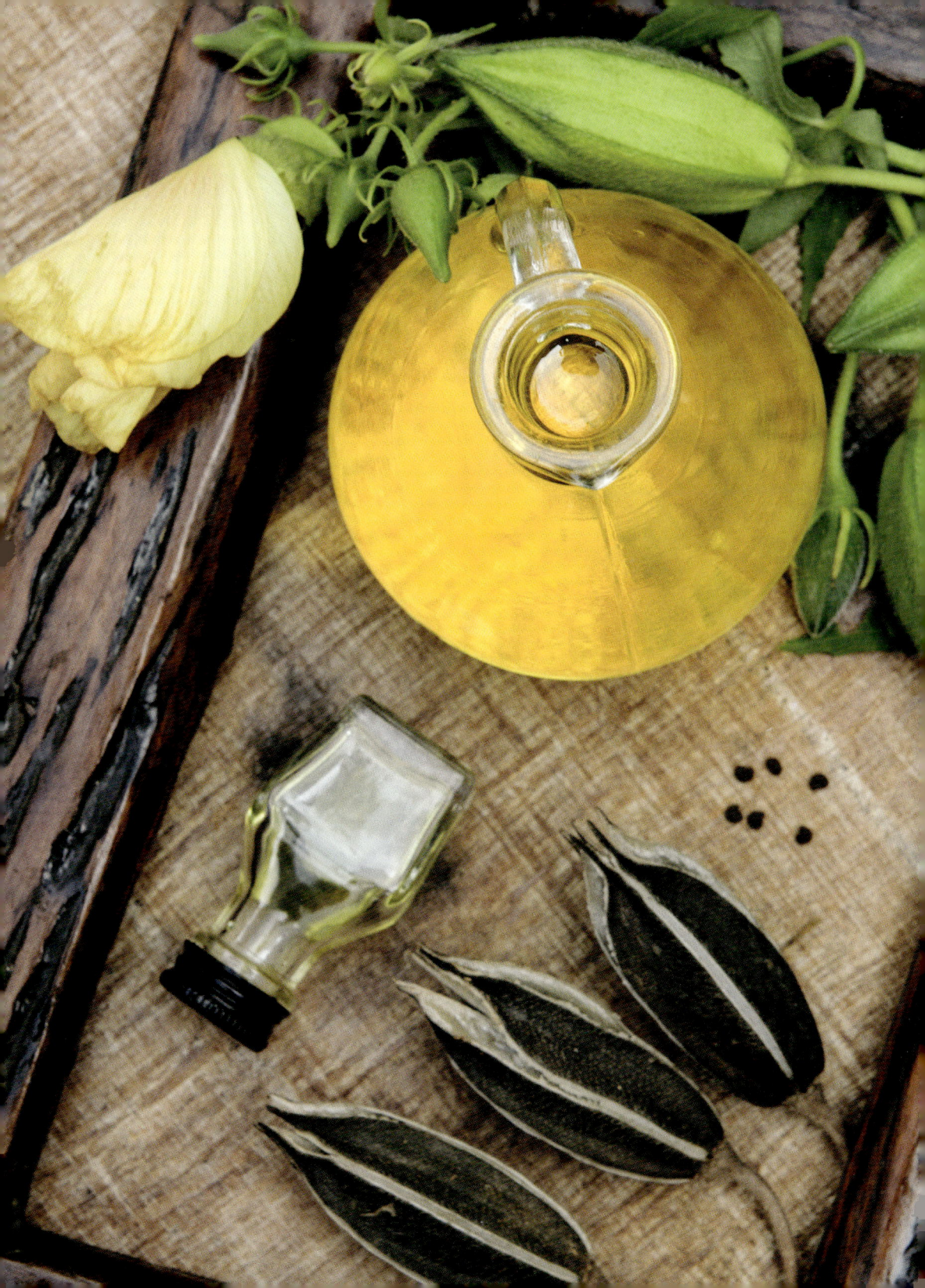

Muskatellersalbei

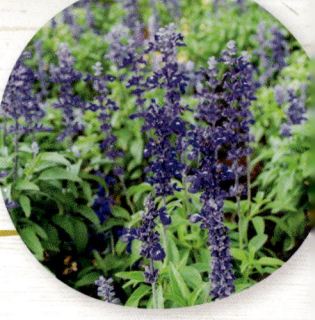

Name:	*Salvia sclarea*
Familie:	*Labiatae / Lamiaceae; Lippenblütler*
Vorkommen:	*Kleinasien, Nordafrika, Russland, Südeuropa*
Gewinnung:	*Wasserdampfdestillation des blühenden Krautes*
Duft / Geschmack:	*süß, nussartig, leicht holzig, intensiv krautig*
Note:	*Kopf / Herz*
Element:	*Luft / Feuer*
Sternzeichen:	*Fische*
Planet:	*Neptun*

Wirkung auf den Körper: abführend, adstringierend, antibakteriell, antiseptisch, blähungsmindernd, blutdrucksenkend, geruchsneutralisierend, entzündungshemmend, fiebersenkend, gebärmutterstärkend / -unterstützend, krampflösend, magenstärkend, menstruationsfördernd, mikrobenabtötend, narbenbildend, pilztötend, schweißregulierend, stärkend, verdauungsfördernd

Anwendung: bei Akne, Asthma, Atemwegsentzündungen, Augenentzündung, Blähungen, Bluthochdruck, Bronchitis, Entzündungen, Falten, Furunkeln, Geschwüren, Grippe, Haarausfall, Halsinfektionen, Harnwegsentzündung, Keuchhusten, Kopfschmerzen, Krämpfen, Magenkrämpfen, Menstruationsbeschwerden, Migräne, Muskelschmerzen, Nierenleiden, ausbleibender oder schmerzhafter Periode, prämenstruellem Syndrom (PMS), Schuppen, zu starker Schweißbildung, Verdauungsstörungen, Wechseljahresbeschwerden, Wehenschmerzen, Weißfluss, Zahnschmerzen; zur Hautpflege

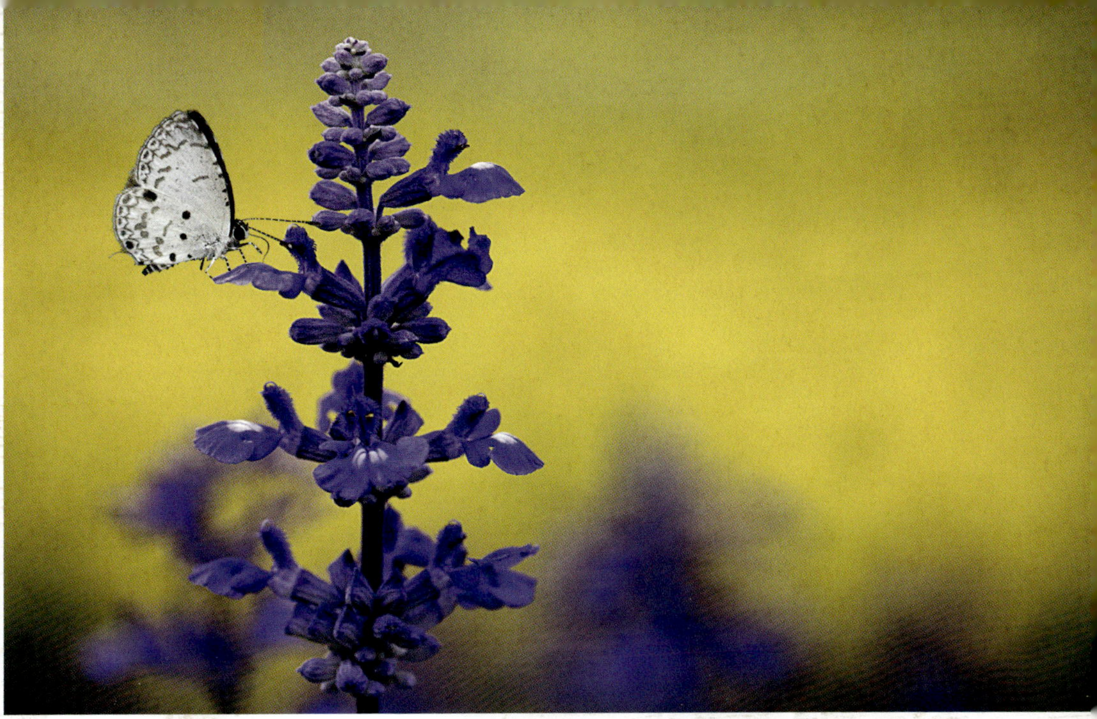

Wirkung auf die Seele: entspannend, stark euphorisierend, inspirierend, nervenstärkend, stimmungsaufhellend

Anwendung: bei Angst, Depressionen, Frigidität, Hyperaktivität bei Kindern, Hysterie, Impotenz, psychischen Wechseljahresbeschwerden, Müdigkeit, Nervosität, Niedergeschlagenheit, Pubertätskrisen, Schlaflosigkeit, Unausgeglichenheit, Verfolgungsangst, Weinerlichkeit; zur Aktivierung der Träume

Vorsicht! Nicht anwenden während der Schwangerschaft. Nicht zusammen mit eisenhaltigen Medikamenten und nicht mit Alkohol verwenden – wirkt sonst stark einschläfernd.

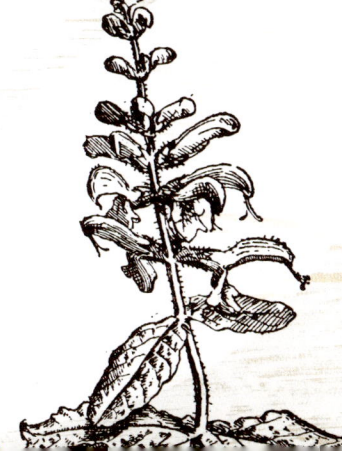

MUSKATELLERSALBEI

Muskatnuss

(Macisblüte)

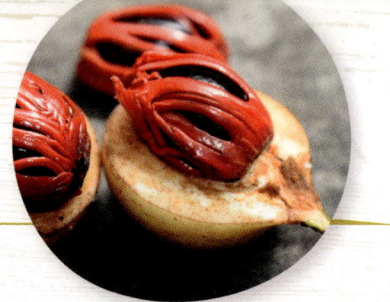

Name:	*Myristica fragrans*
Familie:	*Myristicaceae; Muskatnussgewächse*
Vorkommen:	*Borneo (Kalimantan, Indonesien), Brasilien, China, Indien, Sri Lanka*
Gewinnung:	*Wasserdampfdestillation der zerkleinerten Blütensamen*
Duft / Geschmack:	*warm, würzig, herb, aromatisch, weich*
Note:	*Basis*
Element:	*Erde*
Sternzeichen:	*Löwe*
Planet:	*Sonne*

Wirkung auf den Körper: anregend, antirheumatisch, antiseptisch, appetitanregend, blähungsmindernd, durchblutungsfördernd, erbrechenverhindernd, krampflösend, kreislaufanregend, larventötend, magensaftanregend, menstruationsfördernd, oxidationshemmend, schmerzlindernd, stärkend, verdauungsfördernd (stark)

Anwendung: bei Arthritis, Bakterieninfektionen, Blähungen, niedrigem Blutdruck, Darmbeschwerden, Durchblutungsstörungen, Durchfall, Gallenbeschwerden, Gelenkschmerzen, Gicht, Grippe, Hämorrhoiden, Herzschwäche, Ischiasbeschwerden, Kreislaufschwäche, Kreislaufschwankungen, Leberbeschwerden, Magenverstimmung, Mundgeruch, Muskelkater, Muskelschmerzen, Nasenbluten, Nervenentzündungen, Rheumatismus, Ruhr, Schmerzen, Übelkeit, träger Verdauung

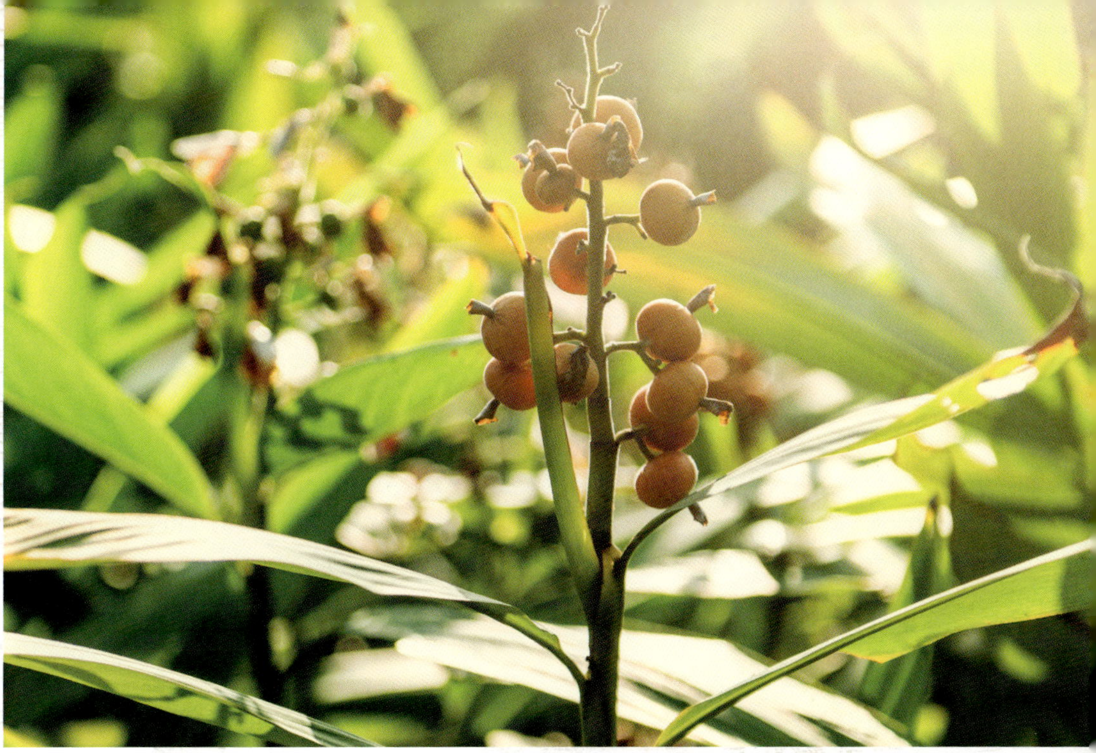

Wirkung auf die Seele: stark anregend, depressionsmildernd, konzentrationsfördernd, nervenstärkend, traumfördernd

Anwendung: bei Benommenheit, Depressionen, Energielosigkeit, Frigidität, Impotenz, Konzentrationsschwäche, Müdigkeit, Schlafsucht, innerem Zittern; zur Anregung der Hirntätigkeit

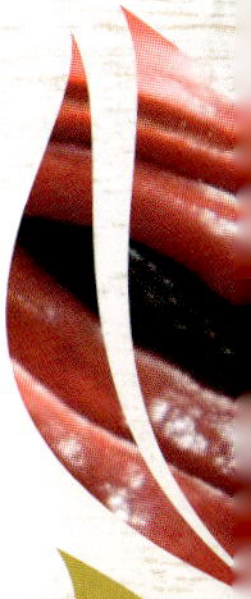

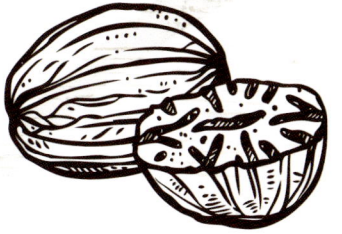

Vorsicht! Sparsam verwenden, kann in großen Mengen zu Rauschzuständen oder Herzrasen und Übelkeit führen. Nicht geeignet für Epileptiker und für Kleinkinder. Nicht während der Schwangerschaft einsetzen.

MUSKATNUSS

Myrrhe

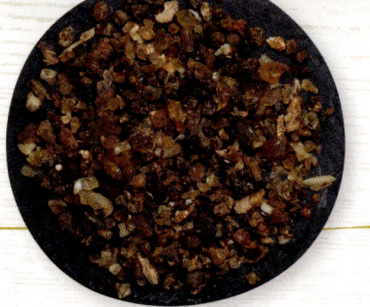

Name:	*Commiphora myrrha; Commiphora molmol; Commiphora abyssinica*
Familie:	*Burseraceae; Balsamgewächse*
Vorkommen:	*Arabien, Jemen, Nord- und Ostafrika, Somalia, Sudan*
Gewinnung:	*Extraktion sowie Wasserdampfdestillation des Harzes*
Duft / Geschmack:	*balsamisch, warm-würzig, herb-bitter*
Note:	*Herz*
Element:	*Erde*
Sternzeichen:	*Jungfrau*
Planet:	*Merkur*

Wirkung auf den Körper: adstringierend, antiseptisch, blähungsmindernd, blutstillend, desinfizierend, durchblutungsfördernd, entzündungshemmend, hautstraffend, menstruationsfördernd, pilztötend, schleimlösend, vitalisierend, wundheilend

Anwendung: bei Arthritis, Asthma, Bronchitis, Drüsenfieber, Erkältung, Ekzemen, Fußpilz, Geschwüren, Hämorrhoiden, Hautalterung, Hautproblemen, Heiserkeit (zum Gurgeln), Husten, Juckreiz, Katarrh, Menstruationsschmerzen, Mundgeruch, Muskelschmerzen, Rachenentzündung, Rheumatismus (als Rheumapflaster), Stimmverlust, Verdauungsbeschwerden, Zahn- und Zahnfleischproblemen; zur Hautpflege

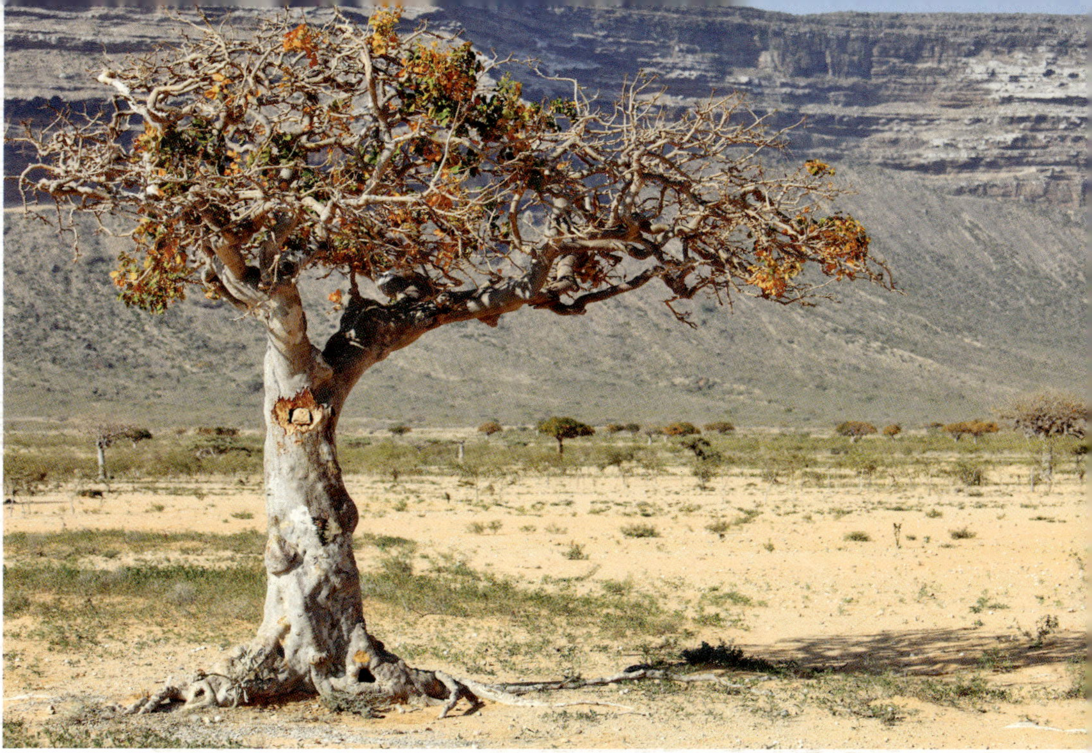

Wirkung auf die Seele: reinigt die Seele, fördert innere Ruhe und Ausgeglichenheit, gibt Kraft, wirkt ausgleichend bei psychischer Erschöpfung

Anwendung: bei Antriebslosigkeit, geistiger Müdigkeit; steigert Optimismus, Zuversicht

Sonstiges: Meditationsöl

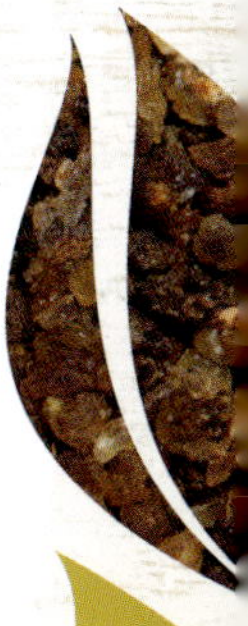

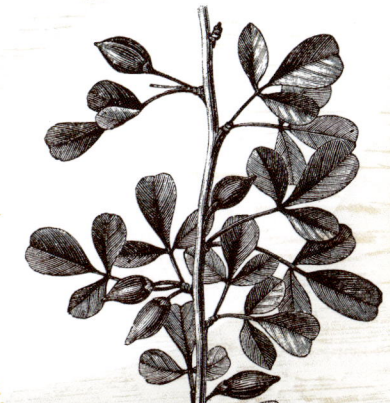

Vorsicht! Nicht während der Schwangerschaft einsetzen – Myrrhe regt die Gebärmutter an.

MYRRHE

Myrte

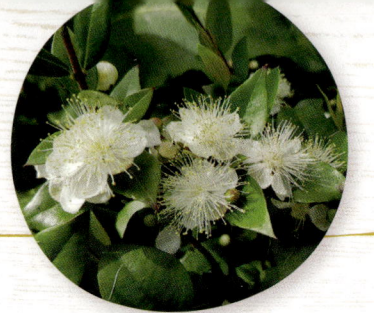

Name:	*Myrtus communis*
Familie:	*Myrtaceae; Myrtengewächse*
Vorkommen:	*Mittelmeerraum, Pakistan*
Gewinnung:	*Wasserdampfdestillation der Zweigspitzen*
Duft / Geschmack:	*frisch, krautig, leicht würzig, leicht balsamig*
Note:	*Kopf / Herz*
Element:	*Luft*
Sternzeichen:	*Jungfrau*
Planet:	*Merkur*

Wirkung auf den Körper: abwehrstärkend, adstringierend, antiseptisch, auswurffördernd, entzündungshemmend, geruchsneutralisierend, hautpflegend, schleimlösend, schmerzlindernd

Anwendung: bei Akne, Allergien, Blasenentzündung, Bronchitis, Darmbeschwerden, Durchfall, Gelenkschmerzen, Halsentzündung, Hämorrhoiden, Hautproblemen, Heiserkeit, Husten, Keuchhusten, Lungeninfektion, Muskelschmerzen, Nasenschleimhautentzündung, Ohrenentzündung, Prostataentzündung, Raucherhusten, rheumatischen Beschwerden, Schnupfen, Stirnhöhlenentzündung, Tuberkulose, Unterleibsbeschwerden; wirkt entstauend auf das Lymphsystem, zur Gesichtspflege

Wirkung auf die Seele: ausgleichend, harmonisierend

Anwendung: bei Angst, geistig-seelischer Unausgeglichenheit, Reizbarkeit, Selbstzerstörung, Stimmungsschwankungen, Todesängsten, Überarbeitung, Unsicherheit, Verzweiflung; schenkt Gelassenheit, gibt Kraft

Sonstiges: gutes Meditationsöl; reinigt die Aura

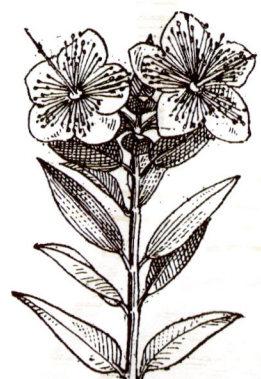

Nana-Minze

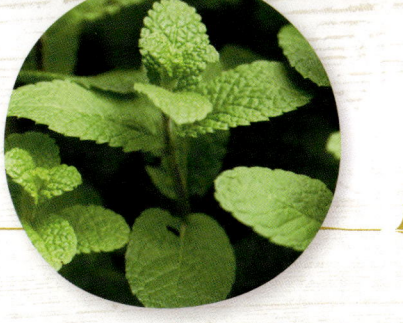

Name:	*Mentha spicata var. crispa*
Familie:	*Labiatae / Lamiaceae; Lippenblütler*
Vorkommen:	*Marokko*
Gewinnung:	*Wasserdampfdestillation der Blätter*
Duft/Geschmack:	*frisch, lieblich, minzig*
Note:	*Kopf*
Element:	*Luft*
Sternzeichen:	*Zwillinge*
Planet:	*Merkur*

Wirkung auf den Körper: adstringierend, antiseptisch, örtlich betäubend, blähungsmindernd, entstauend, fiebersenkend, galletreibend, harntreibend, krampflösend, leberanregend, magenstärkend, verdauungsfördernd

Anwendung: bei Akne, Asthma, Blähungen, Bronchitis, Erkältung, Fieber, Gallenbeschwerden, Kopfschmerzen, Leberbeschwerden, Migräne, Nebenhöhlenentzündung, Übelkeit

Wirkung auf die Seele: anregend, erfrischend, klärend, nervenstärkend

Anwendung: bei Konzentrationsschwäche, Stress

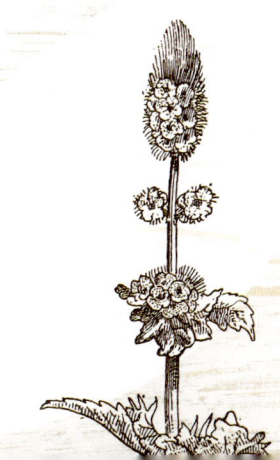

Narde

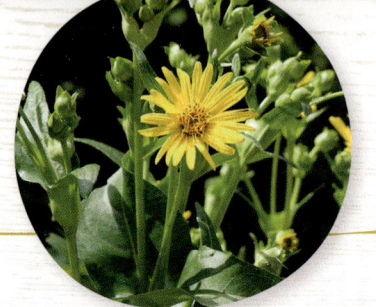

Name:	*Nardostachys jatamansi*
Familie:	*Valerianaceae; Baldriangewächse*
Vorkommen:	*Himalajagebirge (Indien und China)*
Gewinnung:	*Wasserdampfdestillation der Wurzel*
Duft / Geschmack:	*herb, bitter, erdig, weich, süß-holzig*
Note:	*Basis*
Element:	*Erde*
Sternzeichen:	*Jungfrau*
Planet:	*Merkur*

Wirkung auf den Körper: abführend, bakterienvernichtend, blutdrucksenkend, geruchsneutralisierend, fiebersenkend, herzstärkend, krampflösend, magenstärkend, pilztötend

Anwendung: bei Allergien, Darmkoliken, nervöser Darmschwäche, Entzündungen, Epilepsie, Gallenstörungen, Hautirritationen, nervösen Herzbeschwerden, nervösen Kreislaufstörungen, Koliken, nervöser Magenschwäche, Menstruationsbeschwerden, Migräne, Unterleibserkrankungen

Wirkung auf die Seele: anregend, beruhigend, entspannend, nervenstärkend, schlaffördernd, stabilisierend

Anwendung: bei Leistungsdruck, Nervenschwäche, Schlaflosigkeit, Stress, Unausgeglichenheit; löst emotionale Blockaden, schenkt Gelassenheit, gibt Kraft

Sonstiges: gutes Meditationsöl

Narzisse

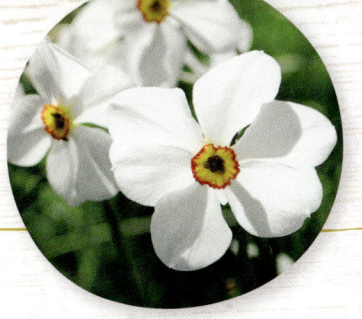

Name:	*Narcissus poeticus*
Familie:	*Amaryllidaceae; Amaryllisgewächse*
Vorkommen:	*Südeuropa, Naher Osten*
Gewinnung:	*Extraktion der Blüten mit Hexan*
Duft / Geschmack:	*süß, romantisch, weich, anschmiegsam, blumig, fein*
Note:	*Herz*
Element:	*Wasser*
Sternzeichen:	*Waage*
Planet:	*Venus*

Wirkung auf den Körper: krampflösend

Anwendung: bei Übelkeit (verursacht Erbrechen)

Wirkung auf die Seele: aphrodisisch, erotisierend, inspirierend, stimmungshebend

Anwendung: fördert die Intuition, beflügelt die Fantasie

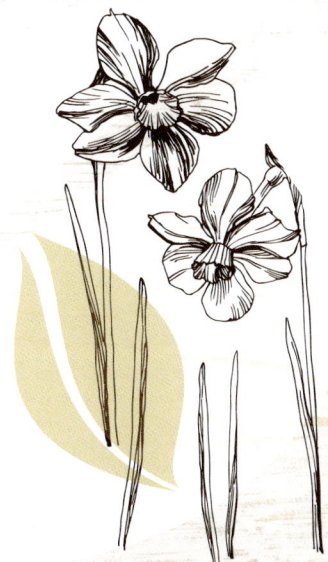

Vorsicht! Keine orale Einnahme – giftig. Kann von Erbrechen über Lähmung bis zum Tod führen.

Nelke

(Eugenol, Gewürznelke)

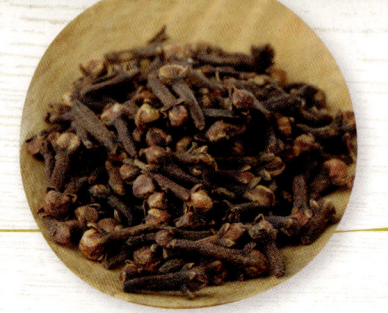

Name:	Syzygium aromaticum; Eugenia caryophyllata
Familie:	Myrtaceae; Myrtengewächse
Vorkommen:	Ostafrika, Sansibar, Südostasien
Gewinnung:	Wasserdampfdestillation
Duft / Geschmack:	süßlich, würzig, leicht scharf, holzig
Note:	Herz / Basis
Element:	Erde
Sternzeichen:	Löwe
Planet:	Sonne

Wirkung auf den Körper: antibiotisch, antiseptisch, blähungsmindernd, erbrechenverhindernd, geruchsneutralisierend, geburtsfördernd, krampflösend, larventötend, magenstärkend, oxidationshemmend, verdauungsfördernd, virenbekämpfend, wehenfördernd, wundheilend

Anwendung: bei Akne, Arthritis, Asthma, Bronchitis, Darmparasiten, Durchfall, Erkältungen, Fieber, Fußpilz, Geschwüren, Koliken, Krätze, Magen-Darm-Beschwerden, Mundgeruch, Mundschleimhautentzündungen (zum Gurgeln), Prellungen, Quetschungen, Rheumatismus, Schnittverletzungen, Übelkeit, Verbrennung, Verdauungsstörungen, Verstauchungen, Warzen, Wehenschwäche, Wunden, Zahnschmerzen; zur Linderung der Wehenschmerzen

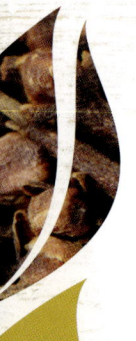

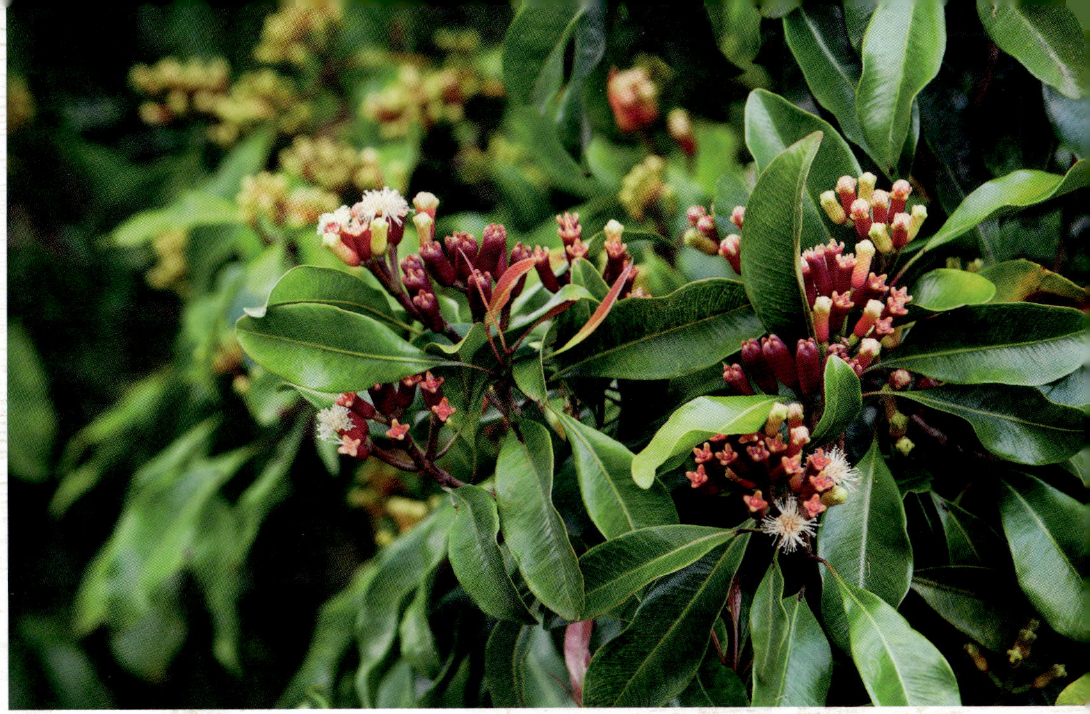

Wirkung auf die Seele: aphrodisisch, harmonisierend, inspirierend, konzentrationsfördernd, nervenstärkend, sexuell anregend, sinnlich

Anwendung: bei geistig-seelischen Blockaden, Gedächtnisschwäche, Introvertiertheit, Stress; schenkt Geborgenheit, löst seelische Konflikte; verleiht Kraft zum Loslassen, gibt Zufriedenheit

Sonstiges: zur Insektenabwehr

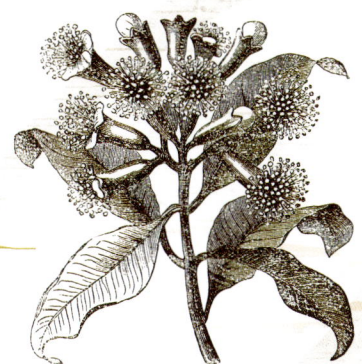

Vorsicht! Nur stark verdünnt verwenden – kann zu Hautreizungen führen.
Nicht während der Schwangerschaft anwenden.

NELKE

Neroli
(Orangenblüte)

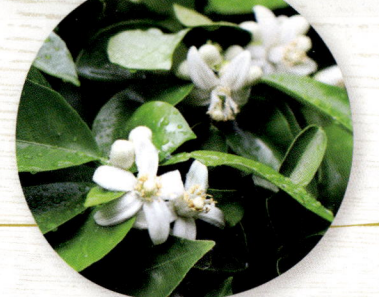

Name:	*Citrus aurantium var. amara; Citrus bigaradia*
Familie:	*Rutaceae; Rautengewächse*
Vorkommen:	*Nordafrika, Naher Osten, Südeuropa*
Gewinnung:	*Wasserdampfdestillation oder Extraktion der weißen Blüten mit Hexan*
Duft / Geschmack:	*warm, süßlich, blumig-zart, lieblich*
Note:	*Herz*
Element:	*Luft*
Sternzeichen:	*Löwe / Krebs*
Planet:	*Sonne / Mond*

Wirkung auf den Körper: antiseptisch, bakterienvernichtend, blähungsmindernd, geruchsneutralisierend, hautpflegend, herzberuhigend, herzrhythmusregulierend, herzstärkend, krampflösend, narbenbildend, pilztötend, regenerierend, verdauungsfördernd

Anwendung: bei Bronchitis, Darmproblemen, Kopfschmerzen, Leberbeschwerden, Magenproblemen, Menstruationsbeschwerden, prämenstruellem Syndrom (PMS); zur Hautpflege, Stimulation der Zellerneuerung

Wirkung auf die Seele: aphrodisierend, depressionsmildernd (stark), seelisch entkrampfend, erotisierend

Anwendung: bei Angst, Arbeitsunlust, psychosomatischen Beschwerden, emotionaler Dünnhäutigkeit, seelischer Erschöpfung, Hysterie, Nervosität, Prüfungsangst, Schlaflosigkeit, Schock, Verzweiflung; verbessert das Gedächtnis, heilt seelische Narben

Sonstiges: stärkt die Aura; »Seelenöl« / »Balsam für die Seele« (sehr gut)

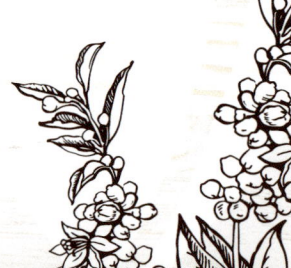

Niaouli

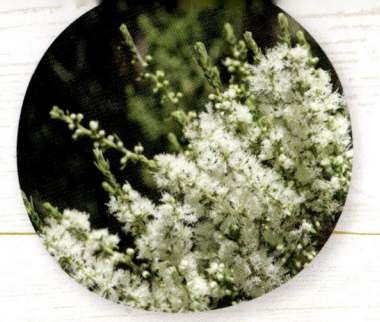

Name:	Melaleuca viridiflora
Familie:	Myrtaceae; Myrtengewächse
Vorkommen:	Australien, Nordafrika
Gewinnung:	Wasserdampfdestillation der Blätter und Zweige
Duft/Geschmack:	krautig, scharf, kampferartig, hell, klar
Note:	Kopf/Herz
Element:	Luft
Sternzeichen:	Jungfrau
Planet:	Merkur

Wirkung auf den Körper: abwehrstärkend, antiseptisch (stark), bakterienvernichtend, entzündungshemmend, fiebersenkend, krampflösend, narbenbildend, pilztötend, schleimlösend, schmerzstillend, schweißtreibend, virenbekämpfend, wurmtreibend

Anwendung: bei Akne, Arthritis, Asthma, Blasenentzündung, Bronchitis, Darmparasiten, Darmstörungen, Furunkeln, Gelenkschmerzen, Geschwüren, Grippe, Gürtelrose, Harnwegsinfektionen, Hautproblemen, Herpes (Lippenbläschen), Keuchhusten, Kopfschmerzen, Magenstörungen, Muskelverspannungen, Nebenhöhlenentzündung, Niereninfektionen, Pergamenthaut, Polyarthritis, rheumatischen Beschwerden, Schleimhautentzündungen, Schnupfen, Stirnhöhlenentzündung, Verbrennungen, Würmern, Wunden

Wirkung auf die Seele: anregend, depressionsmildernd, konzentrationsfördernd, stärkend

Anwendung: bei Angst, Antriebslosigkeit, Depressionen

Vorsicht! Nicht während der Schwangerschaft anwenden.

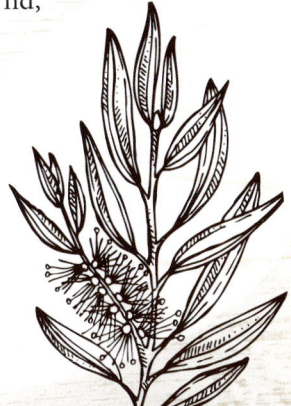

Opopanax

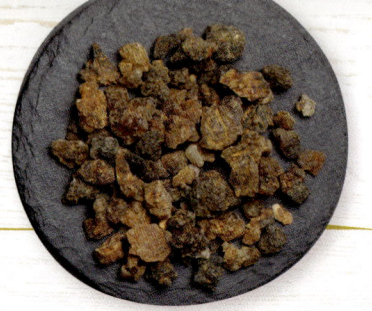

Name:	*Commiphora erythraea*
	(stammt von: Opopanax chironium)
Familie:	*Burseraceae; Balsambaumgewächse*
Vorkommen:	*Iran, Kleinasien, Südeuropa*
Gewinnung:	*Wasserdampfdestillation des Harzes*
Duft / Geschmack:	*süß, holzig, wurzelartig*
Note:	*Basis*
Element:	*Erde*
Sternzeichen:	*Stier*
Planet:	*Venus*

Wirkung auf den Körper: antiseptisch, hustenreizlindernd, krampflösend, schleimlösend

Anwendung: bei Atemwegserkrankungen, Asthma, Blähungen, Bronchitis, Durchfall, Zahnfleischentzündungen

Wirkung auf die Seele: ausgleichend, seelisch entkrampfend, entspannend, gedankenvertiefend, wärmend

Anwendung: bei nervlicher Überanstrengung, Nervosität

Sonstiges: gutes Meditationsöl

Orange

(Apfelsine)

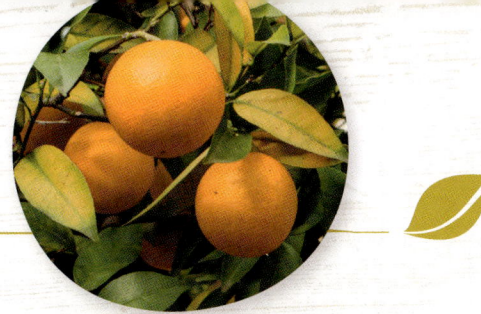

Name:	*Citrus aurantium; Citrus sinensis*
Familie:	*Rutaceae; Rautengewächse*
Vorkommen:	*Afrika, China, Pakistan, Südeuropa, USA*
Gewinnung:	*Kaltpressung der Schalen*
Duft / Geschmack:	*frisch, süßlich, warm, fruchtig*
Note:	*Kopf*
Element:	*Luft*
Sternzeichen:	*Löwe*
Planet:	*Sonne*

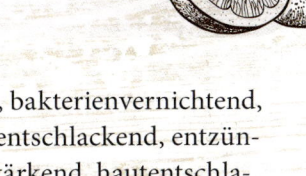

Wirkung auf den Körper: antiseptisch, appetitanregend, bakterienvernichtend, blähungsmindernd, blutdrucksenkend, desinfizierend, entschlackend, entzündungshemmend, fiebersenkend, galletreibend, gewebestärkend, hautentschlackend, hautstraffend, herzstärkend, magenstärkend, pilztötend, verdauungsfördernd

Anwendung: bei Blasenentzündung, Fieber, Gallenstau, Hautentschlackung, Hautpflege, Korpulenz (Dickleibigkeit), Mundschleimhautgeschwüren, Nierenproblemen, Verdauungsstörungen, Verstopfung, Wasseransammlung, Zahnfleischentzündung, Zellulitis; anregend für den Lymphfluss

Wirkung auf die Seele: aufmunternd, depressionsmildernd, entspannend, erheiternd, harmonisierend, wärmend

Anwendung: bei Angst, Depressionen, Herzklopfen, Konzentrationsschwäche, Nervosität, Schlaflosigkeit, Schwermut, Stress, Traurigkeit, Verbissenheit

Vorsicht! Kann Lichtflecken auf der Haut verursachen.

Oregano
(Wilder Majoran)

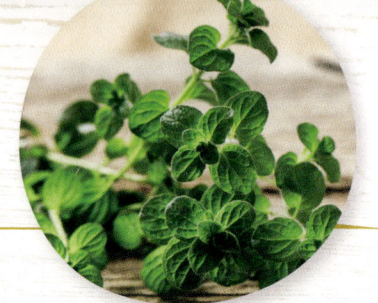

Name:	*Origanum vulgare*
Familie:	*Labiatae / Lamiaceae; Lippenblütler*
Vorkommen:	*Mittel- und Südeuropa, Nordafrika, Russland*
Gewinnung:	*Wasserdampfdestillation der Blätter*
Duft / Geschmack:	*herb, dumpf, leicht scharf, würzig*
Note:	*Basis*
Element:	*Feuer / Erde*
Sternzeichen:	*Jungfrau*
Planet:	*Merkur*

Wirkung auf den Körper: appetitanregend, auswurffördernd, bakterienvernichtend, blähungsmindernd, durchblutungsfördernd, entzündungshemmend, fiebersenkend, harntreibend, krampflösend, keimtötend (stark), magenstärkend, menstruationsfördernd, schleimlösend, schmerzlindernd, schweißtreibend, wurmtreibend, zellschützend

Anwendung: bei Akne, Appetitlosigkeit, Asthma, Bronchitis, Durchblutungsstörungen, Durchfall, Ekzemen, Erbrechen, Fußpilz, Gelbsucht, Gelenkschmerzen, Grippe, Hautparasiten, fiebrigen Infektionen, Insektenstichen, Keuchhusten, Koliken, Läusen, Magenschwäche, Muskelschmerzen, Nebenhöhlenentzündung / -vereiterung, Reizhusten, Rheumatismus, Stirnhöhlenentzündung / -vereiterung, Zellulitis; zur Hautpflege

Wirkung auf die Seele: gedächtnisanregend

Anwendung: bei Altersbeschwerden, psychosomatischen Erkrankungen, Gedächtnisschwäche; wirkt ausgleichend auf den inneren Kräftehaushalt

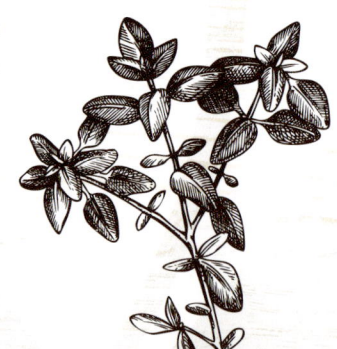

Vorsicht! Nicht während der Schwangerschaft anwenden. Wirkt hautreizend.

Osmanthus

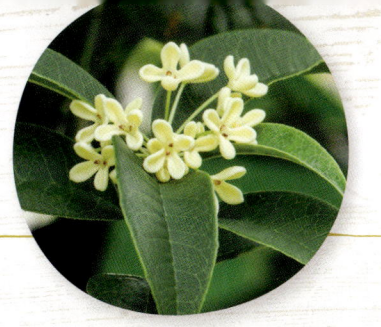

Name:	*Osmanthus fragrans*
Familie:	*Oleaceae; Ölbaumgewächse*
Vorkommen:	*China*
Gewinnung:	*Extraktion der Blüten mit Hexan*
Duft/Geschmack:	*voll, exotisch, süß, blumig*
Note:	*Herz*
Element:	*Wasser*
Sternzeichen:	*Stier*
Planet:	*Venus*

Wirkung auf den Körper: keine bekannt

Anwendung: keine bekannt

Wirkung auf die Seele: ausgleichend, harmonisierend, stimmungsaufhellend

Anwendung: bei Melancholie

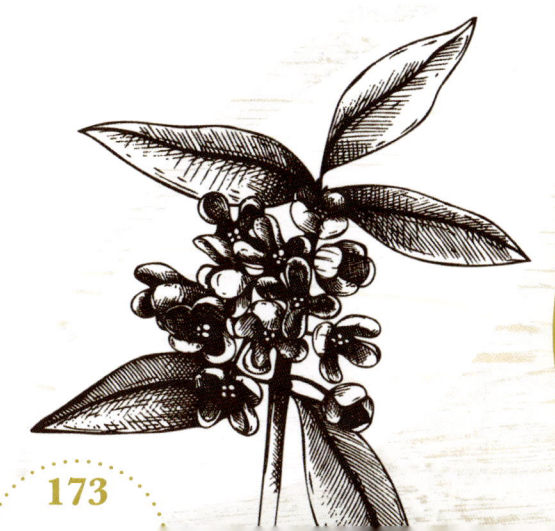

Palmarosa

(Ingwergras, Gingergrass)

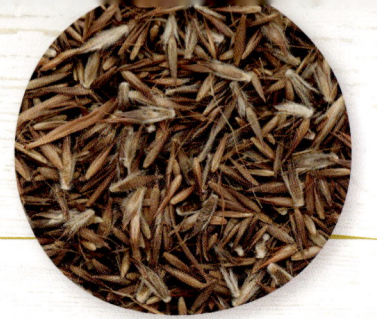

Name:	*Cymbopogon martinii*
Familie:	*Poaceae; Süßgräser*
Vorkommen:	*Java (Indonesien), Nordafrika, Ostindien*
Gewinnung:	*Wasserdampfdestillation des Grases*
Duft/Geschmack:	*grasig, feinblumig, rosenartig, frisch, geranienähnlich*
Note:	*Herz/Kopf*
Element:	*Wasser*
Sternzeichen:	*Fische*
Planet:	*Neptun*

Wirkung auf den Körper: antiseptisch, bakterienvernichtend, blutdrucksenkend, durchblutungsfördernd, entzündungshemmend, fiebersenkend, hautpflegend, krampflösend, narbenbildend, schmerzlindernd, stärkend, talgdrüsenregulierend, verdauungsfördernd, zellregenerierend

Anwendung: bei Akne, Allergien, Appetitlosigkeit, hohem Blutdruck, Darminfektionen, Darmträgheit, Falten, Infektionen der Geschlechtsteile/Harnwege/Haut, Hautabschürfungen, Herpes, Kopfschmerzen, Krämpfen, Menstruationsbeschwerden, Narben, Ruhr, Typhus; zur Zellgewebsregeneration

Wirkung auf die Seele: harmonisierend, sanftmütig stimmend, stimmungsaufhellend

Anwendung: bei Depressionen, nervöser Erschöpfung, Hysterie, Nervosität, Schlafstörungen, Stimmungsschwankungen, Verspannungen; verleiht Zuversicht und Zufriedenheit

Sonstiges: zur Luftreinigung

Patschuli

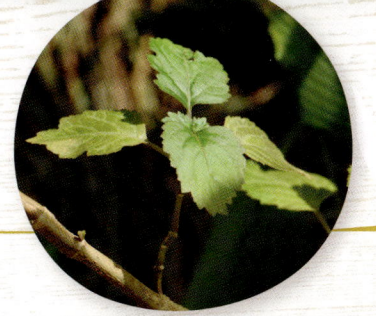

Name:	*Pogostemon patchouli, Pogostemon cablin*
Familie:	*Labiatae / Lamiaceae; Lippenblütler*
Vorkommen:	*China, Indien, Seychellen, Südostasien, Südamerika*
Gewinnung:	*Wasserdampfdestillation der getrockneten und meist fermentierten Blätter*
Duft / Geschmack:	*schwer, blumig, moosig, rauchig, herb-süß, exotisch*
Note:	*Basis / Herz*
Element:	*Erde*
Sternzeichen:	*Stier*
Planet:	*Venus*

Wirkung auf den Körper: adstringierend, anregend, antiseptisch, bakterienvernichtend, blähungsmindernd, geruchsneutralisierend, entzündungshemmend, erbrechenverhindernd, fiebersenkend, harntreibend, magenstärkend, narbenbildend, pilztötend, verdauungsfördernd, virenbekämpfend, wundheilend, zellregenerierend

Anwendung: bei Abszessen, Akne, Brandwunden, Eiterflechte, Ekzemen, Falten, Fußpilz, Hämorrhoiden, Hautleiden, Mundpilz, Neurodermitis, Pilzinfektionen, Schuppen, Schürfwunden, Scheidenpilz, Vergiftungen; zur Haarpflege

Wirkung auf die Seele: aphrodisierend, depressionsmildernd, erdend, erotisierend, nervenstärkend

Anwendung: bei Angst, Depressionen, nervöser Erschöpfung, Frigidität, Konzentrationsschwäche; bringt Erdung, stärkt das Selbstbewusstsein, gibt Sicherheitsgefühl, verleiht Standhaftigkeit

Sonstiges: sehr gutes Meditationsöl; vertreibt Motten

Vorsicht! Nicht innerlich einnehmen.

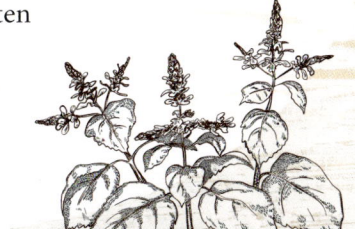

Perubalsam

(Wundbalsam)

Name:	*Myroxylon balsamum var. pereirae*
Familie:	*Fabaceae; Hülsenfrüchtler*
Vorkommen:	*Mittelamerika*
Gewinnung:	*Hochvakuum-Trockendestillation aus dem rohen Balsam oder mit Wasserdampfdestillation der Holzspäne (schlechtere Qualität)*
Duft / Geschmack:	*süß, balsamisch, vanilleartig*
Note:	*Basis*
Element:	*Erde*
Sternzeichen:	*Krebs*
Planet:	*Mond*

Wirkung auf den Körper: antiseptisch, entzündungshemmend, hustenreizlindernd, parasitentötend, schleimlösend

Anwendung: bei Asthma, Ausschlägen, Bluthochdruck, Bronchitis, Ekzemen, Erkältung, Hämorrhoiden, Husten, Rheumatismus, Schürfwunden, Wunden

Wirkung auf die Seele: anregend, balsamisch, depressionsmildernd, schlaffördernd

Anwendung: bei Aggressionen, Depressionen, Nervosität, Stress, Unausgeglichenheit

Vorsicht! Nicht bei Kindern einsetzen. Nicht über längere Zeiträume verwenden.

Petersilie

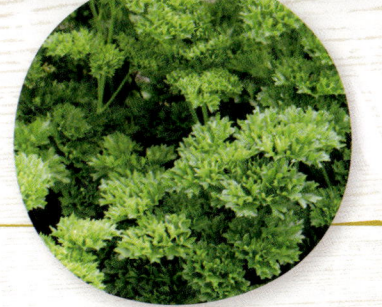

Name:	*Petroselinum sativum*
Familie:	*Apiaceae / Umbelliferae; Doldenblütler*
Vorkommen:	*Europa, Indien, Nordamerika, Russland*
Gewinnung:	*Wasserdampfdestillation von Kraut und Samen*
Duft / Geschmack:	*warm, holzig, würzig, krautig*
Note:	*Herz / Kopf*
Element:	*Wasser*
Sternzeichen:	*Fische*
Planet:	*Neptun*

Wirkung auf den Körper: abführend, adstringierend, antiseptisch, appetitanregend, blähungsmindernd, blutdrucksenkend, blutreinigend, fiebersenkend, harntreibend, magenstärkend, menstruationsfördernd, mikrobenabtötend, schleimlösend, verdauungsfördernd

Anwendung: bei Arthritis, Blähungen, Blaseninfektion, Darmschwäche, Gallenblasenproblemen, Gallensteinen, Gelenkschmerzen, Hämorrhoiden, Ischiasbeschwerden, Harnwegsinfektionen, Koliken, Krebs, Magenverstimmungen, Magenschwäche, Menstruationsbeschwerden, Rheuma, Syphilis, schwachen Wehen, Zellulitis; zur Leberregeneration

Wirkung auf die Seele: gedächtnisstärkend

Anwendung: bei Gedächtnisschwäche, geistiger Überanstrengung

Vorsicht! Als Öl leicht reizend und leicht giftig. Nicht während der Schwangerschaft verwenden.

Petitgrain

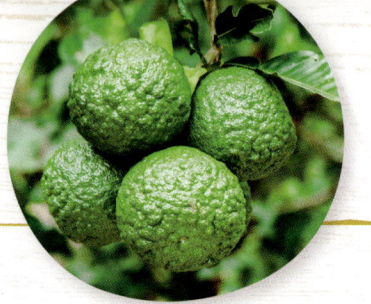

Name:	*Citrus aurantium var. amara; Citrus bigaradia*
Familie:	*Rutaceae; Rautengewächse*
Vorkommen:	*Amerika, Indien, Nordwestafrika, Südeuropa*
Gewinnung:	*Wasserdampfdestillation der Blätter und Zweige sowie der unreifen Früchte*
Duft / Geschmack:	*frisch-blumig, holzig-rauchig, leicht säuerlich*
Note:	*Kopf / Herz*
Element:	*Erde / Feuer / Luft*
Sternzeichen:	*Jungfrau*
Planet:	*Merkur*

Wirkung auf den Körper: antiseptisch, geruchsneutralisierend, hautvitalisierend, kräftigend, krampflösend, magenstärkend, verdauungsfördernd

Anwendung: bei Akne, Blähungen, Hautproblemen, Migräne, prämenstruellem Syndrom (PMS), zu starker Schweißbildung, Verdauungsstörungen, Verspannungen

Wirkung auf die Seele: depressionsmildernd, gedächtnisstärkend, inspirierend, konzentrationsfördernd, nervenstärkend

Anwendung: bei Angst, seelischer Belastung, Depressionen, nervöser Erschöpfung, Gereiztheit, Konzentrationsschwäche, stressbedingter Nervosität, Schlaflosigkeit, Sorgen, Stimmungsschwankungen, Traurigkeit, geistiger Überbeanspruchung; fördert Freude und Harmonie

Vorsicht! Vorsicht beim Auftragen auf die Haut (auch in Cremes) – hier kann es unter Sonneneinwirkung zu Hautirritationen und sogar Hautkrebsneigung kommen.

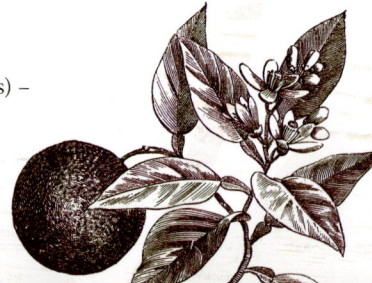

Pfeffer *(schwarz und grün)*

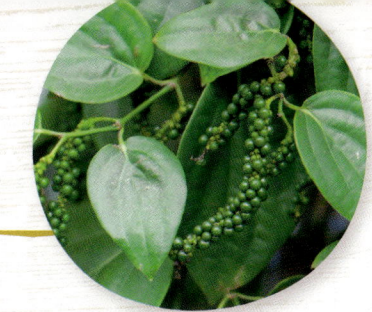

Name:	*Piper nigrum*
	(schwarz = reif, grün = unreif)
Familie:	*Piperaceae; Pfeffergewächse*
Vorkommen:	*alle tropischen Gebiete der Welt, u. a. China, Indien, Malaysia*
Gewinnung:	*Wasserdampfdestillation der Frucht*
Duft / Geschmack:	*frisch, trocken-holzig, warm, würzig*
Note:	*Basis / Herz*
Element:	*Feuer / Erde*
Sternzeichen:	*Löwe / Widder*
Planet:	*Sonne / Mars / Pluto*

Wirkung auf den Körper: abführend, antibakteriell, antiseptisch, appetitanregend, blähungsmindernd, durchblutungsfördernd, entgiftend, fiebersenkend, harntreibend, krampflösend, kreislaufanregend, magenstärkend, mikrobenabtötend, schmerzlindernd, verdauungsfördernd, virenbekämpfend

Anwendung: bei Anämie (Blutarmut), Appetitlosigkeit, Arthritis, Blähungen, Cholera, Durchblutungsstörungen, Durchfall, Erkältung, Grippe, Harnflussstörungen, Herzklopfen, Herzschmerzen, Infektionen, Koliken, Kopfschmerzen, Malaria, Muskelschmerzen, Rachenentzündungen, Rheumatismus, Ruhr, Sodbrennen, Übelkeit, Verstauchung, Verstopfung

Wirkung auf die Seele: aphrodisisch, konzentrationsfördernd

Anwendung: bei Angst, innerer Kälte, Konzentrationsschwäche, seelischer Leere, Müdigkeit, Schreckhaftigkeit, Trostlosigkeit; verleiht Mut, schenkt Optimismus und Zuversicht, bringt Selbstvertrauen

Vorsicht! Nicht während einer homöopathischen Behandlung verwenden.

PFEFFER

Pfefferminze

(Katzenminze, Hausminze)

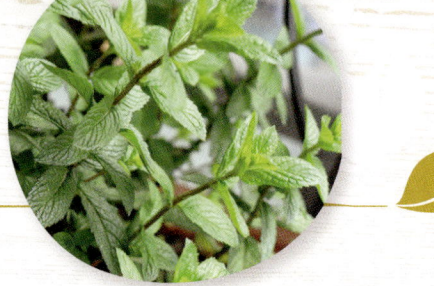

Name:	*Mentha piperita*
Familie:	*Labiatae / Lamiaceae; Lippenblütler*
Vorkommen:	*weltweit*
Gewinnung:	*Wasserdampfdestillation des Krautes*
Duft / Geschmack:	*frisch, durchdringend, grasig, würzig, kampferartig*
Note:	*Kopf*
Element:	*Luft / Feuer*
Sternzeichen:	*Wassermann / Zwillinge*
Planet:	*Uranus / Merkur*

Wirkung auf den Körper: adstringierend, antiseptisch, blähungsmindernd, entzündungshemmend, fiebersenkend, galletreibend, gefäßverengend, juckreizlindernd, krampflösend, leberanregend, magenstärkend, menstruationsfördernd, mikrobenabtötend, schleimlösend, schmerzlindernd, schweißtreibend, virenbekämpfend, wurmtreibend

Anwendung: bei Akne, Asthma, Blähungen, Bronchitis, Erbrechen, Erkältung, Fadenpilzinfektionen, Fieber, Grippe, Gürtelrose, Herpes, Herzklopfen, Kopfschmerzen, Krampfhusten, Koliken, Krämpfen, Krätze, Kreislaufproblemen, Migräne, Mundgeruch, Muskelschmerzen, Nebenhöhlenentzündung, Stirnhöhlenentzündung, Übelkeit, Verdauungsstörungen, Zahnschmerzen; zur Stärkung der Abwehrkräfte

Wirkung auf die Seele: nervenstärkend, konzentrationsfördernd

Anwendung: bei Erschöpfung, Gedächtnisschwäche, Konzentrationsschwäche, Ohnmacht, Schwindelgefühl; schenkt Selbstvertrauen und Zuversicht

Sonstiges: zur Insektenabwehr

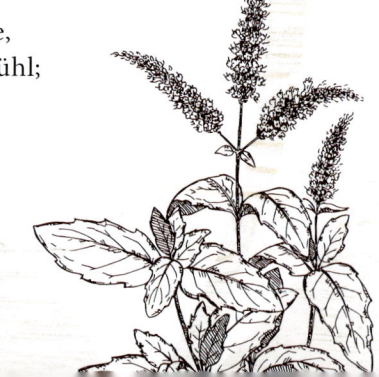

Piment

(Nelkenpfeffer)

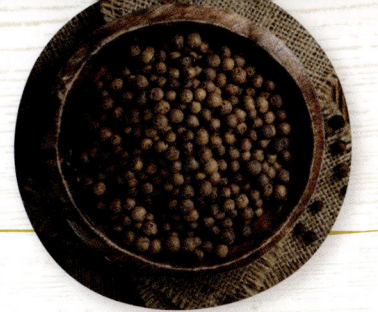

Name:	*Pimenta dioica*
Familie:	*Myrtaceae; Myrtengewächse*
Vorkommen:	*Antilleninseln, Indien, Mittel- und Südamerika*
Gewinnung:	*Wasserdampfdestillation der unreifen Beeren*
Duft / Geschmack:	*würzig, stark, süß, nelkenartig*
Note:	*Herz*
Element:	*Feuer*
Sternzeichen:	*Löwe*
Planet:	*Sonne, Pluto*

Wirkung auf den Körper: antiseptisch, betäubend, blähungsmindernd, durchblutungsfördernd, muskelentspannend, oxidationshemmend, schmerzlindernd, stärkend

Anwendung: bei Arthritis, Blähungen, Bronchitis, Gelenkschmerzen, Gelenksteifheit, Hautproblemen, Husten, Krämpfen, Magenverstimmung, Muskelschmerzen, Rheumatismus, Schüttelfrost, Übelkeit

Wirkung auf die Seele: anregend

Anwendung: bei Apathie, nervöser Erschöpfung, Gleichgültigkeit, Niedergeschlagenheit, Stress; verleiht Begeisterungsfähigkeit

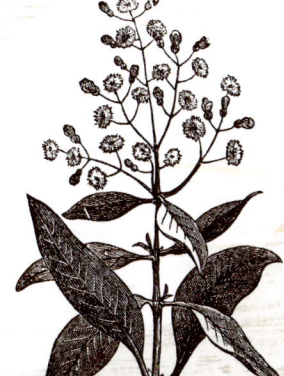

Vorsicht! Nur stark verdünnt verwenden – kann Schleimhaut und Haut reizen.

Quendel

(Wilder Thymian, Feldkümmel, Hühnersalbe)

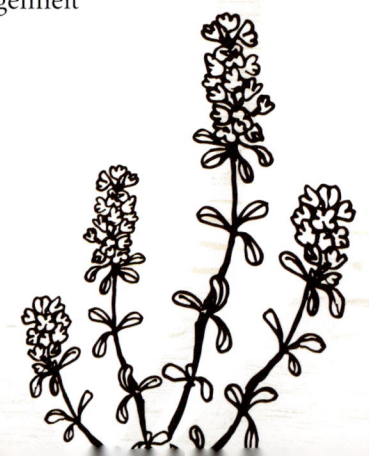

Name:	Thymus serpyllum
Familie:	Labiatae / Lamiaceae; Lippenblütler
Vorkommen:	Europa, Nordafrika, Nordamerika
Gewinnung:	Wasserdampfdestillation des blühenden Krautes
Duft / Geschmack:	bitter, würzig
Note:	Basis
Element:	Feuer
Sternzeichen:	Widder
Planet:	Mars

Wirkung auf den Körper: antiseptisch, auswurffördernd, blutdruckerhöhend, desinfizierend, entzündungshemmend, harntreibend, krampflösend, schleimlösend, schweißtreibend, wurmtreibend

Anwendung: bei Augenentzündung, Blasenschwäche, niedrigem Blutdruck, Bronchitis, Darmproblemen, Erkältung, Furunkeln, Grippe, Halsentzündung, Herzklopfen, Katarrh, Kreislaufstörung, Leberentzündung, Lungenentzündung, Magenbeschwerden, Nierenschwäche, Rachitis (Schwindsucht), Rippenfellentzündung, Tuberkulose, eiternden Wunden, Zahnschmerzen

Wirkung auf die Seele: depressionsmildernd

Anwendung: bei Apathie, Depressionen, Niedergeschlagenheit

Vorsicht! Sparsam dosieren. Nicht geeignet für Kinder, Epileptiker und Schwangere.

Ravensara

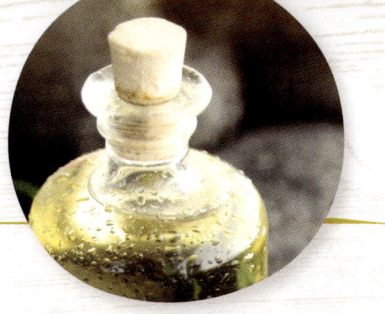

Name:	*Ravensara aromatica*
Familie:	*Lauraceae; Lorbeergewächse*
Vorkommen:	*Madagaskar*
Gewinnung:	*Wasserdampfdestillation der Blätter und Zweige*
Duft / Geschmack:	*klar, streng, eukalyptusartig*
Note:	*Kopf*
Element:	*Luft*
Sternzeichen:	*Wassermann*
Planet:	*Uranus*

Wirkung auf den Körper: antibakteriell, antiseptisch, stark desinfizierend, keimtötend, pilztötend, schleimlösend, virenbekämpfend

Anwendung: bei Atemwegserkrankungen, Bronchitis, Erkältung, Grippe, Gürtelrose, Herpes, Schnupfen; zur Desinfektion (als Schutz vor Krankheiten)

Wirkung auf die Seele: konzentrationsfördernd

Anwendung: bei Angst, Mutlosigkeit, Stress; als klärendes Nerventonikum

Vorsicht! Bei Kindern erst ab sechs Jahren und nicht während der Schwangerschaft verwenden.

Rhododendron

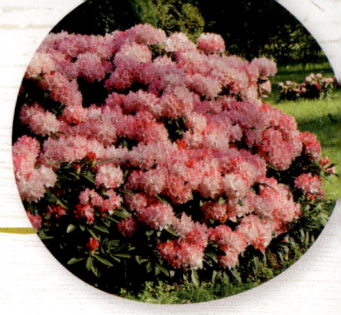

Name:	*Rhododendron anthopogon*
Familie:	*Ericaceae; Heidekrautgewächse*
Vorkommen:	*Nepal*
Gewinnung:	*Wasserdampfdestillation der Blätter*
Duft / Geschmack:	*aromatisch, frisch-herb*
Note:	*Herz / Basis*
Element:	*Wasser / Erde*
Sternzeichen:	*Fische*
Planet:	*Neptun*

Wirkung auf den Körper: keine bekannt

Anwendung: keine bekannt

Wirkung auf die Seele: ausgleichend, reinigend

Anwendung: keine bekannt

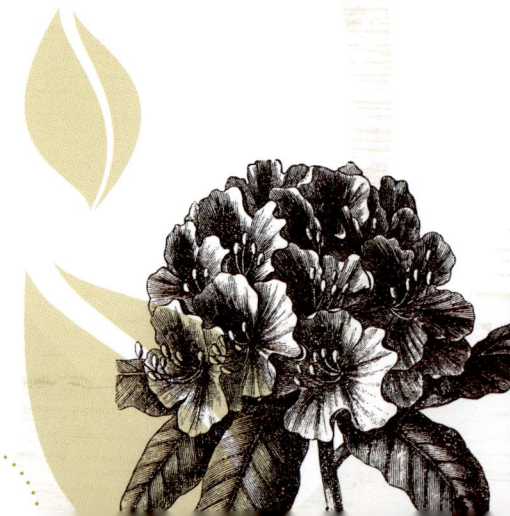

Riesentanne

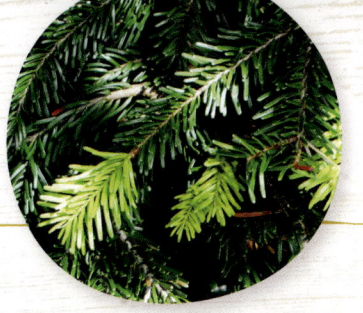

Name:	*Abies grandis*
Familie:	*Pinaceae; Kieferngewächse*
Vorkommen:	*Europa*
Gewinnung:	*Wasserdampfdestillation der Nadeln und Zweige*
Duft / Geschmack:	*waldig, kräftig, süßlich-balsamisch, harzig*
Note:	*Kopf / Herz*
Element:	*Erde / Feuer*
Sternzeichen:	*Jungfrau*
Planet:	*Merkur*

Wirkung auf den Körper: antiseptisch, hustenreizlindernd, schleimlösend, schmerzlindernd, stärkend

Anwendung: bei Arthritis, Bronchitis, Erkältung, Fieber, Grippe, Husten, Muskelschmerzen, Rheumatismus

Wirkung auf die Seele: konzentrationsfördernd

Anwendung: bei Konzentrationsschwäche; bringt Ausdauer und Energie

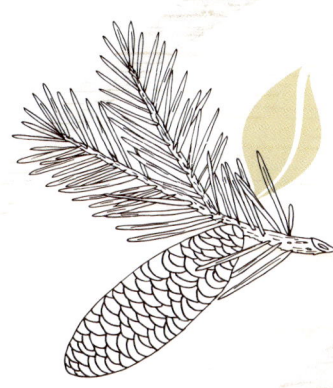

Rose

(Bulgarische Rose, Türkische Rose, Damaszener Rose)

Name:	*Rosa damascena*
Familie:	*Rosaceae; Rosengewächse*
Vorkommen:	*Bulgarien, Marokko, Türkei*
Gewinnung:	*Wasserdampfdestillation der Blütenblätter*
Duft / Geschmack:	*weich, tief, süß-blumig*
Note:	*Herz*
Element:	*Wasser*
Sternzeichen:	*Fische*
Planet:	*Jupiter*

Wirkung auf den Körper: abführend, adstringierend, antibakteriell, antiseptisch, blutreinigend, blutstillend, entzündungshemmend, galletreibend, hautreinigend, krampflösend, leberanregend, magenstärkend, menstruationsfördernd, narbenbildend, tuberkulosebekämpfend, wundheilend

Anwendung: bei Asthma, Bindehautentzündung, Bronchialasthma, Durchblutungsstörungen, Ekzemen, Falten, Fieber, Gebärmutterleiden, Geschwüren, Herpes, Herzklopfen, Heuschnupfen, Husten, Gallenentzündung, Kopfschmerzen, Leberstauung, Leberentzündung, Menstruationsbeschwerden, Milzproblemen, Ödemen, prämenstruellem Syndrom (PMS), Übelkeit, Weißfluss

Wirkung auf die Seele: aphrodisisch, beruhigend, depressionsmildernd, erotisierend

Anwendung: bei Depressionen, Enttäuschungen, Frigidität, seelischen Herzschmerzen, Hysterie, Impotenz, Kummer, Liebeskummer, Melancholie, Niedergeschlagenheit, Schlafstörungen, nervösen Spannungen, Trauer

Sonstiges: Stärkt den feinstofflichen Körper.

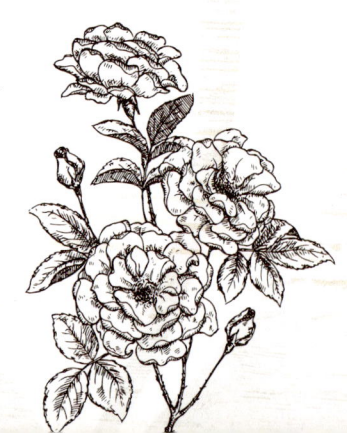

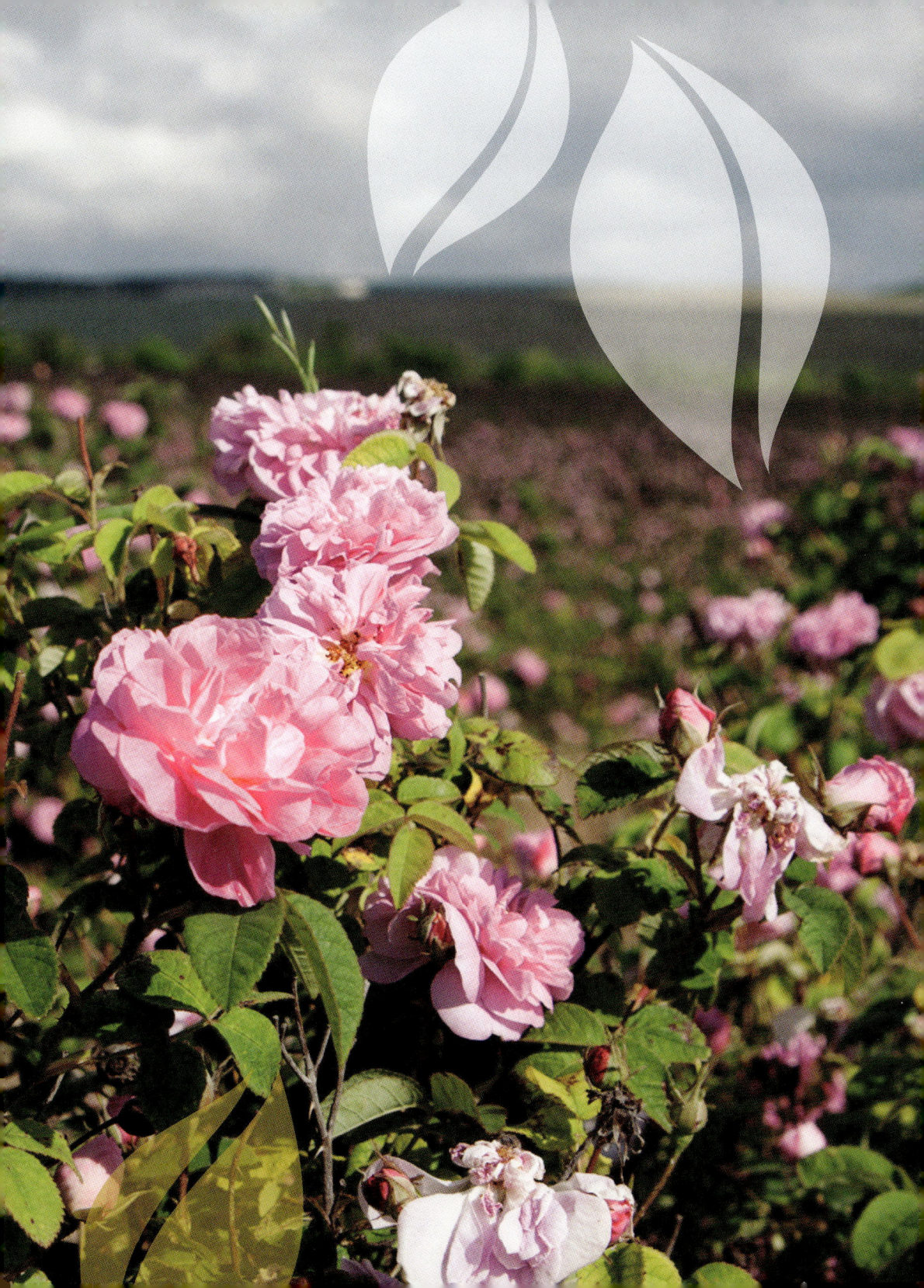

Rosengeranie

(Geranie, Pelargonie)

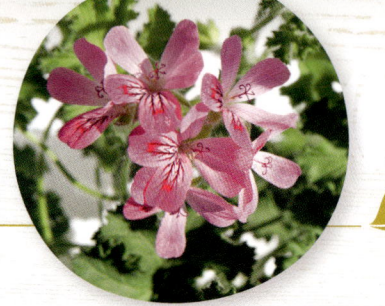

Name:	*Pelargonium graveolens*
Familie:	*Geraniaceae; Storchschnabelgewächse*
Vorkommen:	*Ägypten, Algerien, Angola, Brasilien, Ostafrika*
Gewinnung:	*Wasserdampfdestillation der Blätter und Blüten*
Duft/Geschmack:	*warm, blumig, rosig, etwas harzig, leicht zitrusartig*
Note:	*Herz*
Element:	*Wasser*
Sternzeichen:	*Krebs*
Planet:	*Mond*

Wirkung auf den Körper: adstringierend, antiseptisch, blutstillend, entzündungshemmend, gewebestärkend, harntreibend, hautpflegend/-straffend, leberstärkend, lymphflussanregend, nierenstärkend, pilztötend, schmerzlindernd, wundheilend

Anwendung: bei geplatzten Äderchen, Stauungen in den Brüsten, Darmerkrankungen, Diabetes, Durchfall, trockenen Ekzemen, Entzündungen, Gelbsucht, Geschwüren, Gesichtsneuralgie, Gürtelrose, blutenden Hämorrhoiden, Halsschmerzen, Hauterkrankungen, Hautentzündungen, Hautflecken, Hautdegeneration, Kreuzschmerzen, Läusen, Magenbeschwerden, Mandelentzündungen, Mundschleimhautentzündungen, Muskelschmerzen, Nasenbluten, Nierensteinen, Schuppen, Schuppenflechte, Unterleibsblutungen, Verbrennungen, Wechseljahrsbeschwerden, Wunden, Zahnfleischentzündungen, Zellulitis

Wirkung auf die Seele: aufmunternd, ausgleichend, beruhigend, depressionsmildernd (stark), harmonisierend, tröstend

Anwendung: bei Angst, Depressionen, Erschöpfung, Schlafstörungen, nervösen Spannungen, Stress

Sonstiges: gegen Insekten und Ungeziefer

Vorsicht! Nicht innerlich einnehmen.

Rosenholz

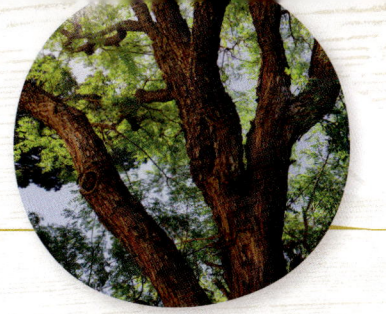

Name:	*Aniba rosaeodora*
Familie:	*Lauraceae; Lorbeergewächse*
Vorkommen:	*Südamerika*
Gewinnung:	*Wasserdampfdestillation des zerkleinerten Holzes*
Duft / Geschmack:	*warm, kräftig, rosig*
Note:	*Basis*
Element:	*Erde / Wasser*
Sternzeichen:	*Jungfrau*
Planet:	*Merkur*

Wirkung auf den Körper: antibakteriell, antiseptisch, geruchsneutralisierend, gewebeerneuernd, krampflösend, mikrobenabtötend, schmerzlindernd, stärkend, zellanregend

Anwendung: bei Akne, Erkältung, Falten, Fieber, Husten, Infektionen, Kopfschmerzen, Narben, Schwangerschaftsstreifen, Übelkeit, Wunden; zur Hautpflege, Stärkung der Abwehrkräfte

Wirkung auf die Seele: aphrodisisch, depressionsmildernd, fantasieanregend, schlaffördernd

Anwendung: bei Angst, Depressionen, Frigidität, psychischer Unausgeglichenheit, nervösen Spannungen, Unsicherheit; schenkt Selbstvertrauen

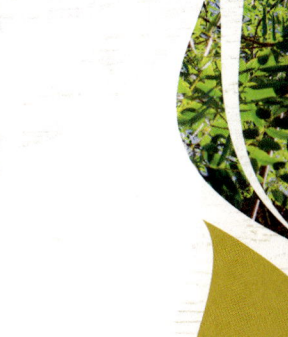

Rosmarin

(Brautkraut, Weihrauchkraut)

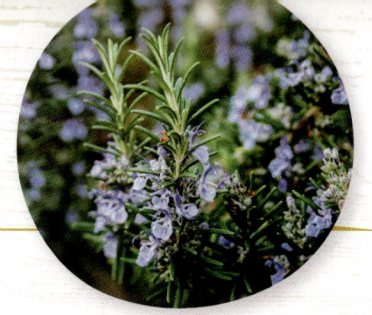

Name:	*Rosmarinus officinalis*
Familie:	*Labiatae / Lamiaceae; Lippenblütler*
Vorkommen:	*Europa, Mittelmeer, Afrika*
Gewinnung:	*Wasserdampfdestillation des blühenden Krautes*
Duft / Geschmack:	*würzig fein, leicht anregend, etwas kampferartig, scharf-bitter*
Note:	*Basis*
Element:	*Feuer / Erde*
Sternzeichen:	*Widder*
Planet:	*Mars*

Wirkung auf den Körper: adstringierend, antiseptisch, blähungsmindernd, blutbildend, blutdrucksteigernd, durchblutungsfördernd, galletreibend, haarwuchsfördernd, harntreibend, herzstärkend, kreislaufanregend, krampflösend, keimtötend, leberstärkend, magenstärkend, menstruationsfördernd, mikrobenabtötend, oxidationshemmend, parasitentötend, pilztötend, reinigend, schweißtreibend, stoffwechselfördernd, verdauungsfördernd, verjüngend, wundheilend, zellschützend

Anwendung: bei Anämie, Asthma, Arterienverkalkung, Augentrübung, Bronchitis, niedrigem Blutdruck, hohem Cholesterinspiegel, Durchblutungsstörungen, Durchfall, Ekzemen, schlechter Flüssigkeitsausscheidung, Gallenproblemen, Gallensteinen, Gelbsucht, Grippe, müder und welker Haut, Herzschwäche, Herzrhythmusstörungen, Kopfschmerzen, Krätze, Krampfadern, Kreislaufschwäche, Läusen, Leberproblemen, Leberstauung, Menstruationsbeschwerden, Migräne, Muskelschmerzen, rheumatischen Beschwerden, Schuppen, Schwindelgefühl, Verdauungsproblemen, Weißfluss, Zellulitis; zur Stärkung der Atemwege, als Nerventonikum

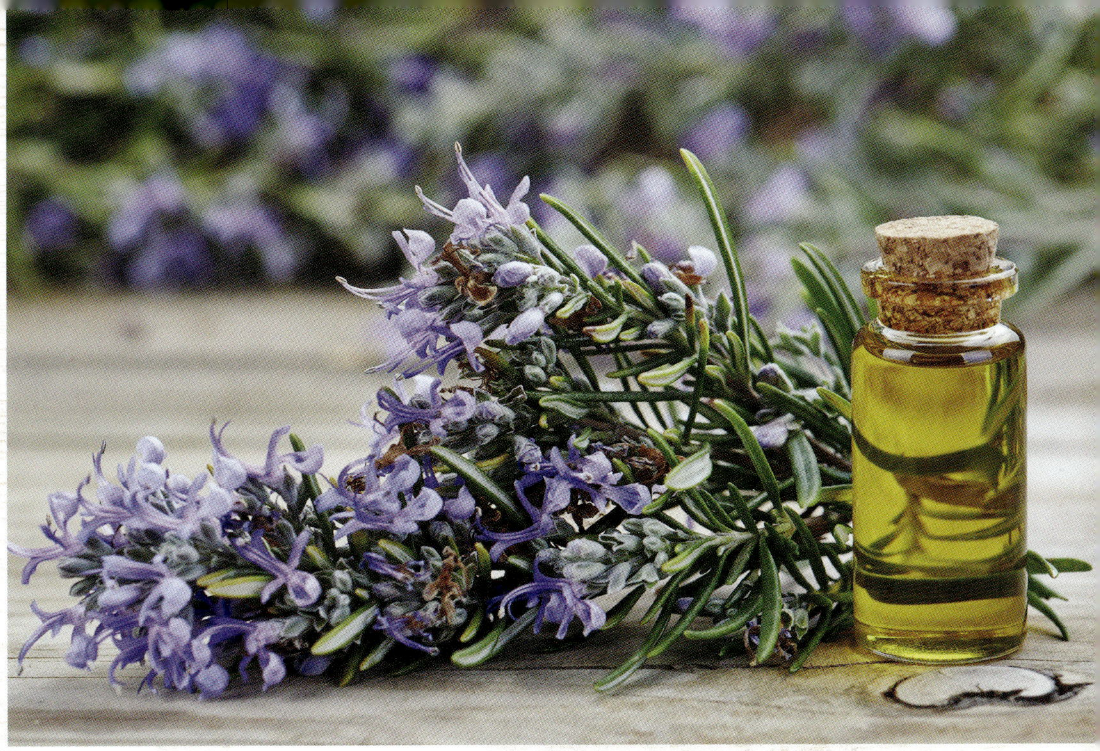

Wirkung auf die Seele: aphrodisisch, antriebsfördernd, gedächtnisfördernd, konzentrationsstärkend, nervenstärkend, stimmungsaufhellend, willensstärkend

Anwendung: bei Depressionen, nervösen Herzbeschwerden, Ich-Schwäche, Impotenz, Nervenbeschwerden

Sonstiges: zur Insektenabwehr

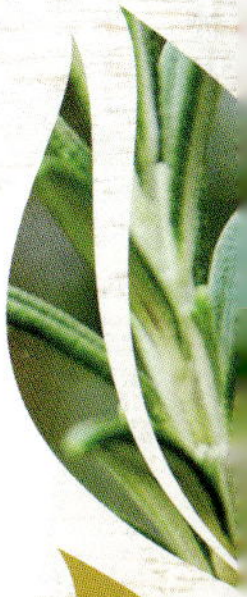

Vorsicht! Nicht bei Bluthochdruck anwenden. Nicht geeignet für Epileptiker. Nicht während der Schwangerschaft verwenden. Kann leicht hautreizend wirken.

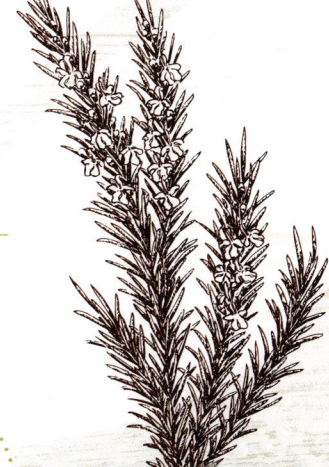

ROSMARIN

Salbei

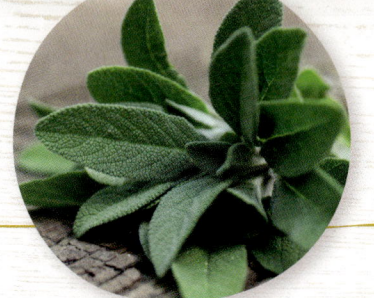

Name:	*Salvia officinalis*
Familie:	*Labiatae / Lamiaceae; Lippenblütler*
Vorkommen:	*Europa, Mittelmeerraum*
Gewinnung:	*Wasserdampfdestillation der Blüten und Blätter*
Duft / Geschmack:	*warm, würzig, krautig, etwas kampferartig, leicht herb*
Note:	*Herz*
Element:	*Wasser*
Sternzeichen:	*Jungfrau*
Planet:	*Merkur*

Wirkung auf den Körper: abführend, abwehrsteigernd, adstringierend, antiseptisch, blutdrucksteigernd, entzündungshemmend, fiebersenkend, harntreibend, krampflösend, leberstärkend, magenstärkend, menstruationsfördernd, mikrobenabtötend, oxidationshemmend, schleimlösend, schweißhemmend, stärkend, verdauungsfördernd

Anwendung: bei Verschleimung der Atmungsorgane, Asthma, niedrigem Blutdruck, Bronchitis, Erkältung, Ekzemen, Haarausfall, Husten, Lähmungen (belebend), rheumatischen Beschwerden, Schlaganfall (belebend), Schwächezuständen, zu starker Schweißbildung, Wunden; zur Normalisierung der Schilddrüsentätigkeit

Wirkung auf die Seele: anregend, ausgleichend, klärend, nervenstärkend

Anwendung: bei geistig-seelischer Unausgeglichenheit; belebt und unterstützt das geistige Energiepotenzial, gibt Kraft

Sonstiges: sehr gut für die Stimme

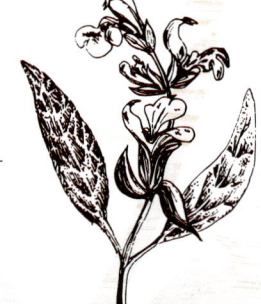

Vorsicht! Nicht innerlich einnehmen – giftig. Nicht geeignet für Epileptiker und für Schwangere. Nicht bei Bluthochdruck anwenden.

Sandelholz

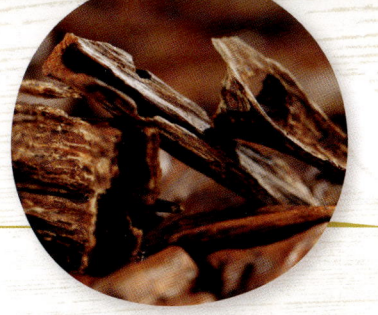

Name:	*Santalum album*
Familie:	*Santalaceae; Sandelholzgewächse*
Vorkommen:	*Indien*
Gewinnung:	*Wasserdampfdestillation des zerkleinerten Holzes*
Duft/Geschmack:	*warm, weich, süß-holzig, balsamisch*
Note:	*Basis*
Element:	*Erde*
Sternzeichen:	*Stier*
Planet:	*Venus*

Wirkung auf den Körper: adstringierend, antiseptisch, auswurffördernd, bakterienvernichtend, blähungsmindernd, desinfizierend, entzündungshemmend, harntreibend, insektenvertreibend, krampflösend, narbenbildend, schleimlösend, stärkend

Anwendung: bei Akne, Asthma, Blasenentzündung, chronischer Bronchitis, Durchfall, Erbrechen, Flechten, Halsentzündungen, trockener Haut, Husten, Katarrh, Kehlkopfentzündungen, Nierenbeschwerden, Schluckauf, Venenproblemen; zur Hautpflege

Wirkung auf die Seele: beruhigend, erotisierend, euphorisierend, gedächtnisstärkend, stark fantasieanregend, stimmungsaufhellend

Anwendung: bei Aggressionen, Angst, Depressionen, Frigidität, Impotenz, Niedergeschlagenheit, Schlaflosigkeit, nervösen Spannungen, Stress; gegen Egoismus, löst sexuelle Blockaden, unterstützt Lösungsprozesse

Sonstiges: Ritualöl, Tantraöl

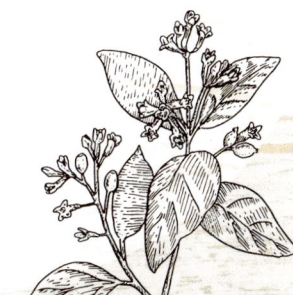

Vorsicht! Nicht bei akuter Nierenentzündung anwenden.

Santolin

(Heiligengarbe, Heiligenkraut, Zypressenkraut)

Name:	*Santolina chamaecyparissus*
Familie:	*Asteraceae; Korbblütler*
Vorkommen:	*Mittelmeerraum*
Gewinnung:	*Wasserdampfdestillation des Krautes*
Duft / Geschmack:	*warm, würzig, krautig, beißend*
Note:	*Basis*
Element:	*Feuer*
Sternzeichen:	*Löwe*
Planet:	*Sonne*

Wirkung auf den Körper: entgiftend, galletreibend, insektenvertreibend, krampflösend, wurmtreibend

Anwendung: bei Erkältungskrankheiten, Gelbsucht (als Leberwickel), Insektenstichen, Warzen; zur Entwurmung

Wirkung auf die Seele: keine bekannt

Anwendung: entfällt

Sonstiges: gegen Motten und Stechmücken

Vorsicht! Nicht in der Duftlampe verwenden. Nicht geeignet für Schwangere und Kinder. Nicht innerlich einnehmen.

Sassafras

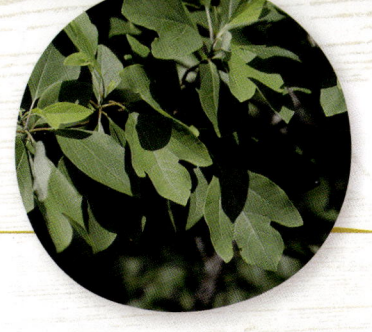

Name:	*Sassafras albidum*
Familie:	*Lauraceae; Lorbeergewächse*
Vorkommen:	*Nordamerika*
Gewinnung:	*Wasserdampfdestillation des Wurzelholzes*
Duft / Geschmack:	*süß-würzig, holzig, kampferähnlich*
Note:	*Kopf*
Element:	*Luft*
Sternzeichen:	*Wassermann*
Planet:	*Uranus*

Wirkung auf den Körper: keimtötend, läuseabtötend, schweißtreibend, virenbekämpfend

Anwendung: entfällt

Wirkung auf die Seele: keine bekannt

Anwendung: keine bekannt

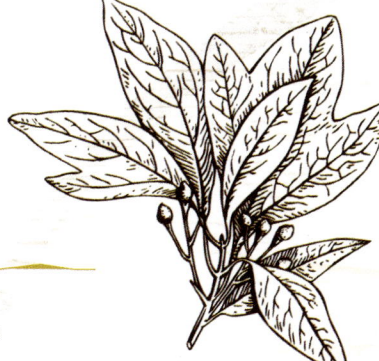

Vorsicht! Nicht innerlich einnehmen – stark giftig, krebserregend, abtreibend; bereits geringe Mengen können zum Tod führen.

Schafgarbe
(Achilleskraut, Katzkraut)

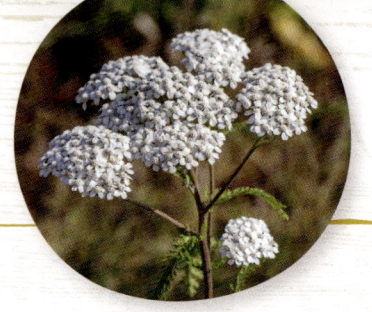

Name:	*Achillea millefolium*
Familie:	*Asteraceae; Korbblütler*
Vorkommen:	*Europa, Nordasien, USA*
Gewinnung:	*Wasserdampfdestillation des Krautes und der Blüten*
Duft / Geschmack:	*süßlich-grasig, leicht kampferartig, mild*
Note:	*Herz / Basis*
Element:	*Erde*
Sternzeichen:	*Krebs*
Planet:	*Mond*

Wirkung auf den Körper: adstringierend, antiseptisch, blähungsmindernd, blutdrucksenkend, blutstillend, entzündungshemmend, fiebersenkend, hautpflegend, krampflösend, magenstärkend, narbenbildend, schleimlösend, schweißtreibend, stärkend, verdauungsfördernd

Anwendung: bei Akne, Arteriosklerose, offenen Beinen, Blähungen, Blasenentzündung, Bluthochdruck, Darmentzündung, Ekzemen, Entzündungen, Erkältung, Gicht, Grippe, Hämorrhoiden, Hautausschlägen, Krämpfen, Krampfadern, Kopfschmerzen, Magenverstimmung, Migräne, Narben, Nierenerkrankungen, Polyarthritis, Reisekrankheit, Rheumatismus, Schnittwunden, Sonnenbrand, Thrombose, Unterleibsentzündungen, Zellulitis

Wirkung auf die Seele: bewusstseinserweiternd, depressionsmildernd

Anwendung: bei Albträumen, Depressionen, Schlaflosigkeit, Schwindelgefühl; fördert die intuitiven Kräfte

Vorsicht! Nicht während der Schwangerschaft anwenden. Kann Lichtflecken auf der Haut verursachen.

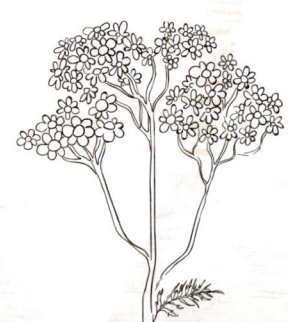

Schinus molle

(Peru-Mastix)

Name:	*Schinus molle*
Familie:	*Anacardiaceae; Sumachgewächse*
Vorkommen:	*Südamerika, u. a. Mexiko, Peru*
Gewinnung:	*Wasserdampfdestillation der Früchte*
Duft/Geschmack:	*warm, rauchig, holzig, pfefferartig*
Note:	*Basis*
Element:	*Erde*
Sternzeichen:	*Steinbock*
Planet:	*Saturn*

Wirkung auf den Körper: anregend, antiseptisch, bakterienvernichtend, blähungsmindernd, magenstärkend, virenbekämpfend

Anwendung: bei Anämie (Blutarmut), Appetitlosigkeit, Arthritis, Blähungen, Durchblutungsstörungen, Durchfall, Erkältungen, Frostbeulen, Grippe, Infektionen, Katarrh, Koliken, Muskelschmerzen, Rheumatismus, Schüttelfrost, Sodbrennen, Übelkeit, Verstauchungen, Verstopfung, Viren

Wirkung auf die Seele: ausgleichend, beruhigend

Anwendung: Stärkt übersinnliche Kräfte.

Vorsicht! Nicht während einer homöopathischen Behandlung verwenden.

Schopflavendel

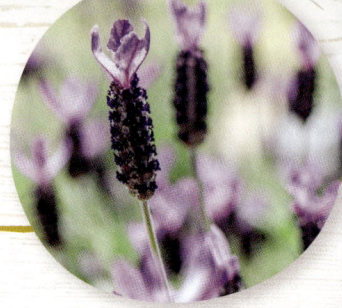

Name:	*Lavandula stoechas*
Familie:	*Labiatae / Lamiaceae; Lippenblütler*
Vorkommen:	*Frankreich*
Gewinnung:	*Wasserdampfdestillation der Blätter*
Duft / Geschmack:	*frisch, krautig, klar*
Note:	*Herz*
Element:	*Luft*
Sternzeichen:	*Waage*
Planet:	*Merkur*

Wirkung auf den Körper: antiseptisch, durchblutungsfördernd, herzstärkend, keimtötend

Anwendung: bei Durchblutungsstörungen, Erkältungskrankheiten, Herzbeschwerden, Rheumatismus

Wirkung auf die Seele: ausgleichend, geistig-seelisch aufbauend, stärkend

Anwendung: bei starker Nervenüberreizung

Vorsicht! Nicht während der Schwangerschaft verwenden.

Schwarzkümmel*

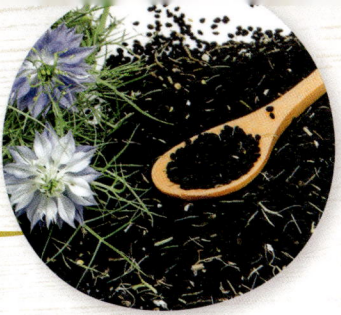

Name:	*Nigella sativa*
Familie:	*Ranunculaceae; Hahnenfußgewächse*
Vorkommen:	*Indien*
Gewinnung:	*Wasserdampfdestillation der Samen*
Duft / Geschmack:	*aromatisch, pfeffrig, würzig*
Note:	*Basis*
Element:	*Erde*
Sternzeichen:	*Widder*
Planet:	*Mars*

Wirkung auf den Körper: blähungsmindernd, verdauungsfördernd

Anwendung: bei Muskel- und Gelenkverspannungen

Wirkung auf die Seele: kräftigend, stärkend, wärmend

Anwendung: keine bekannt

Sonstiges: Dieses Öl wird hauptsächlich in der Aromaküche verwendet.

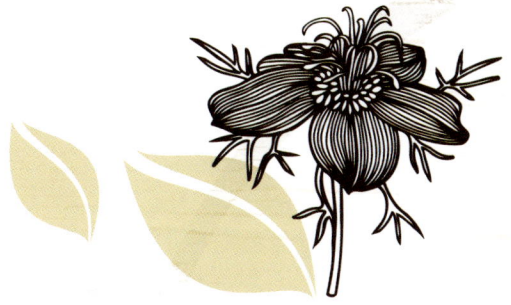

* Siehe auch Kapitel »Die Basisöle«.

Sellerie

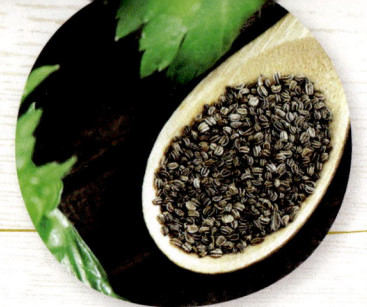

Name:	Apium graveolens
Familie:	Apiaceae/Umbelliferae; Doldenblütler
Vorkommen:	Afrika, Indien, Südeuropa
Gewinnung:	Wasserdampfdestillation der Samen
Duft/Geschmack:	würzig-warm, süß
Note:	Herz/Kopf
Element:	Wasser
Sternzeichen:	Fische
Planet:	Neptun

Wirkung auf den Körper: antiseptisch, appetitanregend, blähungsmindernd, blutreinigend, entschlackend, galletreibend, harntreibend, krampflösend, leberanregend, magenstärkend, menstruationsfördernd, milchtreibend, oxidationshemmend, verdauungsfördernd

Anwendung: bei Arthritis, Blähungen, Blasenentzündungen, Drüsenproblemen, Gelbsucht, Gicht, Giftablagerungen im Blut, Ischiasbeschwerden, Leberstauungen, Magenverstimmungen, Menstruationsbeschwerden, Milchfluss, Nierenentzündung, rheumatischen Beschwerden

Wirkung auf die Seele: depressionsmildernd, erotisierend, inspirierend, konzentrationsfördernd, nervenstärkend

Anwendung: bei Antriebslosigkeit, Depressionen, Konzentrationsschwäche, Melancholie, Müdigkeit, Unausgeglichenheit

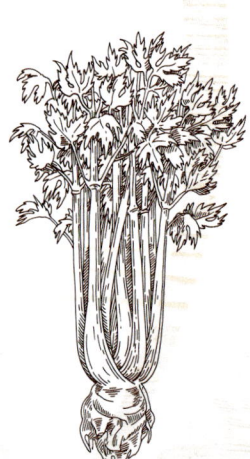

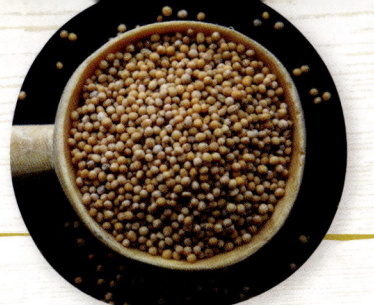

Senf

Name:	*Brassica nigra; Sinapis alba*
Familie:	*Brassicaceae / Cruciferae; Kreuzblütler*
Vorkommen:	*südöstlicher Mittelmeerraum*
Gewinnung:	*Wasserdampfdestillation der Senfkörner*
Duft / Geschmack:	*etwas säuerlich, scharf, durchdringend, beißend*
Note:	*Herz / Kopf*
Element:	*Wasser*
Sternzeichen:	*Fische*
Planet:	*Neptun*

Wirkung auf den Körper: anregend, appetitanregend, Erbrechen verursachend, fiebersenkend, harntreibend, mikrobenabtötend

Anwendung: entfällt

Wirkung auf die Seele: keine bekannt

Anwendung: keine bekannt

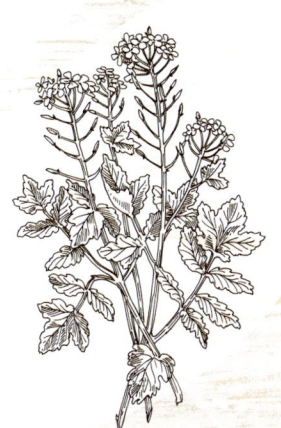

Vorsicht! Nicht einnehmen – giftig. Nicht einreiben – erzeugt Blasen auf der Haut.

Spiklavendel

(Speiklavendel)

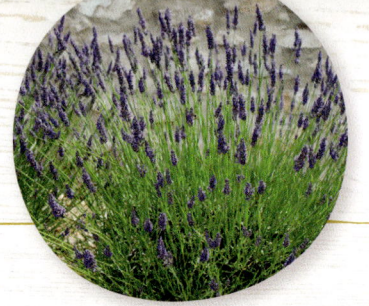

Name:	*Lavandula latifolia*
Familie:	*Labiatae / Lamiaceae; Lippenblütler*
Vorkommen:	*Mittelmeerraum*
Gewinnung:	*Wasserdampfdestillation der ganzen Pflanze*
Note:	*Herz*
Element:	*Luft*
Sternzeichen:	*Waage*
Planet:	*Merkur*

Wirkung auf den Körper: anregend, antiseptisch, entgiftend, blähungsmindernd, blutdrucksenkend, geruchsneutralisierend, durchblutungsfördernd, entgiftend, galletreibend, harntreibend, insektenvertreibend, krampflösend, menstruationsfördernd, mikrobenabtötend, milzanregend, narbenbildend, parasitentötend, regenerationsfördernd, schmerzlindernd, schweißtreibend, stärkend, wundheilend, wurmtreibend, zellerneuernd

Anwendung: bei Abszessen, Akne, Allergien, Asthma, Bauchkrämpfen, Beingeschwüren, Blähungen, Blasenentzündungen, Bluthochdruck, Bronchitis, Ekzemen, Entzündungen, Epilepsie, Fadenpilzinfektionen, Fieber, Fieberausschlägen, Furunkeln, Fußpilz, Gallenbeschwerden, Grippe, Halsinfektionen, Hautentzündungen, Hefepilzbefall, Herpes, nervösen Herzbeschwerden, Herzbeklemmungen, Herzflattern, Hexenschuss, Insektenstichen, Ischiasbeschwerden, Katarrh, Kehlkopfentzündung, Keuchhusten, Kopfschmerzen, Krätze, Lähmung, Läusen, Menstruationsbeschwerden, Migräne, Mundgeruch, Muskelschmerzen, Nervenentzündung, Ohrenschmerzen, prämenstruellem Syndrom (PMS), Rheumatismus, Reisekrankheit, zu starker Schweißbildung, Schwindel, Schuppen, Schuppenflechte, Übelkeit, Verbrennungen, Verdauungsstörungen, Verstauchungen, Weißfluss, Wunden; zur Bildung weißer Blutkörperchen, Stärkung der Abwehrkräfte

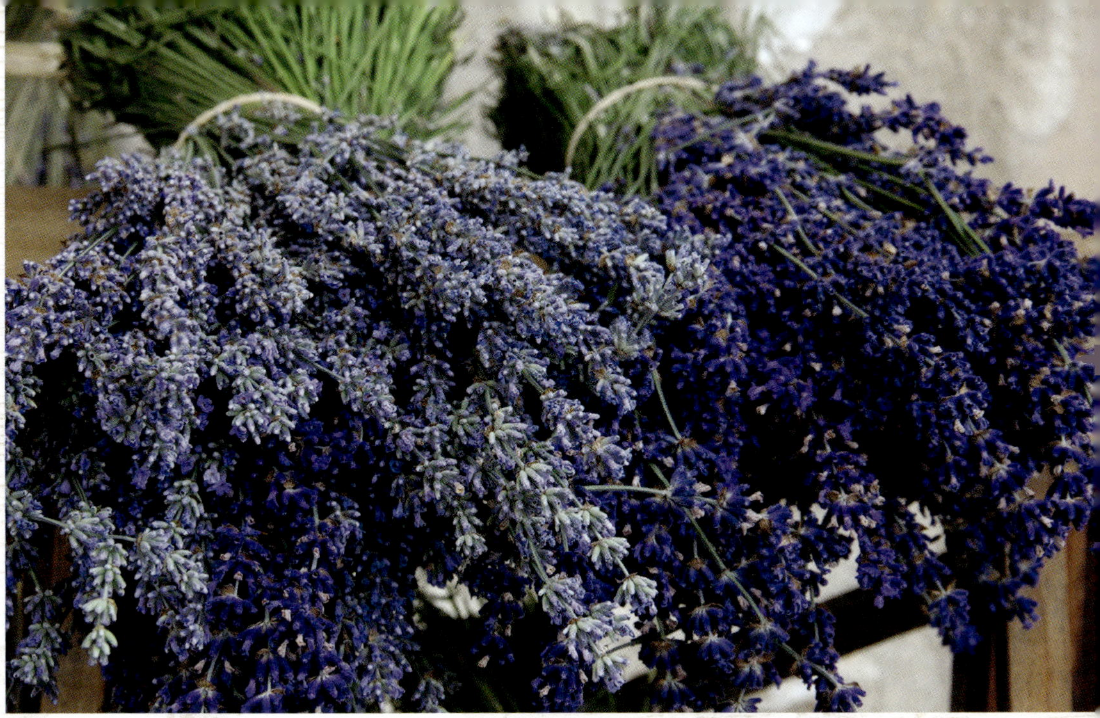

Wirkung auf die Seele: anregend, aufbauend, beruhigend, nervenstärkend, stimmungsaufhellend

Anwendung: bei Albträumen, Angst, Depressionen, Engegefühlen, Hysterie, Melancholie, Nervosität, Niedergeschlagenheit, Reizbarkeit, Schlaflosigkeit, Schock, sexueller Unruhe, Überreiztheit

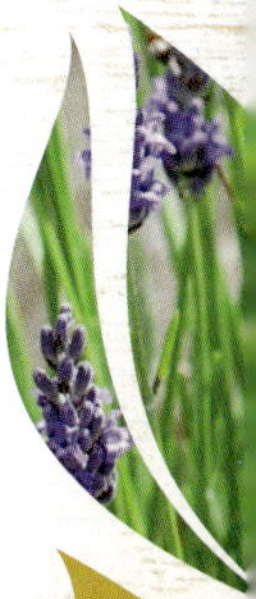

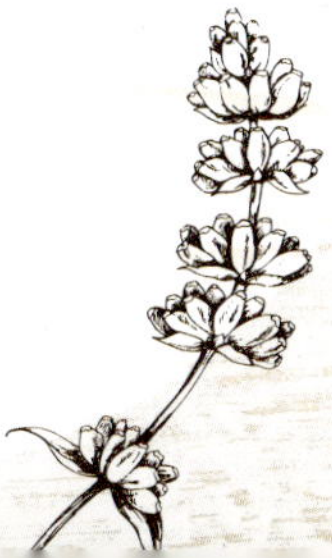

Vorsicht! Nicht für Schwangere und Kleinkinder geeignet.

SPIKLAVENDEL

Styrax

(Amber, Storax)

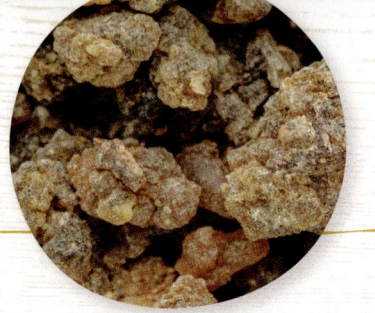

Name:	*Liquidambar orientalis*
Familie:	*Altingiaceae*
Vorkommen:	*China, USA*
Gewinnung:	*Wasserdampfdestillation des Harzes*
Duft/Geschmack:	*süß, balsamisch, vanilleartig*
Note:	*Basis*
Element:	*Wasser*
Sternzeichen:	*Stier*
Planet:	*Venus*

Wirkung auf den Körper: anregend, antiseptisch, auswurffördernd, bakterienvernichtend, entzündungshemmend, hustenreizlindernd, mikrobenabtötend, schleimlösend

Anwendung: bei Bronchitis, Durchfall, Fadenpilzinfektionen, Husten, Katarrh, Krätze, Ruhr, Wundbehandlung (sehr gut), Zahnfleischentzündungen (sehr gut)

Wirkung auf die Seele: depressionsmildernd, nervenstärkend, spirituell öffnend

Anwendung: bei Angst, Depressionen, Hysterie, Reizbarkeit, nervösen Spannungen, Stress, geistiger Überanstrengung

Sonstiges: aurareinigend, Meditationsöl

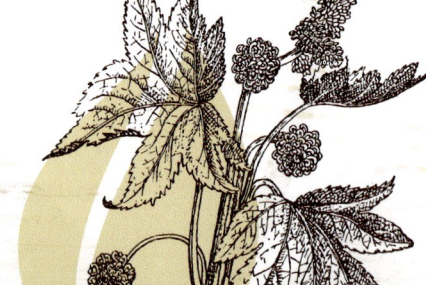

Sumpfkiefer

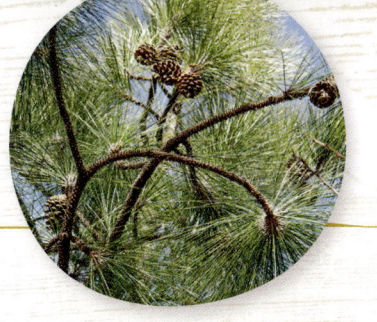

Name:	*Pinus palustris*
Familie:	*Pinaceae; Kieferngewächse*
Vorkommen:	*Südosten der USA*
Gewinnung:	*Wasserdampfdestillation von Sägemehl und Spänen*
Duft / Geschmack:	*süß, balsamisch, waldig*
Note:	*Basis*
Element:	*Erde*
Sternzeichen:	*Stier*
Planet:	*Venus*

Wirkung auf den Körper: antiseptisch, bakterienvernichtend, insektenvertreibend, schleimlösend, schmerzlindernd

Anwendung: bei Arthritis, Asthma, Bronchitis, Durchblutungsstörungen, Ischiasbeschwerden, Katarrh, Muskelschmerzen, Nebenhöhlenentzündungen, Rheumatismus, Verspannungen

Wirkung auf die Seele: keine bekannt

Anwendung: keine bekannt

Vorsicht! Kann in Einzelfällen allergische Reaktionen auslösen.

Tagetes

(Studentenblume, Samtblume)

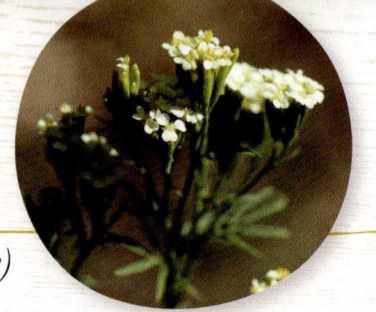

Name:	*Tagetes minuta; Tagetes patula*
Familie:	*Asteraceae; Korbblütler*
Vorkommen:	*Europa*
Gewinnung:	*Wasserdampfdestillation der ganzen blühenden Pflanze*
Duft / Geschmack:	*bitter, grün, krautig*
Note:	*Basis*
Element:	*Feuer*
Sternzeichen:	*Wassermann*
Planet:	*Uranus*

Wirkung auf den Körper: bakterienvernichtend, krampflösend, magenstärkend, menstruationsfördernd, pilztötend, schweißtreibend, wurmtreibend

Anwendung: bei Erkältung, Hornhautwucherung / Schwielen, Keuchhusten, Koliken, Mumps, Pilzinfektionen, Wurmkrankheiten; gegen Candida-Pilze

Wirkung auf die Seele: ausgleichend, entspannend

Anwendung: »Gute-Laune-Öl«

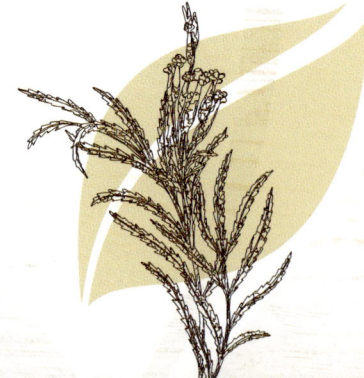

Vorsicht! Kann Lichtflecken auf der Haut verursachen.

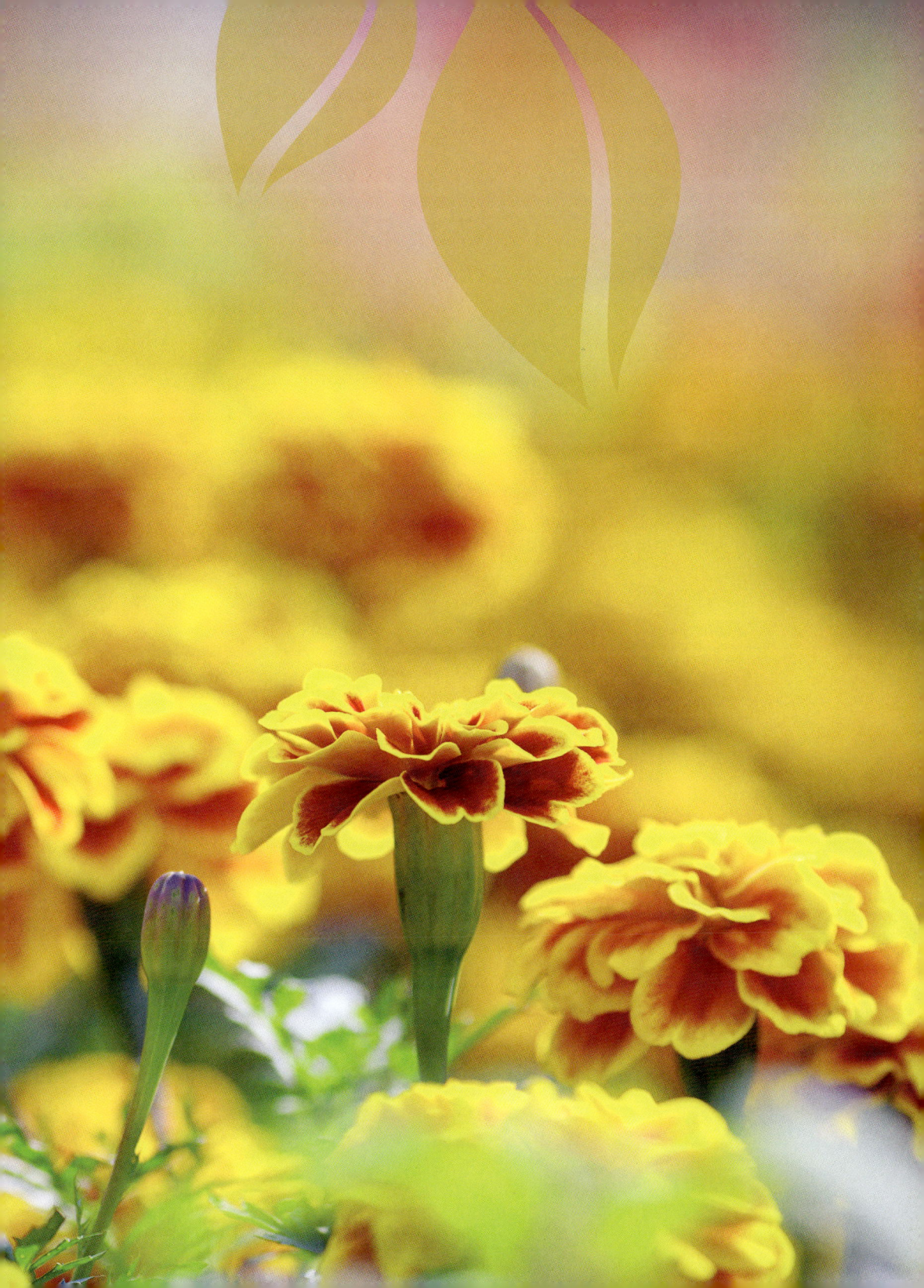

Teebaum
(Tea Tree)

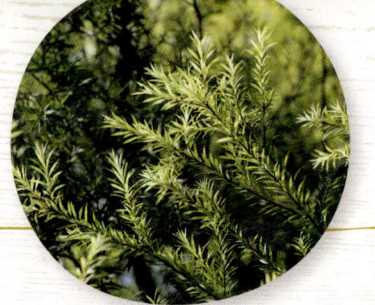

Name:	*Melaleuca alternifolia*
Familie:	*Myrtaceae; Myrtengewächse*
Vorkommen:	*Australien, Südostasien*
Gewinnung:	*Wasserdampfdestillation der Blätter*
Duft/Geschmack:	*warm, frisch, kräftig, würzig, kampferartig*
Note:	*Basis*
Element:	*Luft*
Sternzeichen:	*Jungfrau*
Planet:	*Merkur*

Wirkung auf den Körper: abwehrstärkend, antiseptisch, bakterienvernichtend, stark desinfizierend, entzündungshemmend, pilztötend, infektionshemmend, narbenbildend, parasitentötend, schleimlösend, schweißtreibend, virenbekämpfend, wundheilend

Anwendung: bei Abszessen, Akne, Asthma, Blasenentzündung, Bronchitis, Ekzemen, Flechten, Flöhen, Fußpilz, Geschwüren, Grippe, Harnwegsinfektionen, Hautausschlägen, Hautflecken, Herpes, Husten, Insektenstichen, Juckreiz, Katarrh, Keuchhusten, Läusen, Lippenherpes, Mandelentzündung, Milben, Mundschleimhautentzündung, Nebenhöhlenentzündung, Parodontose, Pilzinfektionen, Scheidenkatarrh, Schuppen, Schuppenflechte, Stirnhöhlenentzündung, Tuberkulose, Unterleibsproblemen, Verbrennungen, Warzen, Wunden, Zeckenbissen

Wirkung auf die Seele: kräftigend

Anwendung: bei Nervosität, innerer Unruhe; mobilisiert geistig-seelische und körperliche Kraftreserven

Sonstiges: Desinfektionsmittel im Haushalt

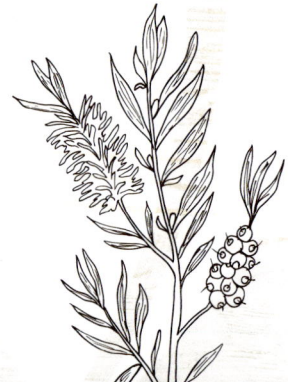

Vorsicht! Allergische Reaktionen möglich.

Thuja

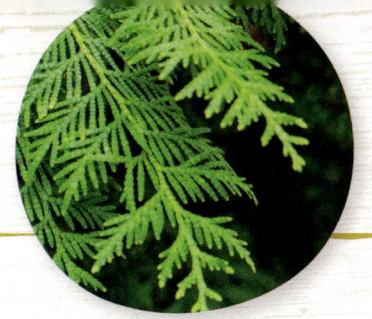

Name:	*Thuja occidentalis*
Familie:	*Cupressaceae; Zypressengewächse*
Vorkommen:	*Kaukasus, Nordamerika, Mittel- und Südeuropa*
Gewinnung:	*Wasserdampfdestillation der Blätter und der Rinde*
Duft / Geschmack:	*scharf, frisch, kampferartig*
Note:	*Kopf / Herz*
Element:	*Luft*
Sternzeichen:	*Wassermann*
Planet:	*Uranus*

Wirkung auf den Körper: adstringierend, durchblutungsfördernd, harntreibend, menstruationsfördernd, schleimlösend, stärkend, virenbekämpfend, wurmtreibend

Anwendung: bei Warzen

Wirkung auf die Seele: keine bekannt

Anwendung: keine bekannt

Sonstiges: zur Insektenabwehr

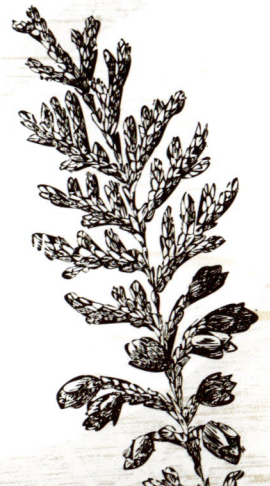

Vorsicht! Nicht einnehmen – giftig. Auf der Haut nur sehr stark verdünnt anwenden; vorher Allergietest machen. Nicht geeignet für Kinder, Epileptiker und Schwangere.

Thymian *(rot und weiß)*

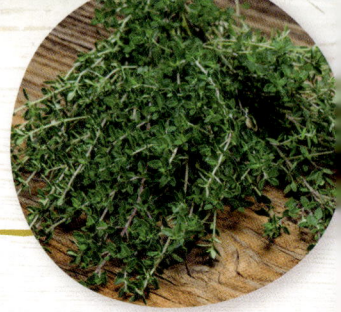

Name:	Thymus vulgaris; Thymus capitatus (rot = Rohdestillat; weiß = Zweitdestillat)
Familie:	Labiatae / Lamiaceae; Lippenblütler
Vorkommen:	Indien, Mittelmeerraum, USA
Gewinnung:	Wasserdampfdestillation der Blüten und Blätter
Duft / Geschmack:	würzig, krautig, warm
Note:	Basis
Element:	Feuer
Sternzeichen:	rot = Widder / weiß = Löwe
Planet:	rot = Mars, Pluto / weiß = Sonne

Wirkung auf den Körper: abwehrstärkend, adstringierend, auswurffördernd, stark antiseptisch, appetitanregend, bakterienvernichtend, blähungsmindernd, desinfizierend, durchblutungsfördernd, entgiftend, fäulnishemmend, harntreibend, hustenreizlindernd, krampflösend, kreislaufanregend, menstruationsfördernd, mikrobenabtötend, narbenbildend, oxidationshemmend, parasitentötend, schweißtreibend, wurmtreibend

Anwendung: bei Abszessen, Akne, Anämie (Blutarmut), Arthritis, Asthma, Blähungen, Blasenentzündung, Bronchitis, Darmparasiten, Durchblutungsstörungen, Durchfall, Ekzemen, Erkältung, Furunkeln, Gaumeninfektionen, Grippe, Halsschmerzen, Harnwegsinfektionen, Husten, Infektionskrankheiten, Insektenstichen, Katarrh, Kehlkopfentzündungen, Kopfschmerzen, Krätze, Läusen, Muskelschmerzen, Ödemen, Quetschungen, Rheumatismus, Schnittverletzungen, Schüttelfrost, Sportverletzungen, Stirnhöhlenentzündung, Tuberkulose, Verbrennungen, Verdauungsstörungen, Verstauchungen, Warzen, Zellulitis; zur Bildung weißer Blutkörperchen

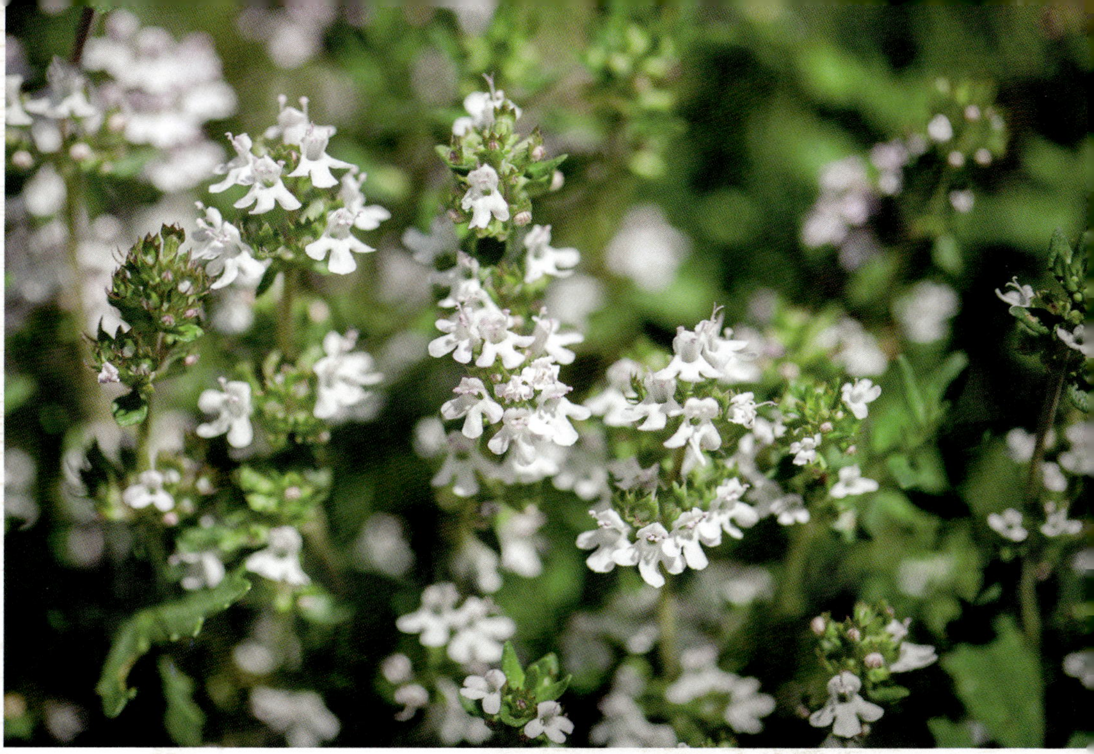

Wirkung auf die Seele: stärkend, stimmungsaufhellend

Anwendung: bei Angst, Depressionen, Energielosigkeit, Nervenschwäche, Schlaflosigkeit; stärkt das Selbstvertrauen, schenkt Unternehmungslust, stärkt die Willenskraft, gibt Zielbewusstsein, verleiht Mut

Vorsicht! Kann auf der Haut und den Schleimhäuten zu Irritationen führen. Nicht während der Schwangerschaft anwenden!

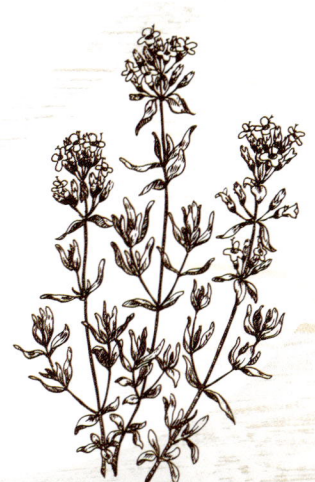

THYMIAN

Tolu

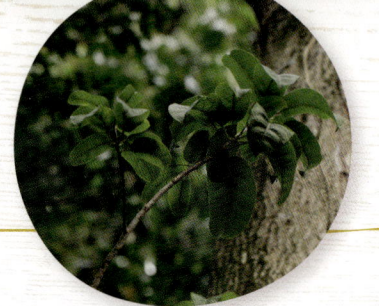

Name:	*Myroxylon balsamum*
Familie:	*Fabaceae / Leguminosae; Schmetterlingsblütler*
Vorkommen:	*Südamerika*
Gewinnung:	*Wasserdampfdestillation des Harzes*
Duft / Geschmack:	*süß, blumig, etwas pfeffrig*
Note:	*Basis*
Element:	*Erde*
Sternzeichen:	*Stier*
Planet:	*Venus*

Wirkung auf den Körper: anregend, antiseptisch, hustenreizlindernd, schleimlösend, wurmtreibend

Anwendung: bei Asthma, Bronchitis, Ekzemen, Hämorrhoiden, Hautausschlägen, Husten, Katarrh, Kehlkopfentzündung, Krätze, Krupphusten, Nasennebenhöhlenentzündung, trockener Nasenschleimhaut, Reizhusten, Schürfwunden, Stirnhöhlenentzündung, Wunden; zur Pflege alternder, trockener, rissiger Haut

Wirkung auf die Seele: beruhigend

Anwendung: bei Aggressionen, Anspannung, stressbedingten Kopfschmerzen, Nervosität, Reizbarkeit

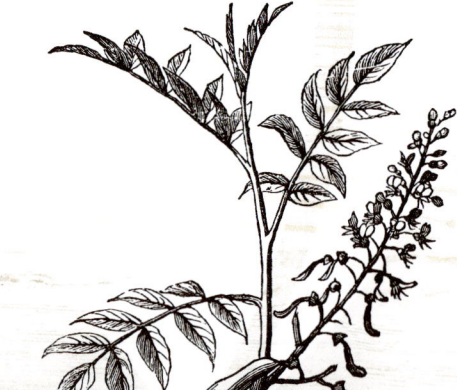

Tonka

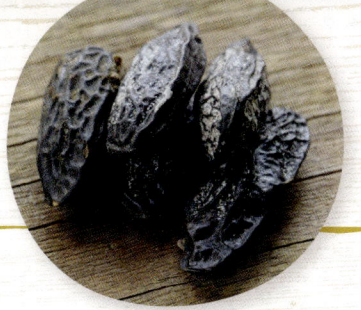

Name:	*Dipteryx odorata*
Familie:	*Fabaceae / Leguminosae; Schmetterlingsblütler*
Vorkommen:	*Südamerika, Westafrika*
Gewinnung:	*Lösungsmittelextraktion der gebeizten Bohnen*
Duft / Geschmack:	*warm, stark, süß, krautig, balsamisch*
Note:	*Basis*
Element:	*Erde*
Sternzeichen:	*Krebs*
Planet:	*Mond*

Wirkung auf den Körper: herzstärkend

Anwendung: entfällt

Wirkung auf die Seele: einschläfernd, erheiternd, leicht erotisierend

Anwendung: schenkt Gelassenheit und Harmonie, schafft heimische Atmosphäre, »Verwöhnduft«

Sonstiges: zur Insektenabwehr

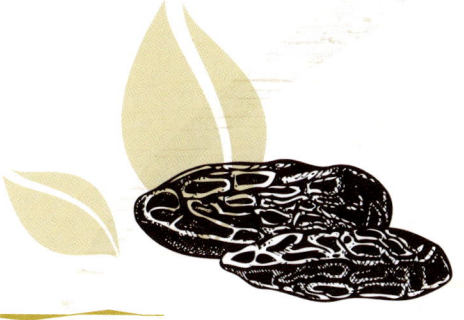

Vorsicht! Nur in der Duftlampe einsetzen. Weder auf der Haut verwenden noch einnehmen – giftig!

Tuberose

(Nachthyazinthe)

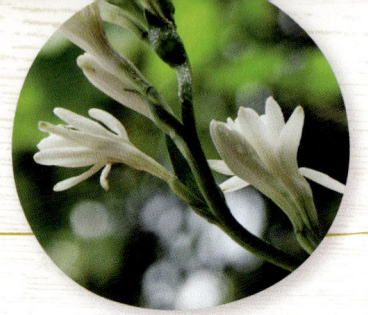

Name:	*Polianthes tuberosa*
Familie:	*Amaryllidaceae; Amaryllisgewächse*
Vorkommen:	*Europa, USA*
Gewinnung:	*Extraktion der Blüten mit Lösungsmitteln oder Enfleurage**
Duft / Geschmack:	*schwer, blumig-süß, leicht würzig*
Note:	*Herz*
Element:	*Wasser*
Sternzeichen:	*Schütze*
Planet:	*Jupiter*

Wirkung auf den Körper: betäubend

Anwendung: keine bekannt

Wirkung auf die Seele: aphrodisierend, inspirierend, sinnlich

Anwendung: bei Frigidität; regt die Fantasie an, entwickelt die Intuition, löst negative Einflüsse auf

Vorsicht! Nicht innerlich einnehmen.

* Verfahren zur Extraktion der Blüten mit Tierfett

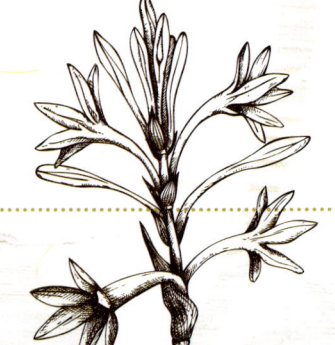

Tulsi

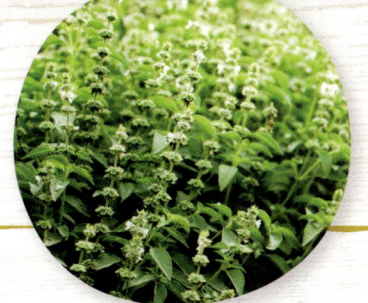

Name:	*Ocimum sanctum*
Familie:	*Labiatae / Lamiaceae; Lippenblütler*
Vorkommen:	*Indien, Nepal*
Gewinnung:	*Wasserdampfdestillation des Krautes*
Duft / Geschmack:	*frisch, aromatisch, scharf, grün*
Note:	*Kopf*
Element:	*Erde*
Sternzeichen:	*Skorpion*
Planet:	*Mars*

Wirkung auf den Körper: antiseptisch, blähungsmindernd, krampflösend, menstruationsfördernd, schleimlösend, verdauungsfördernd

Anwendung: entfällt

Wirkung auf die Seele: ausgleichend, anregend, depressionsmildernd, konzentrationsfördernd, nervenstärkend, stärkend, stimmungshebend

Anwendung: bei Angst, Depressionen, Schlaflosigkeit, Stress; zur Nervenstärkung

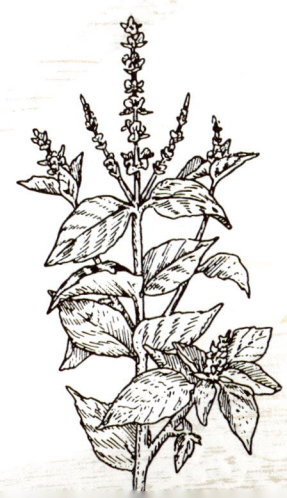

Vorsicht! Keine Verwendung in der Aromatherapie, da leicht giftig und hautreizend.

Vanille

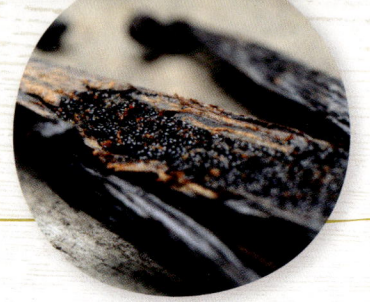

Name:	*Vanilla planifolia*
Familie:	*Orchidaceae; Orchideengewächse*
Vorkommen:	*Madagaskar*
Gewinnung:	*Extraktion der Schote mit Alkohol*
Duft / Geschmack:	*süß, balsamisch, vanilleartig*
Note:	*Herz / Basis*
Element:	*Wasser / Erde*
Sternzeichen:	*Schütze*
Planet:	*Jupiter*

Wirkung auf den Körper: appetitanregend

Anwendung: keine bekannt

Wirkung auf die Seele: beruhigend, depressionsmildernd, harmonisierend, stimmungsaufhellend, wärmend

Anwendung: bei Ärger, Albträumen, Angst, Depressionen, Frustration, Gefühlskälte, Reizbarkeit, Schlafstörungen, Stress

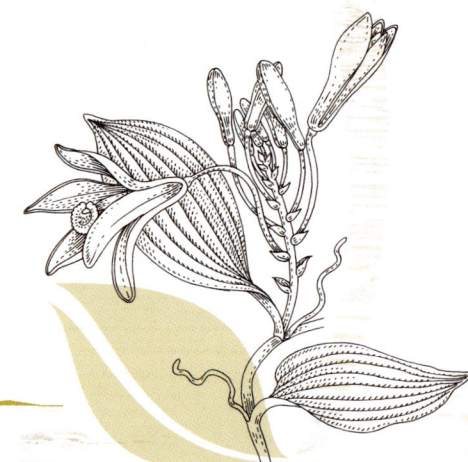

Vorsicht! Kann zu allergischen Reaktionen führen.

Veilchen

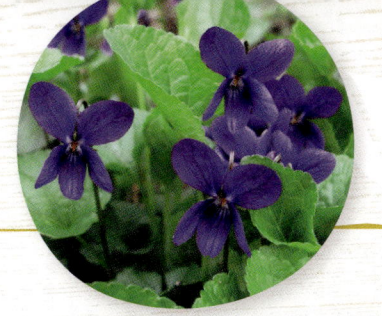

Name:	*Viola odorata*
Familie:	*Violaceae; Veilchengewächse*
Vorkommen:	*Europa, Nordamerika*
Gewinnung:	*Enfleurage oder Extraktion der Blätter und Blüten mit Hexan*
Duft / Geschmack:	*süß, kräftig, blumig*
Note:	*Herz*
Element:	*Wasser*
Sternzeichen:	*Schütze*
Planet:	*Jupiter*

Wirkung auf den Körper: abführend, antiseptisch, entstauend, entzündungshemmend, harntreibend, kreislaufanregend, schleimlösend, schmerzlindernd

Anwendung: bei Akne, Besenreisern, Bronchitis, Durchblutungsstörungen, Ekzemen, Kopfschmerzen, Mundschleimhautentzündungen, Racheninfektionen, Rheumatismus, Wunden; zur Verfeinerung der Poren

Wirkung auf die Seele: ausgleichend, einschläfernd, inspirierend

Anwendung: bei nervöser Erschöpfung, Schlaflosigkeit, Schwindel; verleiht Optimismus

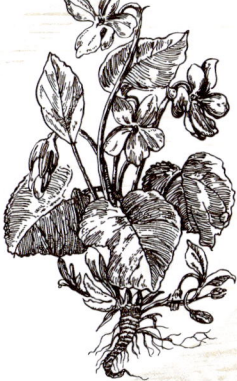

Vorsicht! Leichte allergische Reaktionen möglich.

Verbene

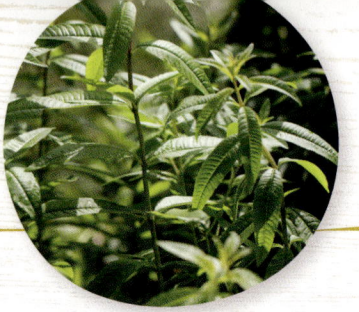

Name:	*Lippia citriodora; Aloysia triphylla*
Familie:	*Verbenaceae; Eisenkrautgewächse*
Vorkommen:	*Asien, Australien, Europa, Indien, Südamerika*
Gewinnung:	*Wasserdampfdestillation der Blätter*
Duft/Geschmack:	*süß, frisch, zitronig, fruchtig, blumig*
Note:	*Kopf*
Element:	*Luft*
Sternzeichen:	*Wassermann*
Planet:	*Uranus*

Wirkung auf den Körper: antiseptisch, blähungsmindernd, entgiftend, fiebersenkend, galleanregend, krampflösend, leberanregend, magenstärkend, milchbildend, verdauungsfördernd

Anwendung: bei Akne, Blutergüssen, Darmproblemen, Ekzemen, Hautirritationen, nervösen Herzbeschwerden, Herzklopfen, Krämpfen, Leberstauungen, Magenverstimmung, Prellungen, Zerrungen

Wirkung auf die Seele: depressionsmildernd, konzentrationsfördernd, motivierend

Anwendung: bei Angst, Depressionen, Konzentrationsschwäche, Schlaflosigkeit, nervösen Spannungen, Stress; unterstützt die innere Ausgeglichenheit, bringt Harmonie, fördert die Kreativität

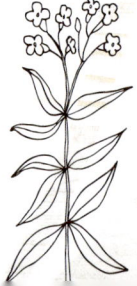

Vorsicht! Kann Lichtflecken auf der Haut verursachen. Nicht während der Schwangerschaft verwenden.

Vetiver

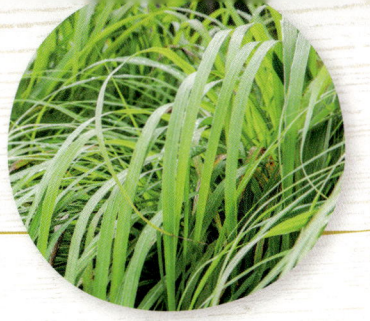

Name:	*Vetiveria zizanioides*
Familie:	*Poaceae; Süßgräser*
Vorkommen:	*Afrika, China, Indien, Nord- und Südamerika*
Gewinnung:	*Wasserdampfdestillation der getrockneten Wurzel*
Duft / Geschmack:	*rauchig, moosig, erdig, holzig, süß*
Note:	*Basis*
Element:	*Erde*
Sternzeichen:	*Stier*
Planet:	*Venus*

Wirkung auf den Körper: antiseptisch, blutbildend, durchblutungsfördernd, krampflösend, kreislaufanregend, stärkend, wurmtreibend; aktiviert das weibliche Sexualhormon Östrogen

Anwendung: bei Akne, Arthritis, Bauchspeicheldrüsenproblemen, Unregelmäßigkeiten im Blutdruck, Durchblutungsstörungen, Leberproblemen, Muskelschmerzen, Rheumatismus, Suchtproblemen, Verstauchungen, Wunden; zur Bildung roter Blutkörperchen, Hautpflege, Hautregeneration

Wirkung auf die Seele: aphrodisierend, aufbauend, beruhigend, depressionsmildernd, erdend, entspannend, euphorisierend, stabilisierend, stimmungsaufhellend, wärmend

Anwendung: bei Angst, Frigidität, Impotenz, Niedergeschlagenheit, nervöser Spannung, sexueller Unlust, Wochenbettdepressionen; fördert Nachsichtigkeit, Toleranz, führt zur eigenen Mitte

Sonstiges: gegen Motten

Vorsicht! Nicht innerlich einnehmen.

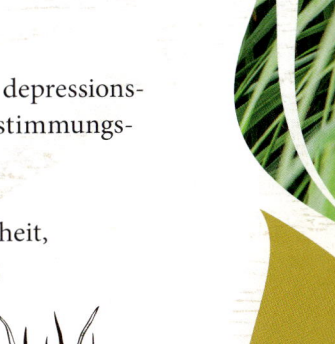

Wacholderbeere

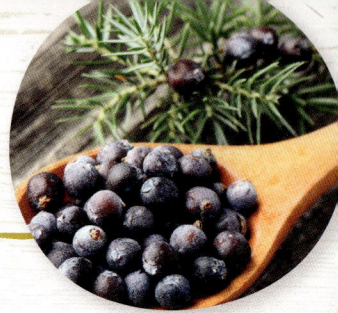

Name:	*Juniperus communis*
Familie:	*Cupressaceae; Zypressengewächse*
Vorkommen:	*Europa, Nordamerika, Nordasien*
Gewinnung:	*Wasserdampfdestillation der Beeren bzw. des Holzes*
Duft/Geschmack:	*frisch, süß, holzig, balsamisch*
Note:	*Basis*
Element:	*Feuer/Erde*
Sternzeichen:	*Steinbock*
Planet:	*Saturn/Mars*

Wirkung auf den Körper: adstringierend, antiseptisch, ausscheidungsanregend, blähungsmindernd, blutreinigend, desinfizierend, entgiftend, harntreibend, krampflösend, magenstärkend, menstruationsfördernd, narbenbildend, parasitentötend, schleimlösend, schweißtreibend, stärkend, wundheilend, wurmtreibend

Anwendung: bei Abszessen, Akne, Arteriosklerose, Asthma, Bauchspeicheldrüsenunterfunktion, Blasenentzündung, niedrigem Blutdruck, Bronchitis, Darmproblemen, Ekzemen, Erkältung, Furunkeln, Gicht, Grippe, Haarausfall, Hämorrhoiden, Hautentzündungen, Husten, Infektionen, Ischiasbeschwerden, Kopfschmerzen, Korpulenz (Dickleibigkeit), Leberunterfunktion, Magenbeschwerden, Menstruationsbeschwerden, Nierensteinen, Polyarthritis, Reizhusten, Rheumatismus, Rückenschmerzen, Wasseransammlung, Weißfluss, Wurmbefall, Wunden, Zellulitis; zur Hautstraffung

Wirkung auf die Seele: aphrodisisch, beruhigend, nervenstärkend

Anwendung: bei Angst, Energielosigkeit, überreizten Nerven/nervöser Anspannung, Psychosen, Stress; klärt die Gefühlswelt

Vorsicht! Nicht während der Schwangerschaft einsetzen. Nicht bei Nierenentzündungen verwenden.

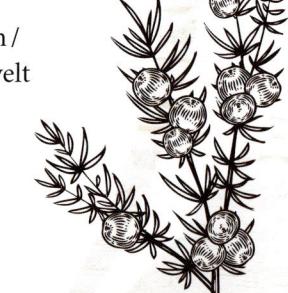

Weihrauch

(Olibanum)

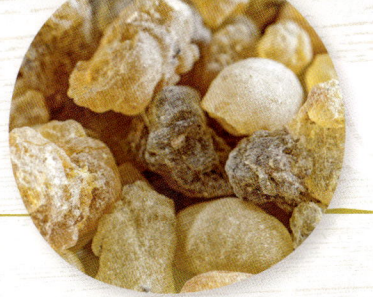

Name:	*Boswellia carterii*
Familie:	*Burseraceae; Balsambaumgewächse*
Vorkommen:	*Ägypten, Nubien, Südarabien, Somalia*
Gewinnung:	*Wasserdampfdestillation des Harzes*
Duft / Geschmack:	*warm, süß, balsamisch*
Note:	*Basis*
Element:	*Feuer*
Sternzeichen:	*Steinbock*
Planet:	*Saturn*

Wirkung auf den Körper: adstringierend, antiseptisch, atmungsvertiefend, beruhigend, blähungsmindernd, entzündungshemmend, gebärmutterstärkend/ -unterstützend, harntreibend, hautglättend, hautregenerierend, menstruationsfördernd, narbenbildend, schleimlösend, stärkend, verdauungsfördernd, wundheilend, zellschützend

Anwendung: bei Asthma, Blasenentzündung, Blutungen, Blutstürzen, Bronchitis, Ekzemen, Erkältung, Falten, Geschwüren, Gicht, Grippe, trockener, welker und müder Haut, Hautkrankheiten, Husten, Katarrh, Kurzatmigkeit, Narben, Rachenentzündung, Stockschnupfen, Syphilis, Weißfluss, Wunden, Zwischenblutungen

Wirkung auf die Seele: besänftigend, gedankenvertiefend

Anwendung: bei Angst, Erregbarkeit, Ratlosigkeit, nervösen Spannungen, Stress, triebhaften Überreaktionen; verlangsamt und vertieft die Atmung, schenkt Gelassenheit, verleiht Klarheit

Sonstiges: Gebets- und Meditationsöl; zur Luftreinigung

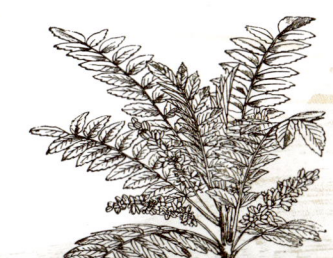

Weißtanne

(Edeltanne, Silbertanne)

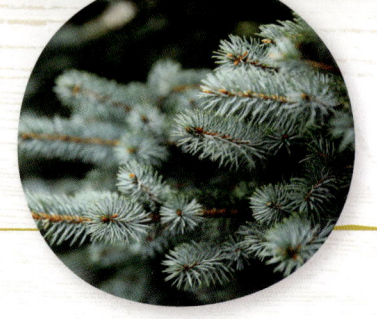

Name:	*Abies alba; Picea glauca*
Familie:	*Pinaceae; Kieferngewächse*
Vorkommen:	*Kanada, Mittel- und Südeuropa, Nordamerika, Ostasien*
Gewinnung:	*Wasserdampfdestillation der Nadeln und Zweigspitzen*
Duft / Geschmack:	*waldig, frisch-würzig, tannig*
Note:	*Kopf / Herz*
Element:	*Erde*
Sternzeichen:	*Jungfrau*
Planet:	*Merkur*

Wirkung auf den Körper: abwehrsteigernd, anregend, antiseptisch, atmungsentkrampfend, durchblutungsfördernd, geruchsneutralisierend, hustenreizlindernd, schleimlösend, schmerzlindernd, stärkend

Anwendung: bei beengter Atmung, Blähungen, Bronchitis (öffnend), Erkältung, körperlichen Erschöpfungszuständen, Fieber, Grippe, schwerer Herztätigkeit, Magenkrämpfen, Muskelschmerzen, Nebenhöhlenentzündung, Rheumatismus, trockener Schleimhaut, Verspannung (zur Massage), Verstopfung, Völlegefühl; zur Entschlackung des Bindegewebes, zum Pulsausgleich

Wirkung auf die Seele: aufbauend, reinigend, stärkend

Anwendung: bei seelischer Erschöpfung, Niedergeschlagenheit, schlechten Träumen, psychischer Unausgeglichenheit, Unsicherheit; gibt Mut, stärkt das Selbstvertrauen

Sonstiges: Meditationsöl

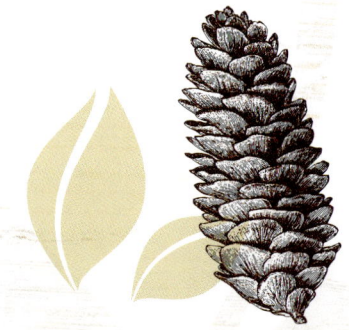

Wiesenkönigin
(Geißbart)

Name:	*Filipendula ulmaria*
Familie:	*Rosaceae; Rosengewächse*
Vorkommen:	*Europa, Nordamerika*
Gewinnung:	*Wasserdampfdestillation der gesamten blühenden Pflanze*
Duft / Geschmack:	*frisch, krautig*
Note:	*Basis*
Element:	*Feuer*
Sternzeichen:	*Steinbock*
Planet:	*Saturn*

Wirkung auf den Körper: entzündungshemmend, stark entgiftend, entwässernd, schleimlösend, schweißtreibend

Anwendung: bei Atemwegsverschleimung, Blasenerkrankungen, Durchfall, Gicht, Harnsteinen, Korpulenz (Dickleibigkeit), Masern, Muskelverhärtung, Nierenkoliken, Nierenproblemen, Rheumatismus, Ruhr, Übersäuerung, Zellulitis

Wirkung auf die Seele: anregend, konzentrationsfördernd

Anwendung: bei Hysterie, Konzentrationsschwäche, Müdigkeit; stimuliert die Psyche

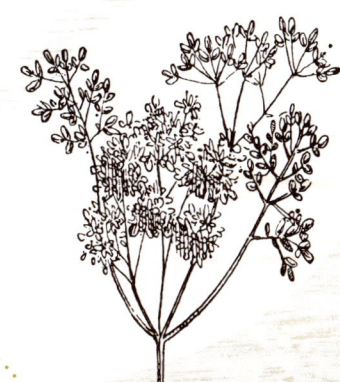

Wintergrün

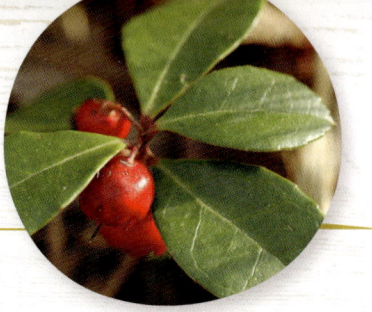

Name:	*Gaultheria procumbens*
Familie:	*Ericaceae; Erikagewächse*
Vorkommen:	*Nordamerika*
Gewinnung:	*Wasserdampfdestillation der Blätter*
Duft / Geschmack:	*intensiv, süß-holzig, würzig*
Note:	*Basis*
Element:	*Feuer*
Sternzeichen:	*Widder*
Planet:	*Mars*

Wirkung auf den Körper: adstringierend, blähungsmindernd, entzündungshemmend, gefäßerweiternd, harntreibend, hustenreizlindernd, menstruationsfördernd, milchtreibend, schmerzlindernd

Anwendung: bei Arthrose, Arthritis, Bluthochdruck, Gürtelrose, Krämpfen, Migräne, Muskelrheumatismus, rheumatischer Polyarthritis, Sehnenentzündung

Wirkung auf die Seele: anregend, konzentrationsfördernd

Anwendung: bei Energielosigkeit, Konzentrationsschwäche, Müdigkeit

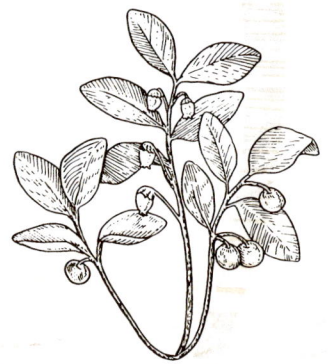

Vorsicht! Nur als Raumduft verwenden oder in starker Verdünnung auf der Haut, nicht bei Schwangeren und Kleinkindern.
Nicht einnehmen – giftig, starke Hautreizungen möglich.

Wurmkraut

(Gemeiner Rainfarn)

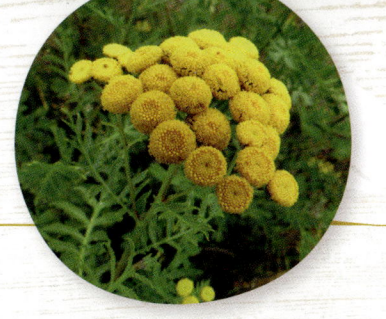

Name:	*Tanacetum vulgare*
Familie:	*Asteraceae; Korbblütler*
Vorkommen:	*Mitteleuropa, Nordamerika*
Gewinnung:	*Wasserdampfdestillation aus der ganzen Pflanze*
Duft/Geschmack:	*warm, scharf, würzig, krautig*
Note:	*Basis*
Element:	*Feuer*
Sternzeichen:	*Skorpion*
Planet:	*Mars*

Wirkung auf den Körper: anregend, blähungsmindernd, entzündungshemmend, fiebersenkend, krampflösend, menstruationsfördernd, nervenstärkend, schweißtreibend, stärkend, verdauungsfördernd, wurmtreibend

Anwendung: entfällt

Wirkung auf die Seele: keine bekannt

Anwendung: keine bekannt

Sonstiges: Abtreibungsmittel

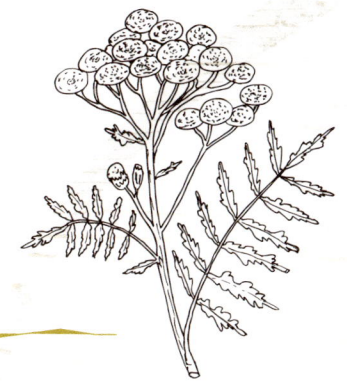

Vorsicht! Nicht einnehmen – giftig.

Wurmsamen

(Baltimore-Öl)

Name:	Chenopodium ambrosioides
Familie:	Amaranthaceae; Fuchsschwanzgewächse
Vorkommen:	Indien, Ungarn, Nord- und Südamerika, Russland
Gewinnung:	Wasserdampfdestillation der ganzen Pflanze mit Früchten und Samen
Duft / Geschmack:	süßlich-holzig, kampferartig, schwer
Note:	Herz
Element:	Erde
Sternzeichen:	Jungfrau
Planet:	Mars

Wirkung auf den Körper: antirheumatisch, blutdrucksenkend, krampflösend, schleimlösend, wurmtreibend

Anwendung: entfällt

Wirkung auf die Seele: keine bekannt

Anwendung: entfällt

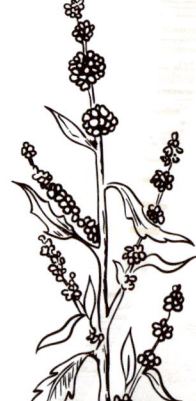

Vorsicht! Sehr giftig, weder innerlich noch äußerlich anwenden.

Ylang-Ylang

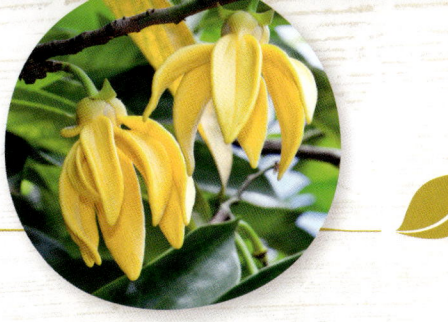

Name:	*Cananga odorata var. genuina*
Familie:	*Annonaceae; Annonengewächse*
Vorkommen:	*Philippinen, Java (Indonesien), Komoren, Madagaskar, Sansibar, Sumatra, Tahiti*
Gewinnung:	*Wasserdampfdestillation der frischen Blüten*
Duft / Geschmack:	*weiblich blumig, sinnlich-erotisch, süß*
Note:	*Herz*
Element:	*Wasser*
Sternzeichen:	*Stier, Skorpion*
Planet:	*Venus*

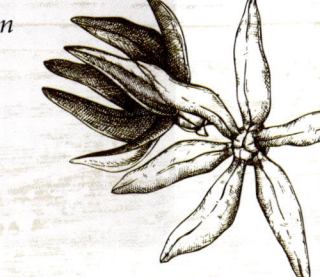

Wirkung auf den Körper: leicht antiseptisch, atemfrequenzherabsetzend, ausgleichend, blutdrucksenkend, entzündungshemmend, feuchtigkeitsspendend, hautglättend, hautpflegend, herzberuhigend, infektionshemmend, nervenstärkend, ruhigstellend

Anwendung: bei Akne, hohem Blutdruck, Hautproblemen, Herzrasen, Herzklopfen, Hyperventilation, innerer Kälte, nervösen Kopfschmerzen, prämenstruellem Syndrom (PMS), Schlaflosigkeit, Unruhe, Unsicherheit, Verspanntheit, Wechseljahresbeschwerden; regt die Zellerneuerung an, zur Förderung des Haarwuchses, nach Unterleibsoperationen, wirkt anregend auf die Hypophyse

Wirkung auf die Seele: angsthemmend, depressionsmildernd, entkrampfend, erheiternd, erotisierend, euphorisierend

Anwendung: bei Enttäuschung, Frigidität, Impotenz, Nervosität, Schlaflosigkeit; als Aphrodisiakum, stärkt die Ausstrahlung, gibt Selbstvertrauen

Vorsicht! Nicht innerlich einnehmen! In Maßen anwenden, kann Kopfschmerzen und Übelkeit auslösen.

Ysop

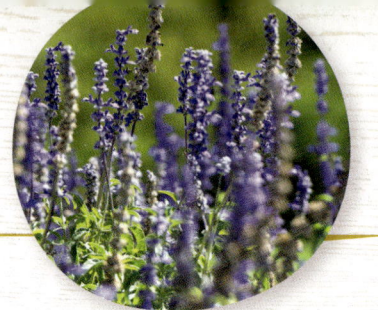

Name:	*Hyssopus officinalis*
Familie:	*Labiatae / Lamiaceae; Lippenblütler*
Vorkommen:	*Asien, Amerika, Europa, Mittelmeerraum*
Gewinnung:	*Wasserdampfdestillation des Krautes*
Duft / Geschmack:	*süßlich-herb, kampferartig, aromatisch*
Note:	*Basis*
Element:	*Erde*
Sternzeichen:	*Jungfrau*
Planet:	*Merkur*

Wirkung auf den Körper: adstringierend, antiseptisch, bakterienvernichtend, blähungsmindernd, blutdruckregulierend, fiebersenkend, harntreibend, herzstärkend, krampflösend, keislaufstärkend, menstruationsfördernd, narbenbildend, schleimlösend, schweißtreibend, verdauungsfördernd, virenbekämpfend, wundheilend, wurmtreibend

Anwendung: bei Asthma, zu hohem und zu niedrigem Blutdruck (ausgleichend), Blutergüssen, Bronchitis, Ekzemen, Erkältung, blauen Flecken, Grippe, Halsschmerzen, Hautleiden, Keuchhusten, Koliken, Magenverstimmung, Mandelentzündung, Menstruationsbeschwerden, Ohrenschmerzen, Quetschungen, Rheumatismus, Verdauungsbeschwerden, Wunden, Zahnschmerzen

Wirkung auf die Seele: beruhigend, konzentrationsfördernd, nervenstärkend

Anwendung: bei Angst, Erschöpfung, Hysterie, Konzentrationsschwäche, seelisch-geistiger Schwäche, Stress

Vorsicht! In Maßen gebrauchen. Nicht geeignet für Epileptiker oder Schwangere.

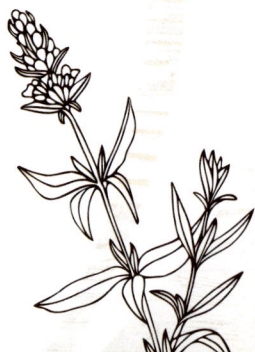

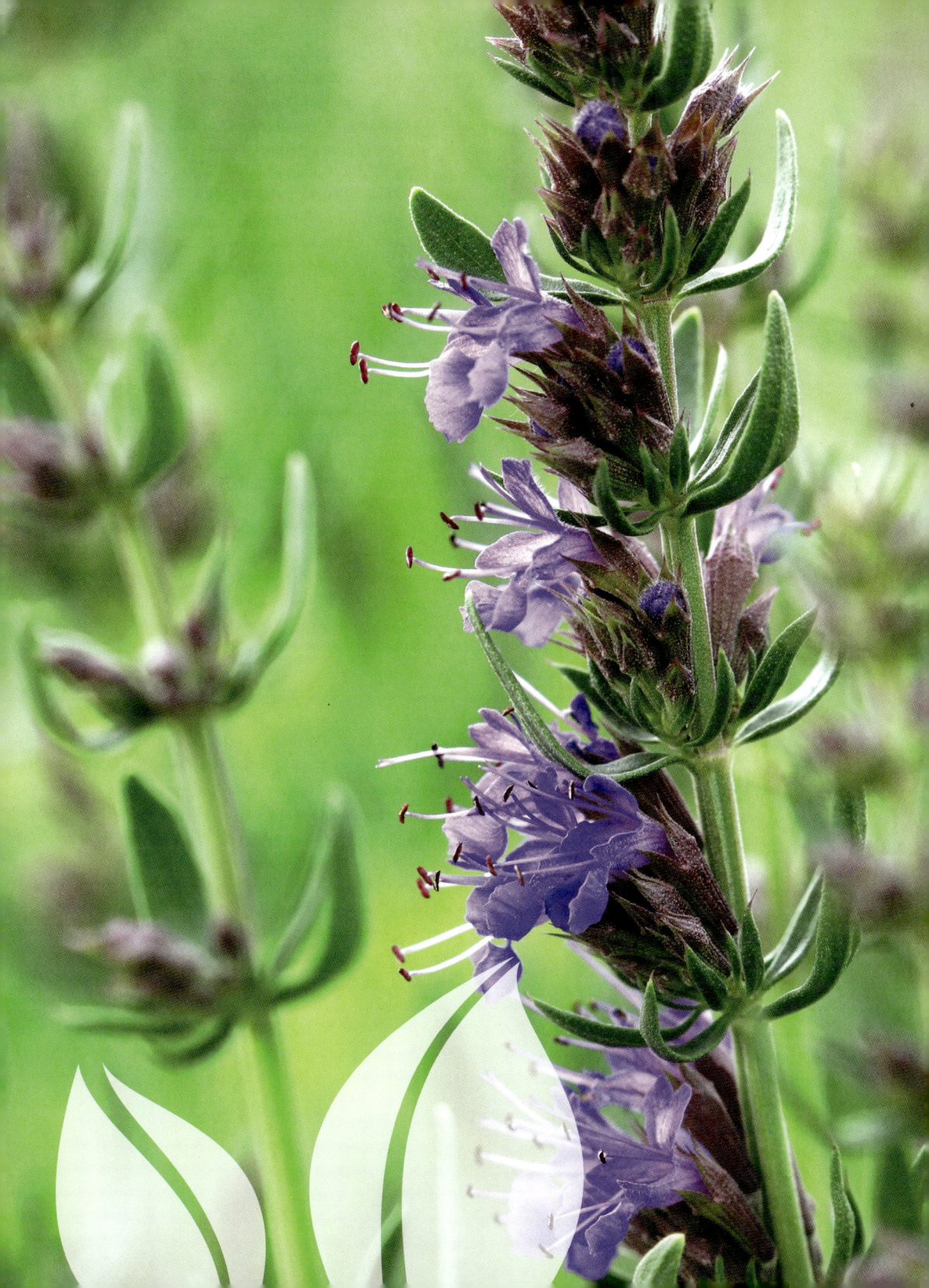

Zeder – Cedrus

(Atlaszeder, Libanonzeder)

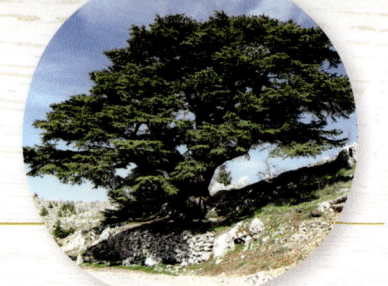

Name:	*Cedrus atlantica = Atlaszeder*
	Cedrus libani = Libanonzeder
Familie:	*Pinaceae; Kieferngewächse*
Vorkommen:	*Atlasgebirge, Algerien, Nord-, Mittelamerika, Marokko*
Gewinnung:	*Wasserdampfdestillation aus Holzabfällen und Sägemehl*
Duft/Geschmack:	*warm, holzig, würzig*
Note:	*Basis*
Element:	*Erde*
Sternzeichen:	*Jungfrau*
Planet:	*Merkur*

Wirkung auf den Körper: stark antiseptisch, aufbauend, desinfizierend, durchblutungsfördernd, harntreibend, hautpflegend, pilztötend, schleimlösend, stärkend, wärmend

Anwendung: bei Akne, Blasenentzündung, Blasenschmerzen, Bronchitis, Depressionen, Ekzemen, Geschwüren, Gonorrhoe, Haarausfall, Harnwegserkrankung, Hautausschlag, Herpes, Insektenstichen, Schwäche des Immunsystems, Juckreiz, Nierenbeckenentzündung, Pilzinfektion, Schnupfen, Schuppen, Schuppenflechte, Weißfluss

Wirkung auf die Seele: angstlösend, aggressionsmildernd, aphrodisisch, beruhigend, depressionsmildernd, nervenberuhigend, seelisch harmonisierend, selbstvertrauenstärkend, tröstend

Anwendung: schenkt Hoffnung und Zuversicht, verleiht Mut

Sonstiges: zur Insektenabwehr, auch gegen Motten und Holzwürmer (ein paar Tropfen in die Möbelpolitur geben)

Vorsicht! Nicht anwenden während der Schwangerschaft. Nicht innerlich einnehmen, kann das Zentralnervensystem reizen. Nicht geeignet für Epileptiker und Kinder.

Zeder – Juniperus

(Texaszeder, Virginiazeder)

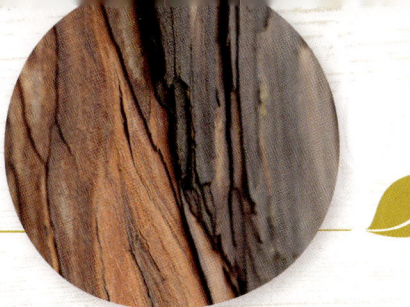

Name:	*Juniperus mexicana = Texaszeder*
	Juniperus virginiana = Virginiazeder
Familie:	*Cupressaceae; Zypressengewächse*
Vorkommen:	*Nordamerika*
Gewinnung:	*Wasserdampfdestillation aus Holzabfällen und Sägemehl*
Duft / Geschmack:	*süß, balsamig, »Bleistiftduft«*
Note:	*Basis*
Element:	*Erde*
Sternzeichen:	*Jungfrau*
Planet:	*Merkur*

Wirkung auf den Körper: antiseptisch, harntreibend, hautpflegend, krampflösend, kreislaufanregend, menstruationsfördernd, schleimlösend, Talgproduktion vermindernd

Anwendung: bei Akne, Arthritis, Blasenentzündung, Bronchitis, Ekzemen, fettigem Haar, fettiger Haut, Husten, Katarrh, Nebenhöhlenentzündung, Rheumatismus, Schuppen, Weißfluss

Wirkung auf die Seele: leicht depressionsmindernd, nervenberuhigend, seelisch harmonisierend, stressmindernd

Anwendung: bei depressiven Gefühlen, schlechter Stimmung; stärkt das Selbstbewusstsein

Sonstiges: zur Insektenabwehr

Vorsicht! Nicht anwenden während der Schwangerschaft. Nicht innerlich einnehmen, kann das Zentralnervensystem reizen. Nicht geeignet für Epileptiker und Kinder.

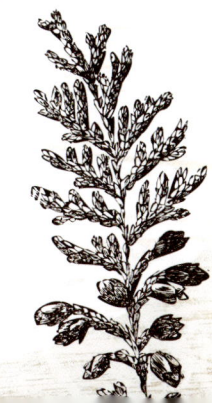

Zimt

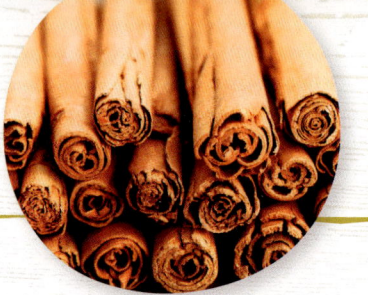

Name:	*Cinnamomum ceylanicum*
Familie:	*Lauraceae; Lorbeergewächse*
Vorkommen:	*Ghana, Ostindien, Philippinen, Sri Lanka*
Gewinnung:	*Wasserdampfdestillation der Blätter oder der Rinde*
Duft / Geschmack:	*warm, würzig, süßlich*
Note:	*Basis*
Element:	*Feuer*
Sternzeichen:	*Blatt = Schütze / Rinde = Löwe*
Planet:	*Blatt = Jupiter / Rinde = Sonne*

Wirkung auf den Körper: adstringierend, stark antiseptisch, appetitanregend, atmungsanregend, blähungsmindernd, blutstillend, durchblutungsfördernd, fäulnishemmend, herzanregend, krampflösend, kreislaufanregend, kühlend, magenstärkend, menstruationsfördernd, mikrobenabtötend, parasitentötend, pilztötend, verdauungsfördernd, virenbekämpfend, wehenanregend, wurmtreibend

Anwendung: bei Amöbenruhr, Appetitlosigkeit, Darminfektionen, Dickdarmkatarrh, Durchblutungsstörungen, Durchfall, Erkältung, Grippe, Herzproblemen, Infektionskrankheiten, Insektenstichen, Krämpfen, Krätze, Kreislaufschwäche, Läusen, Menstruationsbeschwerden, Rheumatismus, Schlangenbissen, Schüttelfrost, Tropenfieber, Verdauungsstörungen, Warzen, Weißfluss, Wespenstichen, Venenleiden, Zwischenblutungen; zur Wehenförderung, Zahnpflege

Wirkung auf die Seele: erotisierend, nervenstärkend, seelisch stabilisierend, wärmend

Anwendung: bei Angst, Einsamkeit, nervlicher Erschöpfung, Frigidität, Gefühlskälte, Impotenz, Schwächezuständen, Unausgeglichenheit, seelischer Verkrampfung; schenkt Inspiration, verleiht Kreativität

Vorsicht! Schwach dosieren. Nicht während der Schwangerschaft verwenden. Blattöl kann leicht, Rindenöl stark hautreizend wirken.

Zirbelkiefer

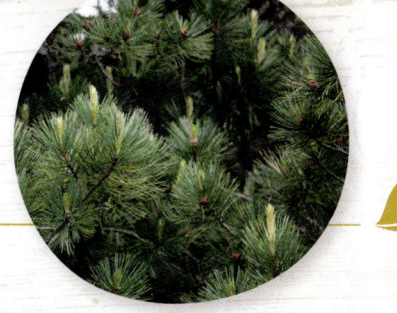

Name:	*Pinus cembra*
Familie:	*Pinaceae; Kieferngewächse*
Vorkommen:	*Alpen, Karpaten, Ural*
Gewinnung:	*Wasserdampfdestillation der Zweige und Nadeln*
Duft / Geschmack:	*frisch, harzig, leicht herb*
Note:	*Basis*
Element:	*Erde*
Sternzeichen:	*Steinbock*
Planet:	*Saturn*

Wirkung auf den Körper: abführend, antiseptisch, auswurffördernd, harntreibend, hustenreizlindernd, narbenbildend, schleimlösend, wurmtreibend

Anwendung: bei Asthma, Blasenentzündung, Bronchitis, rauem Hals, Hämorrhoiden, Herzschmerzen, Keuchhusten, Nasenbluten, Verbrennungen; zur Wundheilung

Wirkung auf die Seele: aufbauend, beruhigend, erdend, stärkend, stimmungsaufhellend

Anwendung: bei Antriebslosigkeit, Depressionen; verleiht Ausdauer, Mut und Stärke

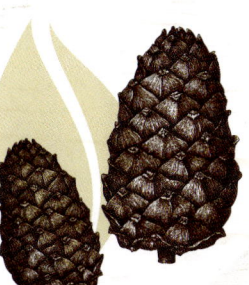

Zitrone

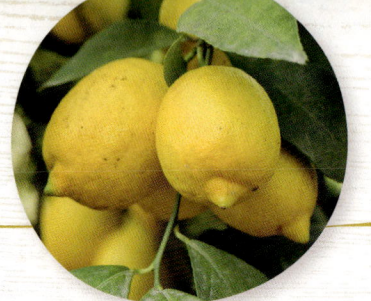

Name:	*Citrus limonum*
Familie:	*Rutaceae; Rautengewächse*
Vorkommen:	*Asien, Indien, Mittel- und Südamerika, Mittelmeerraum*
Gewinnung:	*Kaltpressung der Fruchtschale*
Duft / Geschmack:	*leicht, frisch, zitronig*
Note:	*Kopf*
Element:	*Luft*
Sternzeichen:	*Zwillinge*
Planet:	*Merkur*

Wirkung auf den Körper: adstringierend, antiseptisch, bakterienvernichtend, blähungsmindernd, blutdrucksenkend, blutreinigend, blutstillend, durchblutungsfördernd, entgiftend, fiebersenkend, harntreibend, insektenvertreibend, krampflösend, mikrobenabtötend, narbenbildend, schweißtreibend, stärkend, wurmtreibend

Anwendung: bei Akne, Anämie (Blutarmut), Arthritis, Asthma, Bindegewebsschwäche, Bluthochdruck, Bronchitis, Durchblutungsstörungen, Erkältung, Faltenbildung, Fieber, neurovegetativen Funktionsstörungen, Furunkeln, Gallen- und Leberleiden, Grippe, Halsinfektionen, Hautirritationen, Herpes, Hornhautwucherung, Infektionen, Insektenstichen, Katarrh, Korpulenz (Dickleibigkeit), Krampfadern, Magen-Darm-Problemen, Mundschleimhautgeschwüren, brüchigen Nägeln, Nasenbluten, Rheumatismus, Schnittverletzungen, Sklerose, Skorbut, Verdauungsstörungen, Warzen, Zellulitis; zur Bildung weißer Blutkörperchen, Hautpflege, Hautstraffung

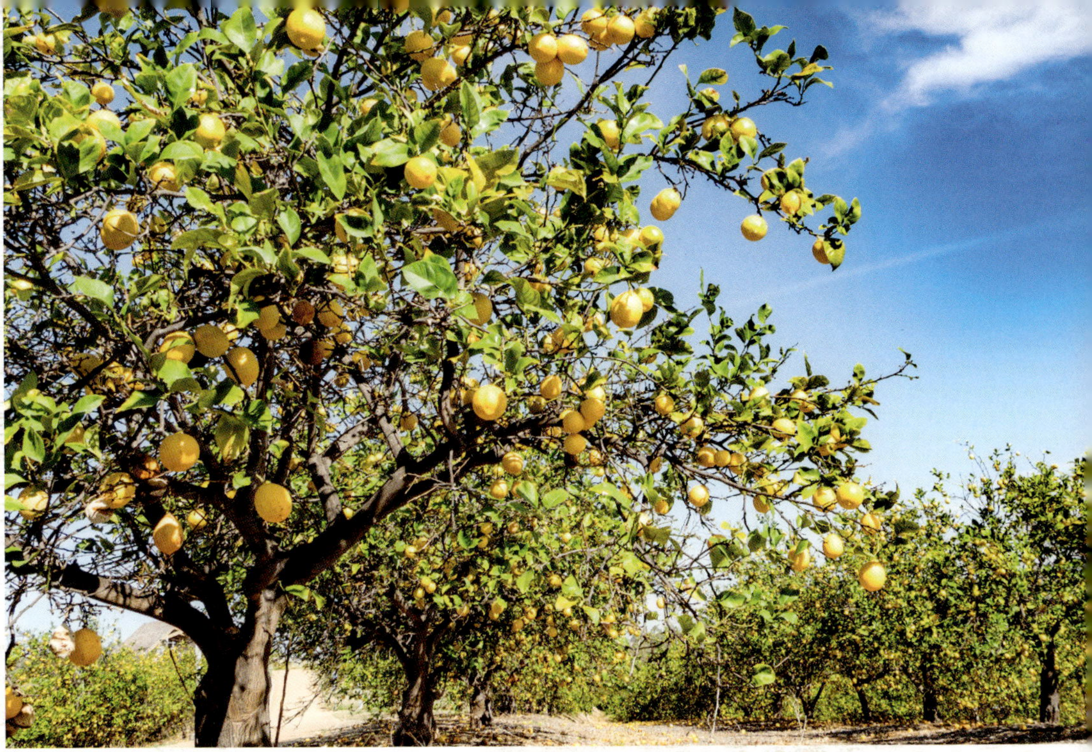

Wirkung auf die Seele: energiespendend, erheiternd, erfrischend, leicht erotisierend, inspirierend, stimmungsaufhellend

Anwendung: bei Antriebslosigkeit, Arbeitsunlust, Depressionen, Lustlosigkeit, Müdigkeit; fördert die Kreativität, die Fantasie

Sonstiges: Deodorant

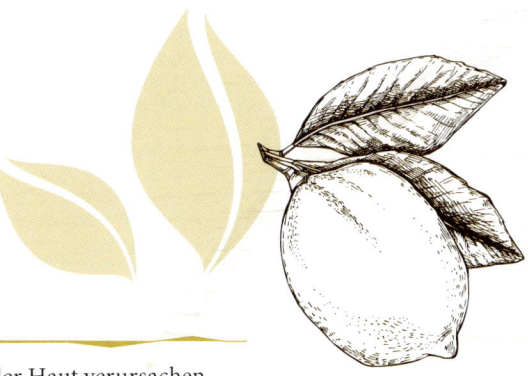

Vorsicht! Kann Lichtflecken auf der Haut verursachen.

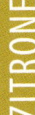

Zwiebel

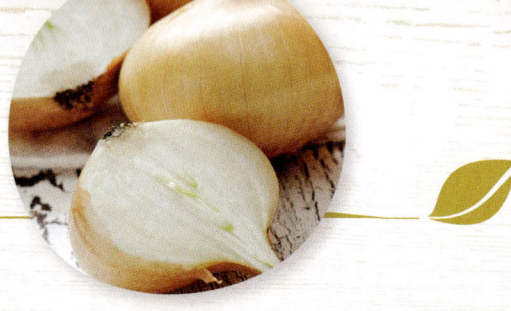

Name:	*Allium cepa*
Familie:	*Amaryllidaceae; Amaryllisgewächse*
Vorkommen:	*Ägypten, Asien, Europa, Mexiko*
Gewinnung:	*Wasserdampfdestillation der Zwiebel*
Duft / Geschmack:	*unangenehm schwefelig, aufdringlich stinkend*
Note:	*Basis*
Element:	*Erde / Feuer*
Sternzeichen:	*Stier*
Planet:	*Venus*

Wirkung auf den Körper: antiseptisch, bakterienvernichtend, blähungsmindernd, blutdrucksenkend, cholesterinsenkend, entzündungshemmend, harntreibend, stark keimtötend, magenstärkend, mikrobenabtötend, pilztötend, verdauungsfördernd, wurmtreibend

Anwendung: bei hohem Blutdruck, Darmparasiten, Erkältung, Gicht, Grippe, Herzklopfen, Korpulenz (Dickleibigkeit), Nasenschleimhautentzündung, Rheumatismus

Wirkung auf die Seele: beruhigend

Anwendung: bei Nervosität

Sonstiges: unangenehmer Geruch

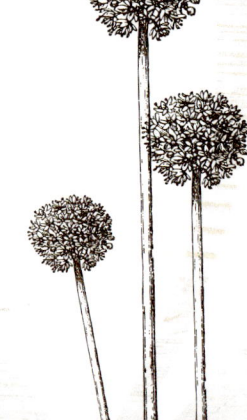

Zypresse

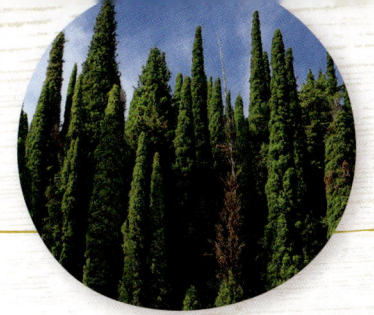

Name:	*Cupressus sempervirens*
Familie:	*Cupressaceae; Zypressengewächse*
Vorkommen:	*Europa, Mittelmeerraum*
Gewinnung:	*Wasserdampfdestillation der Nadeln und Zweigspitzen*
Duft/Geschmack:	*rauchig, süß, balsamisch*
Note:	*Basis*
Element:	*Erde*
Sternzeichen:	*Steinbock*
Planet:	*Saturn*

Wirkung auf den Körper: adstringierend, antiseptisch, blutstillend, geruchsneutralisierend, gefäßreinigend, harntreibend, krampflösend, leberanregend, schweißtreibend, stärkend

Anwendung: bei Asthma, Bronchitis, Durchblutungsstörungen, Eierstockzysten, Grippe, Hämorrhoiden, Husten, Krampfadern, Keuchhusten, Menstruationsbeschwerden, Muskelkrämpfen, Ödemen, prämenstruellem Syndrom (PMS), Rheumatismus, zu starker Schweißbildung, Venenleiden, Zahnfleischvereiterung, Zellulitis

Wirkung auf die Seele: beruhigend, nervenstärkend

Anwendung: bei Angst, Entscheidungsschwäche, nervösen Spannungen, Unentschlossenheit, Zaghaftigkeit, Zweifeln; verleiht Entschlusskraft und Klarheit

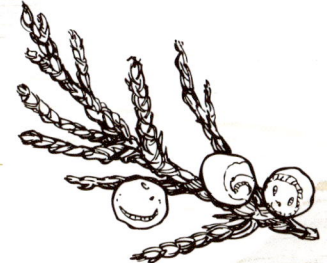

Vorsicht! Nicht geeignet für Epileptiker und Kleinkinder. Nicht während der Schwangerschaft verwenden.

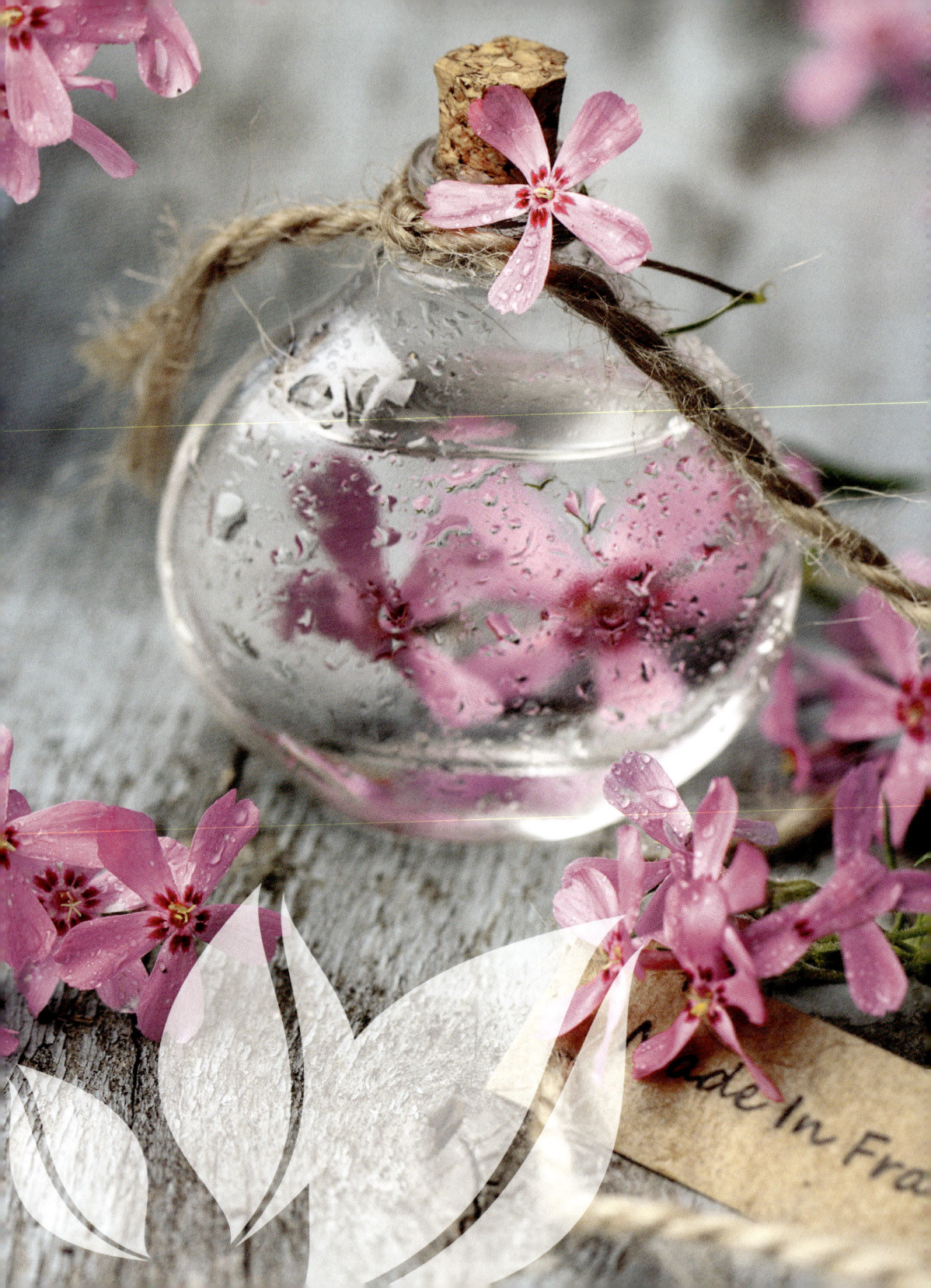

Die Basisöle

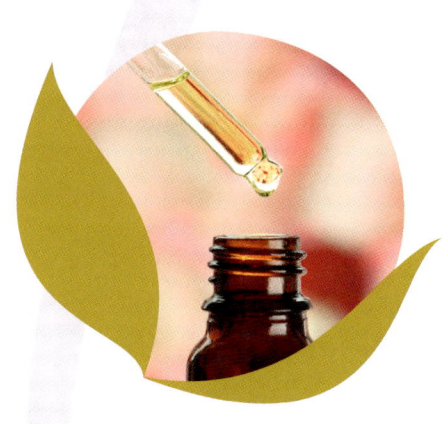

Aloe-vera-Öl

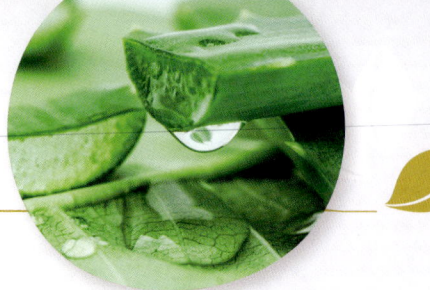

Name:	*Aloe barbadensis*
Familie:	*Xanthorrhoeaceae; Grasbaumgewächse*
Vorkommen:	*Afrika, Amerika, Asien, Mexiko*
Gewinnung:	*Einlegen kleingeschnittener Blatteile in Trägeröle oder Pressung und Untermischung in Basisöl*

Wirkung: erfrischend, reizlindernd, straffend

Anwendung: bei Allergien, Ekzemen, Hautirritationen, Schuppenflechte, Sonnenbrand, Wunden; zur Babypflege, Lymphsystemreinigung,

Hauttyp: für jeden Hauttyp und Zustand geeignet; gut für fette, trockene, alternde und entzündete Haut

Sonstiges: Enthält eine große Anzahl von Enzymen, Mineralien, Proteinen und Vitaminen.

Vorsicht! Nicht zum Verzehr geeignet.

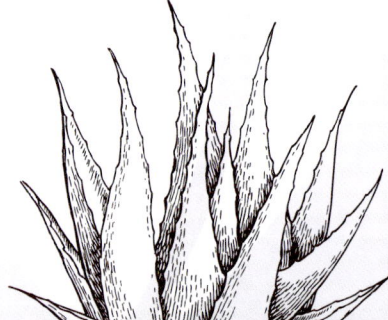

Aprikosenkernöl

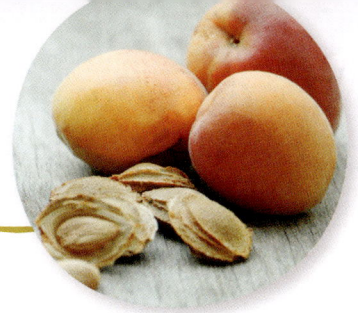

Name: *Prunus armeniaca*
Familie: *Rosaceae; Rosengewächse*
Vorkommen: *Amerika, Mittelmeergebiet*
Gewinnung: *Kaltpressung*

Wirkung: gewebepflegend, mild

Anwendung: bei empfindlicher Haut (z. B. zur Gesichtspflege)

Hauttyp: bei rissiger, spröder, trockener Haut

Sonstiges: wenig fettend; sehr schmackhaftes Speiseöl

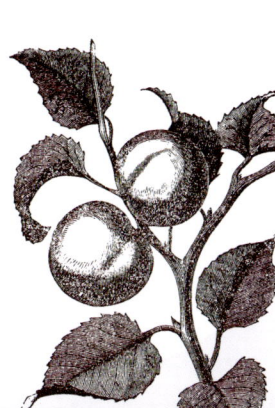

Arnikablütenöl

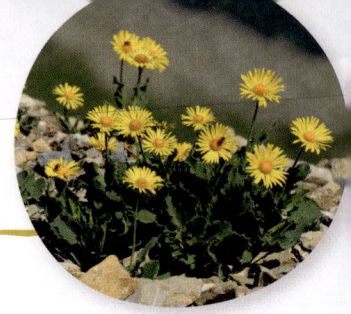

Name:	*Arnica montana*
Familie:	*Asteraceae; Korbblütler*
Vorkommen:	*Europa, Mittelasien, Nordamerika*
Gewinnung:	*Einlegen der Blüten in hochwertige Basisöle, danach Aussieben der Pflanzenteile*

Wirkung: durchblutungsfördernd, kreislaufanregend

Anwendung: bei blauen Flecken, Blutergüssen, Durchblutungsstörungen, Gelenkentzündung, Gicht, Krampfadern, Muskelschmerzen, Narben, Prellungen, Rheumatismus, Quetschungen, Sportverletzungen, Verspannungen, Verstauchungen, Wunden, Zerrungen; zur Verbesserung der Hautdurchblutung, Muskeldurchblutung

Hauttyp: für jeden Hauttyp

Sonstiges: enthält die Wirkstoffe Cholin, Flavon, Hefe, Azulen, Vitamin A, Kieselsäure; gutes Massageöl für Sportler

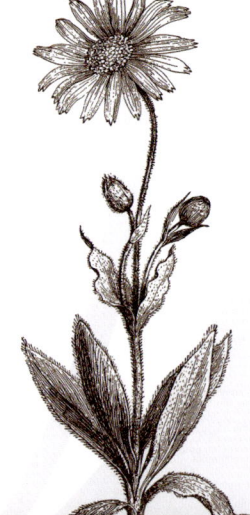

Vorsicht! Nicht innerlich anwenden. Nicht geeignet bei Neigung zu geplatzten Äderchen.

Avocadoöl

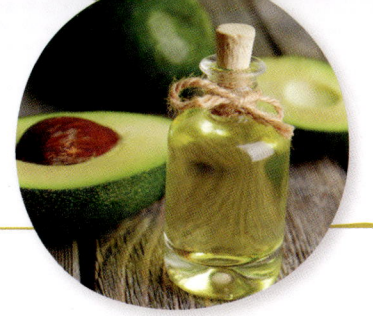

Name:	*Persea americana*
Familie:	*Lauraceae; Lorbeergewächse*
Vorkommen:	*Florida, Kalifornien, Südafrika, Südamerika*
Gewinnung:	*Pressung oder Zentrifugierung des Fruchtfleischs*

Wirkung: glättend (sehr gute Hautaufnahme), stark regenerierend, reizlindernd, weichmachend

Anwendung: bei Austrocknung der Haut, Bindegewebsbeschwerden, Entzündungen, Fältchenbildung, schweren Hautkrankheiten, Neurodermitis, Schuppen, Schuppenflechte; zur Verbesserung der Hautgeschmeidigkeit, zum Aufweichen verhärteten Gewebes

Hauttyp: für jeden Hauttyp, besonders bei trockener, schuppiger und entzündlicher Haut

Sonstiges: enthält die Vitamine A, B, D, E, A1, B1 und B2, Lecithin, ungesättigte Fettsäuren, Eiweiß und Mineralien; sehr gutes Salat-, Soßen- und Mayonnaiseöl

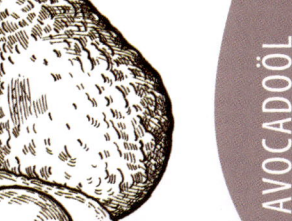

Borretschöl

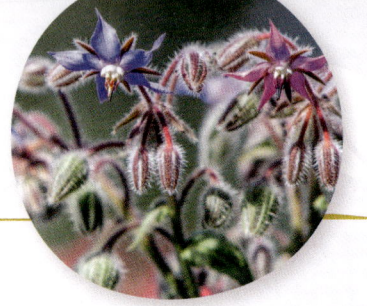

Name:	*Borago officinalis*
Familie:	*Boraginaceae; Raublattgewächse*
Vorkommen:	*Balkan, Kleinasien, Mittel- und Südeuropa*
Gewinnung:	*Pressung oder Zentrifugierung der gemahlenen Samenkörner*

Wirkung: ausgleichend, beruhigend, verjüngend

Anwendung: bei Angstgefühlen, Hautproblemen, Menstruationsbeschwerden, Nervosität, nervösen Spannungen, psychosomatischen (durch geistig-seelische Probleme verursachten) Erkrankungen, Schlaflosigkeit, stressbedingten Beschwerden, Unruhe; als Massageöl

Hauttyp: für jeden Hauttyp sehr gut geeignet

Sonstiges: enthält viel Linolensäure; gutes Salatöl

Calendulaöl

(Ringelblumenöl)

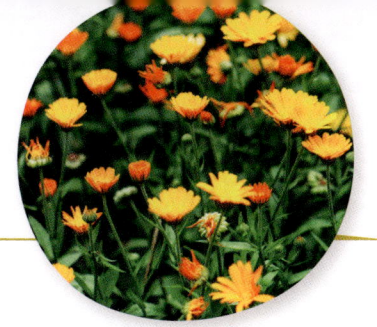

Name:	*Calendula officinalis*
Familie:	*Asteraceae; Korbblütler*
Vorkommen:	*Ägypten, Asien, Europa, Mittelmeerraum, Syrien, USA*
Gewinnung:	*Einlegen der Blüten und Blätter für 2–3 Wochen in Trägeröle, danach Aussieben der Pflanzenteile*

Wirkung: narbenbildend, reizlindernd

Anwendung: bei Brandwunden, blauen Flecken, Hämorrhoiden, Hauterkrankungen, Krampfadern, Menstruationsbeschwerden, Schnittwunden; zur Handpflege (für Hände, die dauernd Kälte und Wasser ausgesetzt sind), Wundheilung; zur Babypflege bei wundem Po oder Windelausschlägen

Hauttyp: sehr gut für schlecht durchblutete und raue Haut

Sonstiges: Enthält viele pflanzliche Bitterstoffe.

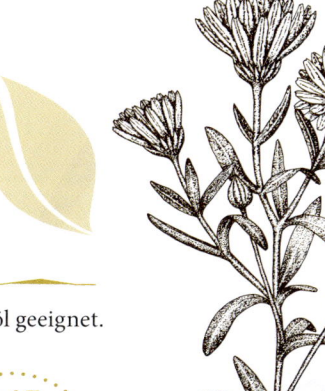

Vorsicht! Wegen der Bitterstoffe nicht als Speiseöl geeignet.

Distelöl

(Safloröl)

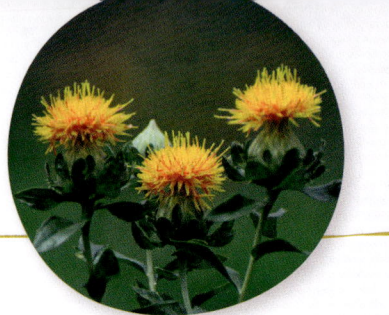

Name:	*Carthamus tinctorius*
Familie:	*Asteraceae; Korbblütler*
Vorkommen:	*Ägypten, USA*
Gewinnung:	*Kaltpressung der Samen*

Wirkung: abwehrstärkend, ausgleichend, entzündungshemmend, zellregenerierend; aktiviert den Stoffwechsel

Anwendung: bei Hautproblemen; zur Zellregeneration

Hauttyp: für fettige Haut

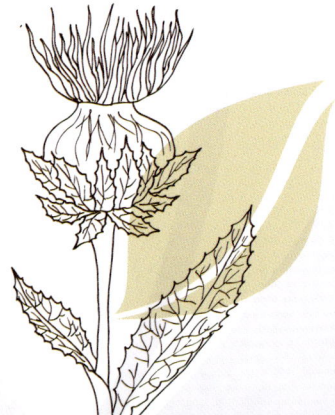

Erdnussöl

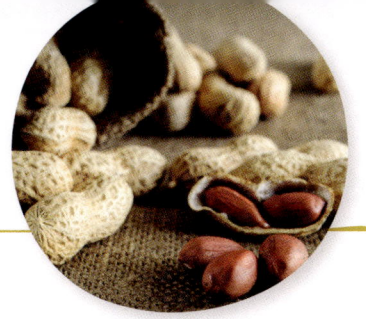

Name: *Arachis hypogaea*
Familie: *Fabaceae; Hülsenfrüchtler*
Vorkommen: *Afrika, Indien, USA*
Gewinnung: *Kaltpressung der Nüsse*

Wirkung: reizlindernd

Anwendung: bei Ekzemen, Haarschuppen, Milchschorf; zur Hautpflege

Hauttyp: für alle Hauttypen

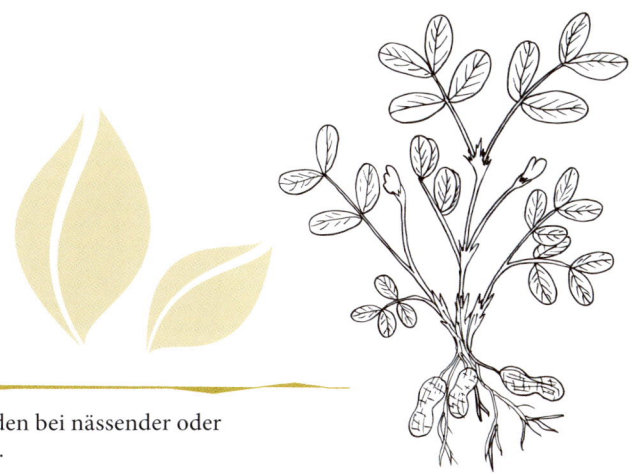

Vorsicht! Nicht anwenden bei nässender oder akut entzündeter Haut.

Hagebuttenkernöl

(Wildrosenöl)

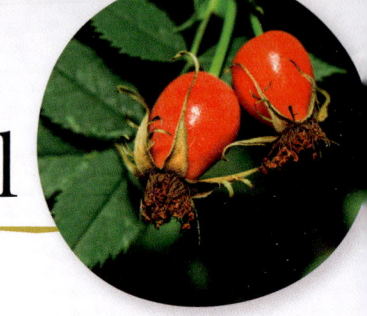

Name:	*Rosa rubiginosa, Rosa mosqueta*
Familie:	*Rosaceae; Rosengewächse*
Vorkommen:	*Chile*
Gewinnung:	*Kaltpressung der Samen*

Wirkung: abwehrstärkend, entzündungshemmend, zellregenerierend, zellteilungsanregend

Anwendung: bei Akne, Altersflecken, Ekzemen, Falten, Narben, Schuppenflechte; zum Ausgleich der Talgdrüsenproduktion

Hauttyp: für trockene, rissige Haut

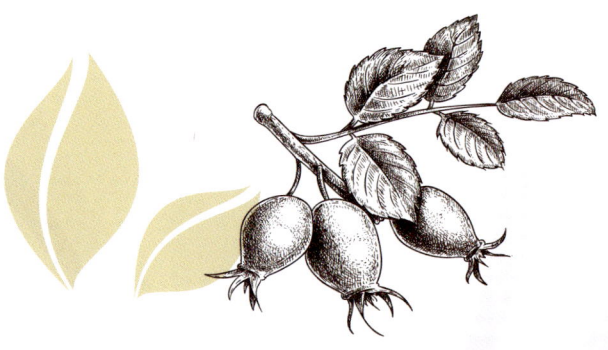

Hanföl

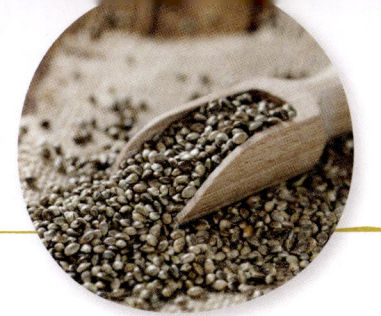

Name:	*Cannabis sativa*
Familie:	*Cannabaceae; Hanfgewächse*
Vorkommen:	*Europa*
Gewinnung:	*Kaltpressung der Samen*

Wirkung: abwehrstärkend, cholesterinsenkend, krampflösend, regenerierend, schmerzlindernd, zellregenerierend

Anwendung: bei Arteriosklerose, Darmträgheit, Durchfall, Neurodermitis, Verdauungsstörungen; für den Zellaufbau

Hauttyp: für beanspruchte und feuchtigkeitsarme Haut

Sonstiges: hoher Gehalt an essenziellen Fettsäuren

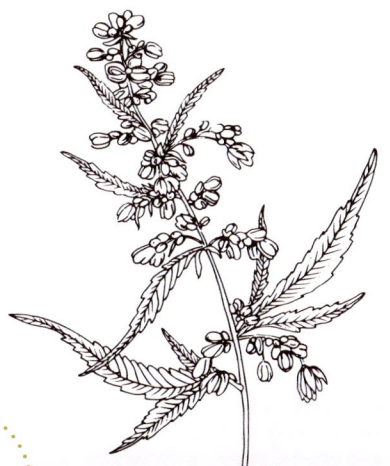

Haselnussöl

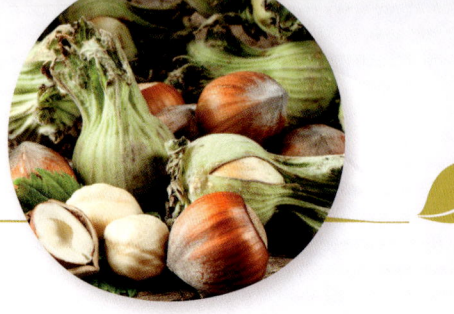

Name: *Corylus avellana*
Familie: *Betulaceae; Birkengewächse*
Vorkommen: *Süd- und Mitteleuropa, Türkei*
Gewinnung: *Kaltpressung der Nüsse*

Wirkung: reizlindernd

Anwendung: bei Hautproblemen

Hauttyp: für trockene, fettige und strapazierte Haut

Sonstiges: natürlicher Sonnenschutz, gut als Sonnenöl

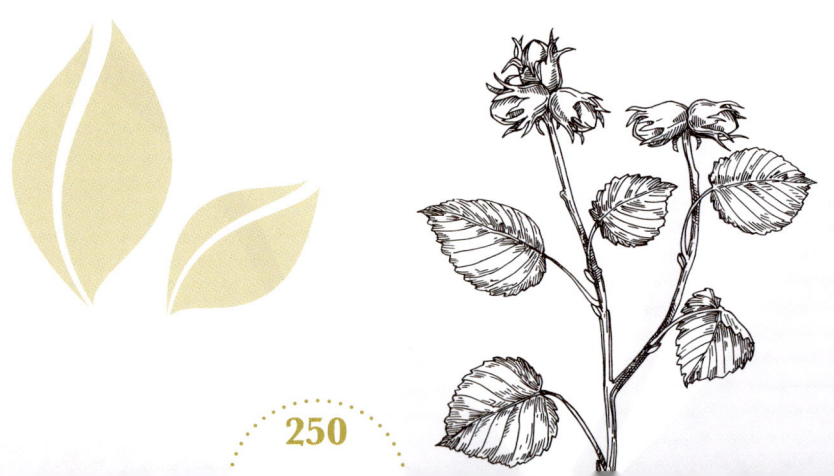

Johanniskrautöl

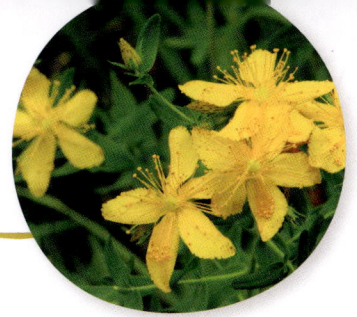

Name: *Hypericum perforatum*
Familie: *Hypericaceae; Johanniskrautgewächse*
Vorkommen: *Asien, Europa, Nordafrika*
Gewinnung: *Einlegen der Blüten und Blätter für 2–3 Wochen in Trägeröle, danach Absieben der Pflanzenteile*

Wirkung: beruhigend, desinfizierend, durchblutungsfördernd, entzündungshemmend, euphorisierend, nervenstärkend, schmerzstillend, stimmungsaufhellend, wundheilend

Anwendung: bei Angst, Bandscheibenschäden, Brustwarzenentzündung (für stillende Mütter), Entzündungen, Erregungszuständen, Erschöpfung, Gicht, Hornhautwucherung, Ischiasbeschwerden, Konzentrationsschwäche, Migräne, Muskelkater, Muskelverspannung und -verhärtung, Nervosität, Prellungen, Rheumatismus, Schlaflosigkeit, Schwangerschaftsunruhe, Schultersteifheit, Sonnenbrand, Überforderung, Winterdepressionen; zur Förderung der Durchblutung

Hauttyp: für schlecht durchblutete und blasse Haut

Sonstiges: hoher Gerbstoffanteil, sehr gute Tiefenwirkung

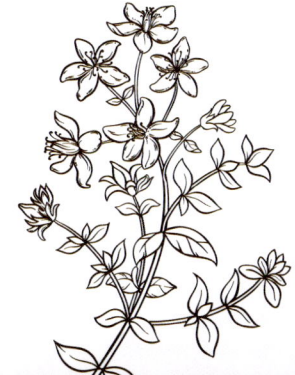

Vorsicht! Nicht für die Küche geeignet.

Jojobaöl

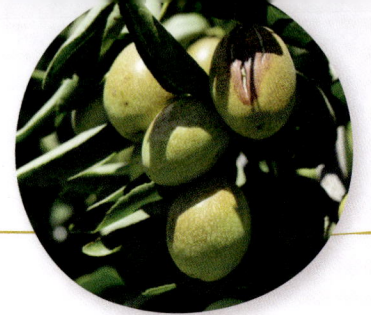

Name:	*Simmondsia chinensis*
Familie:	*Simmondsiaceae*
Vorkommen:	*Arizona, Australien, Mexiko*
Gewinnung:	*Kaltpressung der weißen Samenkerne*

Wirkung: bakterienvernichtend, entzündungshemmend, hautregenerierend

Anwendung: bei Akne, Austrocknung der Haut, Blasenentzündung, Ekzemen, Faltenbildung, Krampfadern, Schuppenflechte, Schwangerschaftsstreifen, Zellulitis; zur Zellerneuerung; zum Schutz der Haut, auch in der Sonne

Hauttyp: für jeden Hauttyp

Sonstiges: Enthält viele Fettsäuren; sehr gutes Trägeröl, weil es schnell in die Haut eindringt; Jojobaöl ist eine Wachsart und kann nicht ranzig werden; es hat einen Lichtschutzfaktor von 4–6 und ist ideal zum Einsatz als Sonnenschutzmittel.

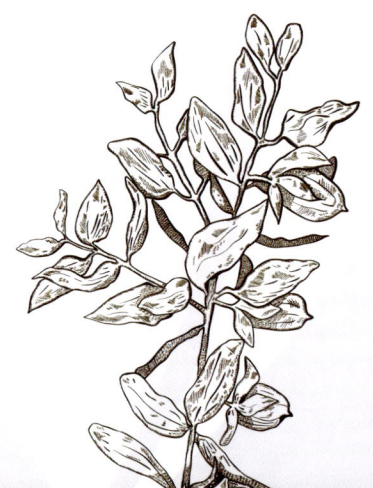

Vorsicht! Nicht geeignet zur Speisenzubereitung.

Kürbiskernöl

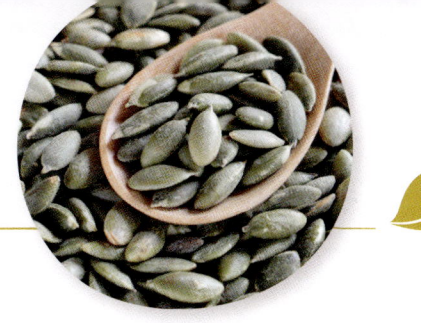

Name: *Cucurbita pepo*
Familie: *Cucurbitaceae; Kürbisgewächse*
Vorkommen: *Europa, Ungarn*
Gewinnung: *Kaltpressung der Kerne*

Wirkung: bakterienvernichtend, harntreibend, krampflösend

Anwendung: bei Arteriosklerose, Bandscheibenproblemen, Blasenentzündung, hohem Blutdruck, erhöhten Blutfettwerten, Harnwegsproblemen, Muskelkrämpfen, Nierenerkrankungen, Prostataproblemen, Reizblase

Hauttyp: für trockene, rissige, beanspruchte, schuppige Haut

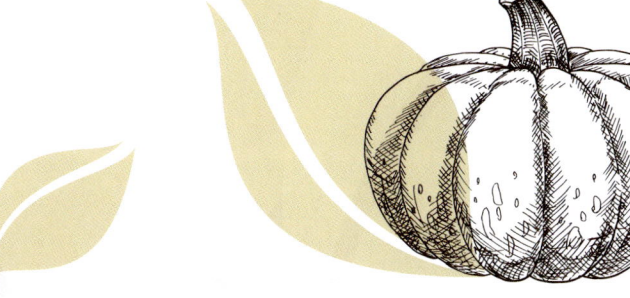

Leinöl

(Flachsöl)

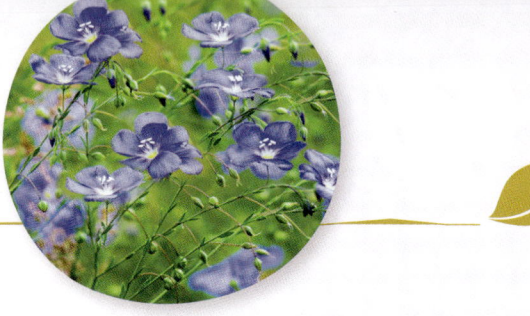

Name:	*Linum usitatissimum*
Familie:	*Linaceae; Leingewächse*
Vorkommen:	*Argentinien, USA, Russland*
Gewinnung:	*Kaltpressung der Samen*

Wirkung: entzündungshemmend, schmerzstillend, zellregenerierend

Anwendung: bei Arteriosklerose, Blasenentzündung, Brustkrebs (Vorsorge und Nachsorge), Muskelerkrankungen, Nierensteinen, Osteoporose, Rheumatismus, Versteifung

Hauttyp: für trockene, zu Ekzemen neigende Haut; bei schmerzhaften Hautrissen, berufsbedingten Hautschäden

Macadamianussöl

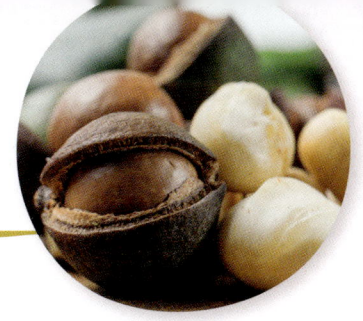

Name:	*Macadamia ternifolia*
Familie:	*Proteaceae; Silberbaumgewächse*
Vorkommen:	*Amerika, Hawaii, Neuseeland, Kenia*
Gewinnung:	*Kaltpressung der Nüsse*

Wirkung: regenerierend, zellschützend

Anwendung: bei Falten, Haarproblemen (Spliss, sprödem Haar), Hautaustrocknung, Hautirritationen, Hornhautwucherungen; zur Gesichts- und Ganzkörperpflege

Hauttyp: für zarte und empfindliche Haut

Sonstiges: Lichtschutzfaktor 3–4, deshalb gutes Sonnenschutzöl; Massageöl; schmackhaftes Speiseöl

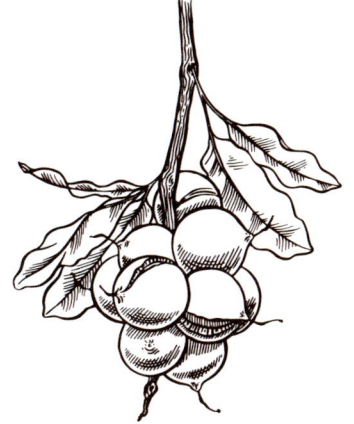

Mandelöl, süßes

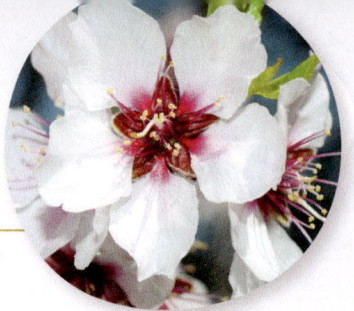

Name:	*Prunus dulcis*
Familie:	*Rosaceae; Rosengewächse*
Vorkommen:	*Ägypten, China, Kalifornien, Kleinasien, Mittelmeerraum, Syrien,*
Gewinnung:	*Kaltpressung der Mandelkerne*

Wirkung: pflegend, reizlindernd, schützend

Anwendung: bei Ekzemen, Falten, Hautaustrocknung, Hautirritationen, Juckreiz, Schürfwunden, Schuppen; zur Babypflege, Gesichts- und Ganzkörperpflege

Hauttyp: für alle Typen, besonders für empfindliche, spröde und trockene Haut, auch für raue und rissige Haut

Sonstiges: schmackhaftes Speiseöl für Rohkostgerichte und Salate

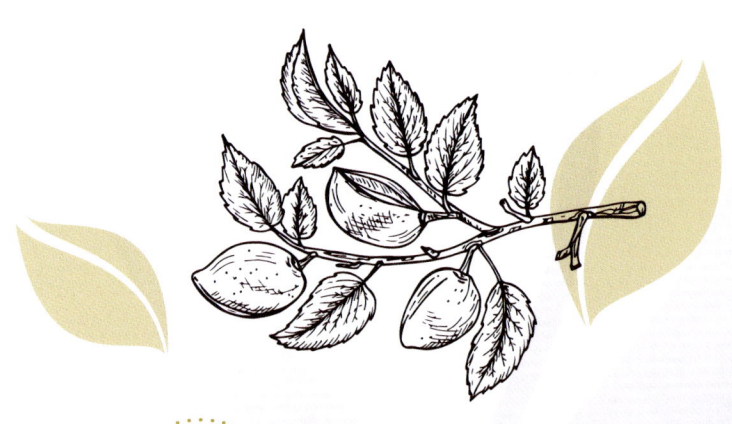

Mohnblumenöl

(Klatschmohn, Feldmohn)

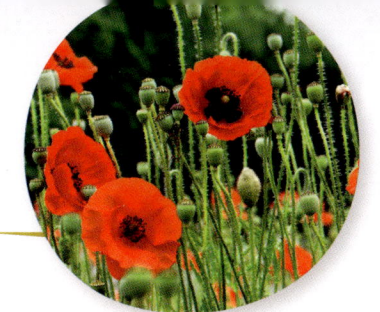

Name: *Papaver rhoeas*
Familie: *Papaveraceae; Mohngewächse*
Vorkommen: *Amerika, Asien, Europa*
Gewinnung: *Einlegen der Blüten und Blätter für 2 – 3 Wochen in Trägeröle, danach Aussieben der Pflanzenteile*

Wirkung: belebend, entspannend, schmerzlindernd

Anwendung: bei Gelenkschmerzen, Muskelschmerzen, Rheumatismus, Schmerzen; zur Unterstützung bei Wirbelsäulentherapien

Hauttyp: für alle Hauttypen

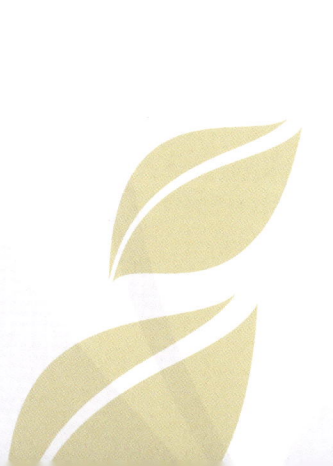
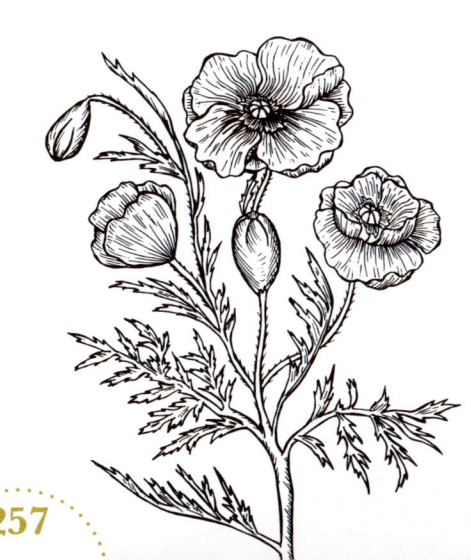

Nachtkerzenöl

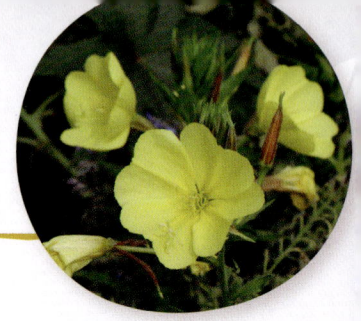

Name: *Oenothera biennis*
Familie: *Onagraceae; Nachtkerzengewächse*
Vorkommen: *Europa, Nord- und Mittelamerika*
Gewinnung: *Kaltpressung der Samenkörner (sehr aufwendig, daher teuer)*

Wirkung: gebärmutterstärkend / -unterstützend, gefäßerweiternd

Anwendung: bei Allergien, Arthritis, Arteriosklerose, hohem Blutdruck, hohen Cholesterinwerten, Ekzemen, Hautirritationen, Leberschäden, Herzerkrankungen, Hysterie, Multipler Sklerose, Nervenerkrankungen, Neurodermitis, prämenstruellem Syndrom (PMS), Rheumatismus, Schuppenflechte, Stoffwechselstörungen, Thrombosen, Unruhe; zur Verbesserung der Hautgeschmeidigkeit, der Talgabsonderung

Hauttyp: für jeden Hauttyp, besonders aber gereizte, entzündliche und strapazierte Haut

Sonstiges: Enthält viel Linolensäure; hat sehr hohen Nährwert, gehört zu den gesündesten Speiseölen; gut zur inneren Anwendungen geeignet.

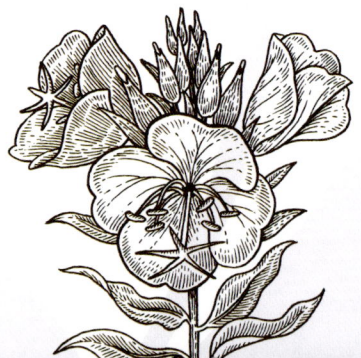

Olivenöl

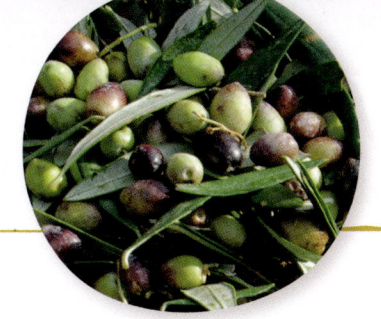

Name:	*Olea europaea*
Familie:	*Oleaceae; Ölbaumgewächse*
Vorkommen:	*Mexiko, Mittelmeerraum, Peru, Südafrika, Vorderasien*
Gewinnung:	*Kaltpressung*

Wirkung: desinfizierend, entschlackend, entzündungshemmend, wundheilend

Anwendung: bei Brandwunden, Darmbeschwerden (innerlich), Entzündungen, Gallenleiden (innerlich), Haarproblemen, Hautentzündungen, Magenbeschwerden (innerlich), Muskelverhärtungen, Rheumatismus, Schmerzen, Schürfwunden, Verdauungsproblemen (innerlich), Verstopfung (innerlich); zur Senkung des Blutfettspiegels, Nagelpflege

Hauttyp: für alle Hauttypen, besonders bei rissiger und rauer sowie zu Entzündungen neigender Haut

Sonstiges: schmackhaftes Speiseöl

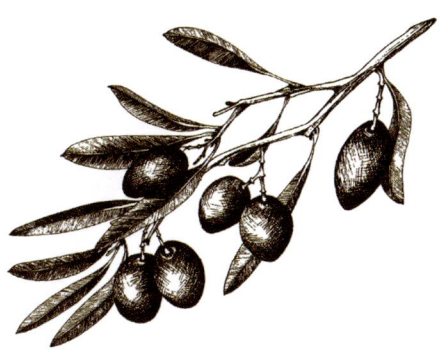

Rapsöl

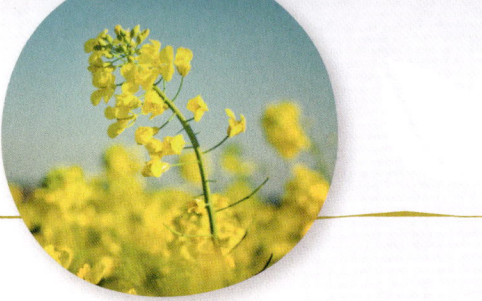

Name:	*Brassica napus*
Familie:	*Cruciferae / Brassicaceae; Kreuzblütler*
Vorkommen:	*Mitteleuropa, Kanada*
Gewinnung:	*Kaltpressung der Samen*

Wirkung: reizlindernd

Anwendung: bei Arteriosklerose, erhöhten Blutfettwerten

Hauttyp: für alle Hauttypen

Sonstiges: gut für »Ölziehkuren«

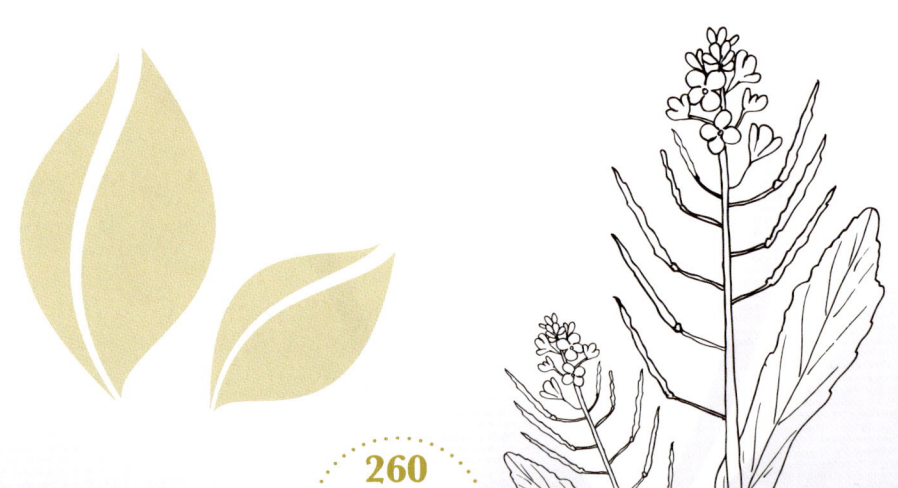

Sanddornextraktöl

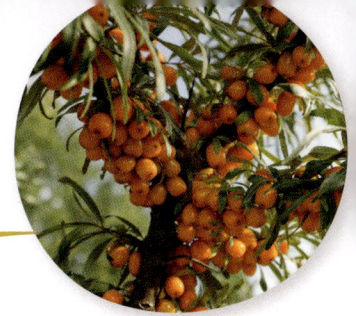

Name:	*Hippophae rhamnoides*
Familie:	*Elaegnaceae; Ölweidengewächse*
Vorkommen:	*Himalaja, Mittel- und Nordeuropa, Nordasien, Russland, Skandinavien, Ukraine*
Gewinnung:	*Extraktion der Beeren mit Kohlendioxid oder Kaltpressung*

Wirkung: abwehrsteigernd, geweberegenerierend, narbenbildend, schmerzstillend

Anwendung: bei Akne, Brandwunden, chronischen Hauterkrankungen, Hauterkrankungen des Anal- und Genitalbereiches, Magengeschwüren (innerlich), Mundschleimhautirritationen, Schuppen, Wunden

Hauttyp: für jede Haut, besonders für wetterempfindliche, trockene, rissige und irritierte Haut

Sonstiges: reich an Fettsäuren und Linolensäuren, enthält Carotinoide und viel Vitamin E

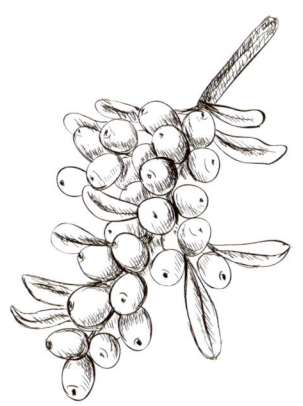

Vorsicht! Bei Vitamin-E-Allergien und Carotinunverträglichkeit nicht einnehmen und äußerlich nur verdünnt verwenden.

Schwarzkümmelöl

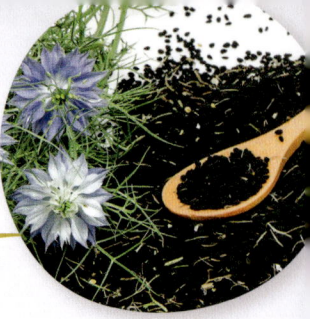

Name: *Nigella sativa*
Familie: *Ranunculaceae; Hahnenfußgewächse*
Vorkommen: *Ägypten, Vorderasien*
Gewinnung: *Kaltpressung der Samen*

Wirkung: abwehranregend, gegen Allergien, entzündungshemmend

Anwendung: bei Akne, Allergien, Darmproblemen, Ekzemen, Entzündungen, Gelenkschmerzen, Grippe, Hämorrhoiden, Hautproblemen, Husten, Migräne, Neurodermitis, Pilzerkrankungen, Psoriasis, Prellungen

Hauttyp: für alle Hauttypen

Sonstiges: würziges Speiseöl

Sesamöl

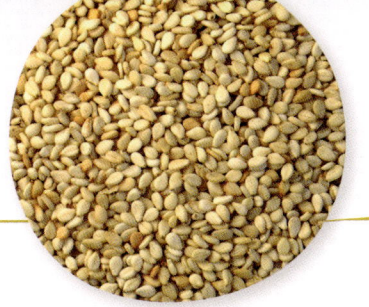

Name:	*Sesamum indicum*
Familie:	*Pedaliaceae; Sesamgewächse*
Vorkommen:	*China, Indien, Sudan, Venezuela*
Gewinnung:	*Kaltpressung der Samen*

Wirkung: durchblutungsfördernd, entgiftend, stoffwechselunterstützend

Anwendung: bei nässenden Hauterkrankungen; als Gesichts- und Ganzkörperpflegeöl, zum Hautschutz, zur Öffnung der Hautporen

Hauttyp: für alle Typen

Sonstiges: sehr wirksamer Sonnenschutz – blockiert etwa 30 % der UV-Strahlen; gutes Öl für Dressings und Rohkostsalate

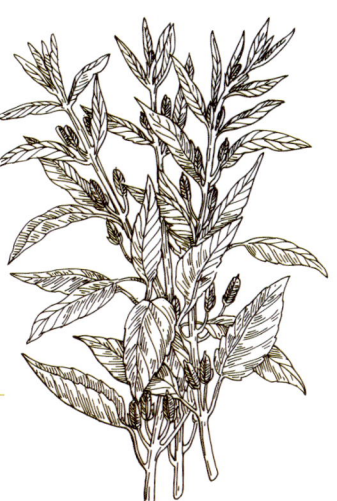

Vorsicht! Nicht bei Neurodermitis oder entzündlichen Hautprozessen einsetzen.

Sojaöl

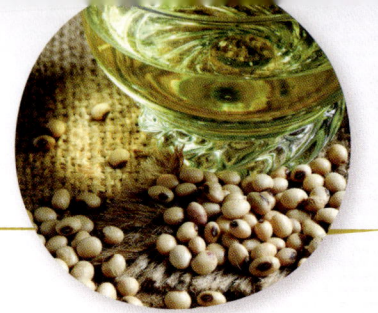

Name:	*Glycine max*
Familie:	*Fabaceae; Hülsenfrüchtler*
Vorkommen:	*Asien, Amerika*
Gewinnung:	*Kaltpressung der Bohnen*

Wirkung: abwehrstärkend, cholesterinsenkend, entzündungshemmend, konzentrationsstärkend, leberanregend

Anwendung: bei Akne, Arteriosklerose, Hautentzündungen; zum Schutz der Darmschleimhaut, zur Gesichts- und Ganzkörperpflege

Hauttyp: für trockene Haut

Sonstiges: enthält viel Vitamin E und Betacarotin; schmackhaftes Küchenöl

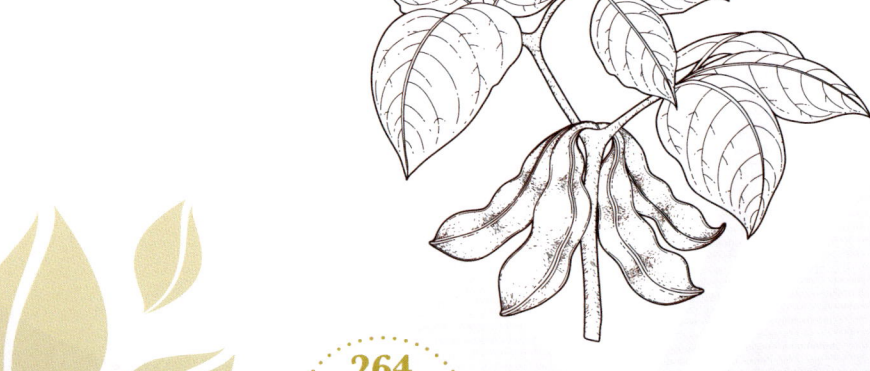

Sonnenblumenkernöl

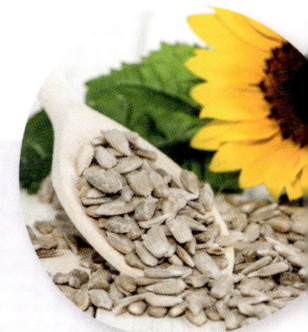

Name:	*Helianthus annuus*
Familie:	*Asteraceae; Korbblütler*
Vorkommen:	*Afrika, Amerika, Asien, Australien, Europa, Mexiko, Russland*
Gewinnung:	*Kaltpressung der Kerne*

Wirkung: abwehrstärkend, cholesterinsenkend, durchblutungsregulierend, geweberegenerierend, schleimlösend

Anwendung: bei wunden Beinen, Durchblutungsstörungen, Erkältung, Gelenkschmerzen /-erkrankungen, Gewebeneubildung, Geschwüren, Halsentzündung, Hautausschlägen, Nierenproblemen; zur Wundheilung

Hauttyp: für jeden Hauttyp, besonders »Problemhaut«

Sonstiges: schmackhaftes Speiseöl

Vorsicht! Bei geplatzten Äderchen nicht äußerlich anwenden.

Walnussöl

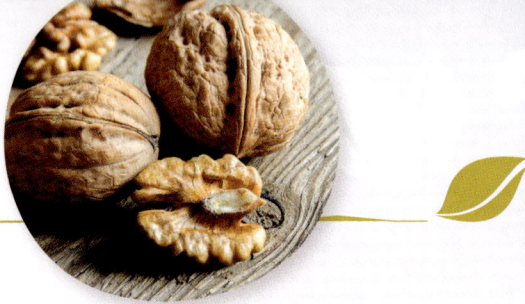

Name: *Juglans regia*
Familie: *Juglandaceae; Walnussgewächse*
Vorkommen: *Mittel- und Südeuropa, Nord- und Südamerika*
Gewinnung: *Kaltpressung der Nüsse*

Wirkung: abwehrstärkend, fettstoffwechselanregend, hormonregulierend, lymphreinigend

Anwendung: zur Regulierung des Blutzuckerspiegels, Desinfektion des Darms, Hautregeneration; als Gehirntonikum

Hauttyp: für alle Hauttypen

Sonstiges: Sonnenschutzwirkung

Weizenkeimöl

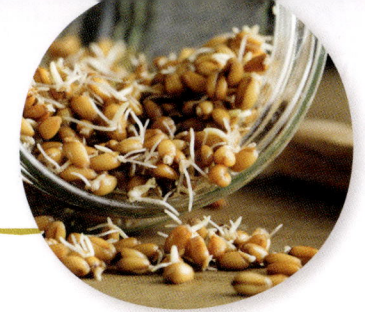

Name: *Triticum sativum*
Familie: *Poaceae; Süßgräser*
Vorkommen: *Asien, Australien, Europa, Nord- und Südamerika*
Gewinnung: *Kaltpressung*

Wirkung: aufbauend, drüsenfunktionsunterstützend, gewebevitalisierend, narbenbildend, stark regenerierend, zellerneuernd

Anwendung: bei Bindegewebsproblemen, Durchblutungsstörungen, Ermüdungserscheinungen, Herzproblemen, Krampfadern, Schuppenflechte, Schwangerschaftsstreifen

Hauttyp: für Altershaut, trockene und spröde Haut

Sonstiges: enthält viel Vitamin E sowie viele Vitamine der B-Gruppe, gutes Diätöl und ideal für Rohkostgerichte

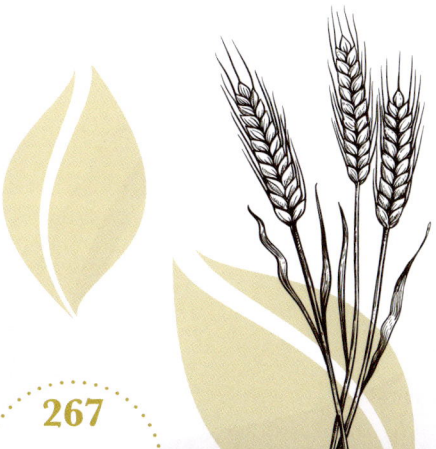

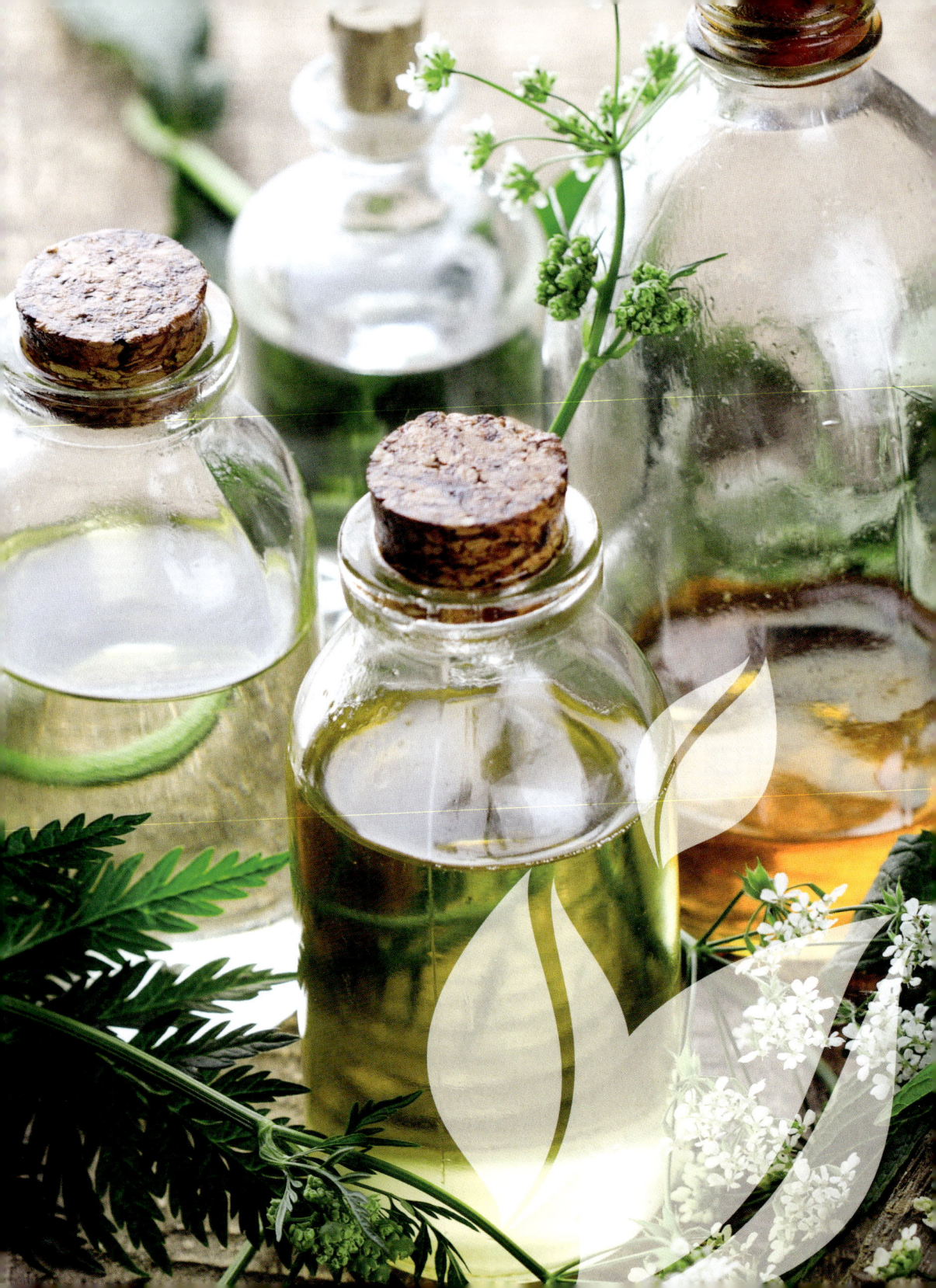

Register

Geordnet nach Indikationen, Symptomen und Wirkungen

Zur Beachtung:
Die folgende Auflistung dient als Nachschlagehilfe zur Wirkung und zu den Einsatzmöglichkeiten der ätherischen Öle. Die Anwendung der Öle sollte nicht willkürlich und im Krankheitsfall nicht ohne Absprache mit Ihrem Arzt oder Therapeuten erfolgen. Dieser kann über Auswahl, Dosis und Dauer fachkundig entscheiden. Aufgrund der enormen Menge von Einsatzmöglichkeiten und Erfahrungswerten aus vergangenen Anwendungen und Forschungen ist es unmöglich, eine vollständige Liste zu erstellen. Beachten Sie auch die Hinweise zu den Anwendungsmöglichkeiten (Seite 16).

A

abführend
Balsamtanne; Bergamotte; Fenchel, süß; Ginster; Guajakholz; Ingwer; Iris; Kurkuma; Mairose; Majoran; Mandarine; Muskatellersalbei; Narde; Petersilie; Pfeffer; Rose; Salbei; Veilchen; Zirbelkiefer

Abszesse
Bergamotte; Galbanum; Immortelle; Kamille, blau; Kamille, römisch; Kamille, wild; Lavandin; Lavendel extra; Lavendel, fein; Manuka; Patschuli; Spiklavendel; Teebaum; Thymian; Wacholderbeere; Wacholderholz

abtreibend
Wurmkraut

abwehrstärkend
Angelikawurzel; Bay; Eisenkraut; Estragon; Fichtennadel; Kiefernnadel; Lariciokiefer; Latschenkiefer; Ledum; Lemongrass; Mandarine; Manuka; Mistel; Myrte; Niaouli; Pfefferminze; Rosenholz; Salbei; Teebaum; Thymian; Weißtanne; Zeder (Atlas-/Libanon-)

adstringierend
(entzündungshemmend, blutstillend, zusammenziehend)
Alant; Benzoe; Bohnenkraut; Cassia; Douglasfichte; Fichtennadel; Grapefruit; Hemlocktanne; Hopfen; Immortelle; Karottensamen; Krauseminze; Kümmel; Lavendelsalbei; Lemongrass; Mairose; Mastix; Muskatellersalbei; Myrrhe; Myrte; Nana-Minze; Patschuli; Petersilie; Pfefferminze; Rose; Rosengeranie; Rosmarin; Salbei; Sandelholz; Schafgarbe; Spearmint; Thymian; Wacholderbeere; Wacholderholz; Weihrauch; Wintergrün; Ysop; Zimtblatt; Zimtrinde; Zitrone; Zypresse

Äderchen, geplatzte
Rosengeranie; Veilchen

Ärger
Kamille, römisch; Kamille, wild

Aggressionen
Amber; Cananga; Clementine; Koriander; Mandarine; Perubalsam; Tolu; Zeder (Atlas-/Libanon-)

Aids
Knoblauchzwiebel; Sandelholz

Akne
Amber; Bergamotte; Cajeput; Cistrose; Eisenkraut; Eukalyptus citriodora; Galbanum; Grapefruit; Immortelle; Indian Lime; Jasmin; Kamille, römisch; Kamille, wild; Kampfer; Krauseminze; Lavandin; Lavendel extra; Lavendel, fein; Lavendelsalbei; Lemongrass; Limette; Linaloe; Litsea; Lorbeerblätter; Majoran; Mandarine; Manuka; Muskatellersalbei; Myrte; Nana-Minze; Nelke; Niaouli; Oregano; Palmarosa; Patschuli; Pfefferminze; Rosenholz; Sandelholz; Schafgarbe; Spearmint; Spiklavendel; Teebaum; Thymian; Veilchen; Verbene; Vetiver; Wacholderbeere; Wacholderholz; Ylang-Ylang; Zeder (Atlas-/Libanon-); Zeder (Texas-/Virginia-); Zitrone

Albträume
Kamille, römisch; Kamille, wild; Lavandin; Lavendel extra; Lavendel, fein; Linaloe; Melisse; Schafgarbe; Spiklavendel; Vanille; Weißtanne

Allergien
Estragon; Immortelle; Kamille, blau; Kamille, römisch; Kamille, wild; Lavandin; Lavendel extra; La-

vendel, fein; Manuka; Melisse; Myrte; Narde; Palmarosa; Spiklavendel

Allgemeinzustand, geschwächter
Beifuß

Amöbenruhr
Zimtblatt; Zimtrinde

amöbenvernichtend
Knoblauchzwiebel

Anämie *(Blutarmut)*
Angelikawurzel; Beifuß; Cassia; Hyazinthe; Indian Lime; Kalmus; Kamille, blau; Kamille, römisch; Kamille, wild; Karottensamen; Knoblauchzwiebel; Lavandin; Lavendel extra; Lavendel, fein; Liebstöckel; Limette; Pfeffer; Rosmarin; Schinus molle; Thymian; Vetiver; Zitrone

Angina
Brennnessel; Eichenmoos; Spiklavendel

Angst
Amber; Angelikawurzel; Asant; Baldrian; Basilikum; Birke; Cananga; Clementine; Douglasfichte; Estragon; Fenchel, süß; Fichtennadel; Ginster; Grapefruit; Hemlocktanne; Hon-Scho-Öl; Iris; Jasmin; Kamille, römisch; Kamille, wild; Lariciokiefer; Latschenkiefer; Lavandin; Lavendel extra; Lavendel, fein; Linaloe; Lorbeerblätter; Majoran; Mastix; Melisse; Mimose; Muskatellersalbei; Myrte; Neroli; Niaouli; Orange; Patschuli; Petitgrain; Pfeffer; Ravensara; Rosengeranie; Sandelholz; Spiklavendel; Styrax; Thymian; Vanille; Verbene; Wacholderbeere; Wacholderholz; Weihrauch; Ylang-Ylang; Ysop; Zeder (Atlas-/Libanon-); Zimtblatt; Zimtrinde; Zitronenverbene

Angstgefühl bei Kindern
Clementine; Mandarine; Orange

anregend *(stimulierend)*
Anissamen; Bay; Bergamotte; Bergamotteminze; Copaiba; Eukalyptus; Heu; Himalajatanne; Immortelle; Ingwer; Kakaoextrakt; Kalmus; Kampfer; Koriander; Krauseminze; Kreuzkümmel; Kümmel; Kurkuma; Lavandin; Lavendel extra; Lavendel, fein; Lavendelsalbei; Mastix; Mate; Minze; Muskatnuss; Nana-Minze; Narde; Niaouli; Patschuli; Perubalsam; Piment; Salbei; Schinus molle; Senf; Spearmint; Spiklavendel; Styrax; Tolu; Tulsi; Weißtanne; Wiesenkönigin; Wintergrün; Wurmkraut

Ansteckungsvorsorge
Angelikawurzel

antiallergisch
(gegen Allergien)
Estragon; Immortelle; Kamille, blau; Kamille, römisch; Kamille, wild; Lavandin; Lavendel extra; Lavendel, fein; Manuka; Melisse; Myrte; Narde; Palmarosa; Spiklavendel

antibakteriell
(gegen Bakterien)
Alant; Baldrian; Basilikum; Bitterorange; Blutorange; Bohnenkraut; Cajeput; Copaiba; Costuswurzel; Dill; Eichenmoos; Eisenkraut; Estragon; Eukalyptus citriodora; Fenchel, süß; Grapefruit; Ho-Blätter; Hopfen; Immortelle; Indian Lime; Ingwer; Kalmus; Kamille, blau; Kamille, römisch; Kamille, wild; Kampfer; Kardamom; Kiefernnadel; Knoblauchzwiebel; Koriander; Kreuzkümmel; Kurkuma; Lemongrass; Limette; Linaloe; Litsea; Lorbeerblätter; Mairose; Majoran; Manuka; Melisse; Melisse, indisch; Muskatellersalbei; Narde; Neroli; Niaouli; Orange; Oregano; Palmarosa; Patschuli; Pfeffer; Pfefferminze; Ravensara; Rose; Rosenholz; Sandelholz; Schinus molle; Styrax; Tagetes; Teebaum; Thymian; Ysop; Zitrone; Zwiebel

antibiotisch
(Vernichtet Bakterien oder verhindert deren Vermehrung.)
Knoblauchzwiebel; Nelke

antidepressiv
(gegen Depressionen, depressionsmildernd)
Akazienblüte; Alant; Anissamen; Balsamtanne; Basilikum; Benzoe; Bergamotte; Cananga; Cistrose; Citronella; Douglasfichte; Fichtennadel; Grapefruit; Hon-Scho-Öl; Jasmin; Kamille, blau; Kamille, wild; Kampfer; Lärche; Lavandin; Lavendel extra; Lavendel, fein; Lemongrass; Limette; Linaloe; Litsea; Lorbeerblätter; Mairose; Majoran; Mandarine; Melisse; Melisse, indisch; Mimose; Moschuskern; Muskatellersalbei; Muskatnuss; Neroli; Niaouli; Orange; Palmarosa; Patschuli; Perubalsam; Petitgrain; Quendel; Rose; Rosengeranie; Rosenholz; Rosmarin; Sandelholz; Schafgarbe; Sellerie; Spiklavendel; Styrax; Thymian; Tulsi; Vanille; Verbene; Vetiver; Ylang-Ylang; Zeder (Atlas-/Libanon-); Zeder (Texas-/Virginia-); Zirbelkiefer; Zitrone

antidiarrhoeisch
(gegen krankhaften Durchfall)
Zimtblatt; Zimtrinde

antimikrobiell
(gegen Mikroben)
Cajeput; Cassia; Douglasfichte; Fenchel, süß; Fichtennadel; Galbanum; Hemlocktanne; Hopfen; Immortelle; Kiefernnadel; Knoblauchzwiebel; Kümmel; Lariciokiefer; Latschenkiefer; Lavandin; Lavendel extra; Lavendel, fein; Lavendelsalbei; Ledum; Lemongrass; Liebstöckel; Mastix; Meerkiefer; Minze; Muskatellersalbei; Petersilie; Pfeffer; Pfefferminze; Rosenholz; Rosmarin; Salbei; Senf; Spiklavendel; Styrax; Thymian; Zimtblatt; Zimtrinde; Zitrone; Zwiebel

antineuralgisch
(gegen Nervenschmerzen)
Cajeput; Douglasfichte; Fenchel, süß; Fichtennadel; Hemlocktanne; Hopfen; Kamille, blau; Kamille, wild; Koriander; Mastix

antirheumatisch
(gegen Rheuma, jedoch auch gegen deren Begleiterscheinungen wie z. B. Schmerzen, Muskelschwäche o. Ä.)
Akazienblüte; Angelikawurzel; Baldrian; Birke; Brennnessel; Cajeput; Douglasfichte; Eisenkraut; Estragon; Eukalyptus; Fenchel, süß; Fichtennadel; Galbanum; Guajakholz; Hemlocktanne; Immortelle; Indian Lime; Ingwer; Kamille, römisch; Kamille, wild; Kampfer;

Karottensamen; Kiefernnadel; Knoblauchzwiebel; Koriander; Kreuzkümmel; Kurkuma; Lärche; Lariciokiefer; Latschenkiefer; Lavandin; Lavendel extra; Lavendel, fein; Lavendelsalbei; Liebstöckel; Limette; Lorbeerblätter; Majoran; Manuka; Mastix; Meerkiefer; Muskatnuss; Myrrhe; Myrte; Nelke; Niaouli; Oregano; Perubalsam; Petersilie; Pfeffer; Piment; Riesentanne; Rosmarin; Salbei; Schafgarbe; Schinus molle; Schopflavendel; Sellerie; Spiklavendel; Sumpfkiefer; Thymian; Veilchen; Vetiver; Wacholderbeere; Wacholderholz; Weißtanne; Wiesenkönigin; Wintergrün; Ysop; Zeder (Texas-/Virginia-); Zimtblatt; Zimtrinde; Zitrone; Zwiebel; Zypresse

antiseptisch *(keimtötend)*
Ajowan; Akazienblüte; Amber; Anissamen; Balsamtanne; Benzoe; Bergamotte; Bergamotteminze; Birke; Bitterorange; Blutorange; Bohnenkraut; Buccoblätter; Cajeput; Cananga; Cistrose; Citronella; Costuswurzel; Douglasfichte; Eichenmoos; Eisenkraut; Elemi; Estragon; Eukalyptus; Fenchel, süß; Fichtennadel; Galbanum; Grapefruit; Guajakholz; Hemlocktanne; Himalajatanne; Hon-Scho-Öl; Hopfen; Hyazinthe; Immortelle; Indian Lime; Ingwer; Jasmin; Kalmus; Kamille, blau; Kamille, römisch; Kamille, wild; Kampfer; Kardamom; Karottensamen; Kiefernnadel; Knoblauchzwiebel; Krauseminze; Kreuzkümmel; Kümmel; Lärche; Lariciokiefer; Latschenkiefer; Lavandin; Lavendel extra; Lavendel, fein; Lavendelsalbei; Ledum; Lemongrass; Liebstöckel; Limette; Lorbeerblätter; Majoran; Mandarine; Manuka; Mastix; Meerkiefer; Mimose; Minze; Muskatellersalbei; Muskatnuss; Myrrhe; Myrte; Nana-Minze; Nelke; Neroli; Niaouli; Opopanax; Orange; Palmarosa; Patschuli; Perubalsam; Petersilie; Petitgrain; Pfeffer; Pfefferminze; Piment; Quendel; Ravensara; Riesentanne; Rose; Rosengeranie; Rosenholz; Rosmarin; Salbei; Sandelholz; Schafgarbe; Schinus molle; Schopflavendel; Sellerie; Spearmint; Spiklavendel; Styrax; Sumpfkiefer; Teebaum; Thymian; Tolu; Tulsi;

Veilchen; Verbene; Vetiver; Wacholderbeere; Wacholderholz; Weihrauch; Weißtanne; Ylang-Ylang; Ysop; Zeder (Atlas-/Libanon-); Zeder (Texas-/Virginia-); Zimtblatt; Zimtrinde; Zirbelkiefer; Zitrone; Zitronenverbene; Zwiebel; Zypresse

antiskorbutisch
(gegen Skorbut = Vitamin-C-Mangel)
Indian Lime; Ingwer; Kiefernnadel; Limette; Linaloe; Litsea; Zitrone

antitoxisch
(gegen Vergiftung, entgiftend)
Angelikawurzel, Bergamotte; Eisenkraut, Fenchel, süß; Grapefruit; Knoblauchzwiebel; Koriander; Kreuzkümmel; Lavandin; Lavendel extra; Lavendel, fein; Ledum; Lemongrass; Patschuli; Pfeffer; Pfefferminze; Santolin; Spiklavendel; Thymian; Wacholderbeere; Wacholderholz; Wiesenkönigin; Zitrone; Zitronenverbene

antituberkulös
(gegen Tuberkulose)
Eukalyptus; Knoblauchzwiebel; Mairose; Manuka; Meerkiefer; Myrte; Quendel; Rose; Teebaum; Thymian

antitumorös
(gegen Tumore)
Estragon; Jasmin; Knoblauchzwiebel; Mistel; Petersilie

antiviral
(gegen Viren)
Basilikum; Bergamotte; Cajeput; Cistrose; Citronella; Costuswurzel; Eisenkraut; Estragon; Eukalyptus; Eukalyptus citriodora; Indian Lime; Kampfer; Kardamom; Kiefernnadel; Lariciokiefer; Latschenkiefer; Lemongrass; Limette; Lorbeerblätter; Mairose; Majoran; Melisse; Melisse, indisch; Nelke; Niaouli; Patschuli; Pfeffer; Ravensara; Schinus molle; Teebaum; Ysop

Antriebslosigkeit/-schwäche
Balsamtanne; Bay; Birke; Eisenkraut; Grapefruit; Indian Lime; Jasmin; Kardamom; Koriander; Limette; Myrrhe; Niaouli; Rosmarin; Sellerie; Zirbelkiefer; Zitrone

Apathie
(Teilnahmslosigkeit)
Cajeput; Jasmin; Piment; Quendel

aphrodisierend
(sinnlich anregend)
Bohnenkraut; Cananga; Cistrose; Hopfen; Ingwer; Jasmin; Kardamom; Koriander; Kreuzkümmel; Mairose; Moschuskern; Narzisse; Nelke; Neroli; Patschuli; Pfeffer; Rose; Rosenholz; Rosmarin; Sandelholz; Sellerie; Tuberose; Vetiver; Wacholderbeere; Wacholderholz; Zeder (Atlas-/Libanon-)

appetitanregend/Appetitlosigkeit
Angelikawurzel; Beifuß; Bergamotte; Cassia; Dill; Estragon; Fenchel, süß; Grapefruit; Indian Lime; Ingwer; Kakaoextrakt; Kalmus; Kardamom; Karottensamen; Koriander; Kreuzkümmel; Kümmel; Kurkuma; Liebstöckel; Limette; Lorbeerblätter; Mandarine; Mate; Muskatnuss; Orange; Oregano; Palmarosa; Petersilie; Pfeffer; Pfefferminze; Schinus molle; Sellerie; Senf; Thymian; Vanille; Zimtblatt; Zimtrinde

Arbeitsunlust
Eukalyptus; Eukalyptus citriodora; Neroli; Zitrone

Arteriosklerose
(Arterienverschluss)
Knoblauchzwiebel; Mistel; Rosmarin; Schafgarbe; Wacholderbeere; Wacholderholz; Zitrone

Arthritis
(Sammelbegriff für: Gliederkrankheiten, Gicht, Gelenkentzündung, Gelenkergüsse, entzündliche Veränderungen an den Gelenkflächen – Gicht alleine jedoch ist nur der Unterbegriff Arthritis urica und entsteht nur durch harnsaure Salze und erzeugt in den Gelenken sogenannte Gichtknoten, wodurch es zu Deformierungen kommt.)
Benzoe; Birke; Cajeput; Eukalyptus; Guajakholz; Indian Lime; Ingwer; Kamille, römisch; Kamille, wild; Kampfer; Karottensamen; Kiefernnadel; Koriander; Kurkuma; Lavendelsalbei; Limette; Majoran; Manuka; Mastix; Muskatnuss;

Myrrhe; Nelke; Niaouli; Petersilie; Pfeffer; Piment; Riesentanne; Schinus molle; Sellerie; Sumpfkiefer; Thymian; Vetiver; Wintergrün; Zeder (Texas-/Virginia-); Zitrone

Arthrose
↝ *Gicht*

Asthma
Alant; Anissamen; Asant; Benzoe; Costuswurzel; Douglasfichte; Estragon; Eukalyptus; Fenchel, süß; Fichtennadel; Galbanum; Hemlocktanne; Hopfen; Immortelle; Indian Lime; Ingwer; Kamille, blau; Kamille, römisch; Kamille, wild; Kampfer; Kardamom; Kiefernnadel; Krauseminze; Lärche; Lariciokiefer; Latschenkiefer; Lavandin; Lavendel extra; Lavendel, fein; Lavendelsalbei; Limette; Lorbeerblätter; Mairose; Majoran; Manuka; Muskatellersalbei; Myrrhe; Nana-Minze; Nelke; Niaouli; Opopanax; Oregano; Perubalsam; Pfefferminze; Rose; Rosmarin; Salbei; Sandelholz; Spearmint; Spiklavendel; Sumpfkiefer; Teebaum; Thymian; Tolu; Wacholderbeere; Wacholderholz; Weihrauch; Ysop; Zirbelkiefer; Zitrone; Zypresse

Asthma, spastisches
Baldrian; Balsamtanne; Cajeput; Douglasfichte

Asthmaanfälle
Bohnenkraut; Eukalyptus; Fichtennadel

Atembeschwerden/ Atemschwäche
Basilikum; Douglasfichte; Fichtennadel; Hemlocktanne; Hon-Scho-Öl; Ingwer; Kiefernnadel; Lariciokiefer; Lorbeerblätter; Weihrauch; Weißtanne; Zimtblatt; Zimtrinde

Atemfrequenz, herabsetzend
Ylang-Ylang

Atemnot mit Sauerstoffmangel
Lorbeerblätter

Atemvertiefung/ atmungsfördernd
Fenchel, süß; Fichtennadel; Ingwer; Kiefernnadel; Lärche; Lariciokiefer; Latschenkiefer; Lorbeerblätter; Weihrauch; Weißtanne

Atemwegserkrankungen
Alant; Angelikawurzel; Anissamen; Asant; Balsamtanne; Basilikum; Bay; Benzoe; Bitterorange; Blutorange; Bohnenkraut; Cajeput; Copaiba; Costuswurzel; Dill; Douglasfichte; Eichenmoos; Elemi; Eukalyptus; Fichtennadel; Galbanum; Guajakholz; Hemlocktanne; Himalajatanne; Hon-Scho-Öl; Hopfen; Immortelle; Indian Lime; Iris; Kamille, blau; Kampfer; Kiefernnadel; Krauseminze; Kümmel; Lärche; Lariciokiefer; Latschenkiefer; Lavandin; Lavendel extra; Lavendel, fein; Limette; Majoran; Mastix; Meerkiefer; Melisse; Muskatellersalbei; Myrrhe; Myrte; Nana-Minze; Nelke; Neroli; Niaouli; Opopanax; Oregano; Perubalsam; Pfefferminze; Piment; Quendel; Ravensara; Riesentanne; Rosmarin; Salbei; Spearmint; Spiklavendel; Styrax; Sumpfkiefer; Teebaum; Thymian; Tolu; Veilchen; Wacholderbeere; Wacholderholz; Weihrauch; Weißtanne; Ysop; Zeder (Atlas-/Libanon-); Zeder (Texas-/Virginia-); Zirbelkiefer; Zitrone; Zypresse

aufbauend/aufmunternd/ aufhellend
Angelikawurzel; Balsamtanne; Cistrose; Clementine; Indian Lime; Lavandin; Lavendel extra; Lavendel, fein; Limette; Mandarine; Manuka; Mastix; Orange; Rosengeranie; Schopflavendel; Spiklavendel; Vetiver; Weißtanne; Zeder (Atlas-/ Libanon-); Zirbelkiefer; Zitrone

Auffassungsgabe
Benzoe

Augenentzündung
Muskatellersalbei; Quendel

Augenflimmern
Ingwer

Augenschwäche
Fenchel, süß

Augentrübung
Rosmarin

Aura reinigend/stärkend
Myrte; Neroli; Rose; Styrax

Aura, Löcher schließend
Iris

Ausdauer
Angelikawurzel; Balsamtanne; Lariciokiefer; Latschenkiefer; Melisse; Riesentanne; Zirbelkiefer

ausgleichend/Ausgeglichenheit
Amber; Asant; Bay; Champaca; Cistrose; Frangipani; Heu; Kakaoextrakt; Lavendelsalbei; Magnolienblüte; Mairose; Myrrhe; Myrte; Opopanax; Osmanthus; Rhododendron; Rosengeranie; Salbei; Schinus molle; Schopflavendel; Tagetes; Tulsi; Veilchen; Verbene

Ausschläge
Hopfen; Kamille, römisch; Kamille, wild; Karottensamen; Manuka; Perubalsam; Schafgarbe; Teebaum; Tolu; Zeder (Atlas-/Libanon-)

Ausstrahlung
Ylang-Ylang

auswurffördernd
Anissamen; Balsamtanne; Guajakholz; Ingwer; Myrte; Oregano; Quendel; Sandelholz; Styrax; Thymian; Zirbelkiefer

B

Bakterien
↝ *antibakteriell*

Bakterienruhr
Hopfen; Knoblauchzwiebel

bakterizid
↝ *antibakteriell*

Bauchspeicheldrüsenerkrankungen
Basilikum; Eisenkraut; Immortelle; Koriander; Ledum; Vetiver; Wacholderbeere; Wacholderholz

Befangenheit, emotionale
Amber

befreiend
Iris

begeisternd/beglückend
Lorbeerblätter; Piment

Beine, offene
Schafgarbe

Beingeschwüre
Lavandin; Lavendel extra; Lavendel, fein; Spiklavendel

Beklemmungen, Brustkorb
Kampfer

Benommenheit
Kiefernnadel

beruhigend
Akazienblüte; Amber; Asant; Balsamtanne; Beifuß; Cananga; Davana; Galbanum; Ho-Blätter; Hopfen; Hyazinthe; Jasmin; Johanniskraut; Kakaoextrakt; Kalmus; Kamille, blau; Kamille, römisch; Kamille, wild; Karottensamen; Knoblauchzwiebel; Kümmel; Lavandin; Lavendel extra; Lavendel, fein; Lorbeerblätter; Majoran; Melisse; Mistel; Moschuskern; Narde; Rose; Rosengeranie; Sandelholz; Schinus molle; Spiklavendel; Tolu; Vanille; Vetiver; Wacholderbeere; Wacholderholz; Weihrauch; Ylang-Ylang; Ysop; Zeder (Atlas-/Libanon-); Zirbelkiefer; Zwiebel

betäubend, örtlich
Krauseminze; Nana-Minze; Piment; Spearmint

bewusstseinserweiternd
Schafgarbe

Bindegewebe, entschlackend
Weißtanne

Bindegewebe, stärkend
Eisenkraut; Grapefruit; Ho-Blätter; Indian Lime; Lemongrass; Limette; Zitrone

Bindehautentzündung
Rose

Blähungen
Ajowan; Angelikawurzel; Anissamen; Asant; Baldrian; Basilikum; Beifuß; Benzoe; Bergamotte; Bitterorange; Blutorange; Bohnenkraut; Buccoblätter; Cajeput; Cassia; Costuswurzel; Dill; Estragon; Fenchel, süß; Galbanum; Hopfen; Indian Lime; Ingwer; Jasmin; Kamille, blau; Kamille, römisch; Kamille, wild; Kardamom; Karottensamen; Knoblauchzwiebel; Koriander; Krauseminze; Kreuzkümmel; Kümmel; Lavandin; Lavendel extra; Lavendel, fein; Lavendelsalbei; Lemongrass; Liebstöckel; Limette; Lorbeerblätter; Majoran; Mandarine; Melisse; Melisse, indisch; Minze; Moschuskern; Muskatellersalbei; Muskatnuss; Myrrhe; Nana-Minze; Nelke; Neroli; Opopanax; Orange; Oregano; Patschuli; Petersilie; Petitgrain; Pfeffer; Pfefferminze; Piment; Rosmarin; Sandelholz; Schafgarbe; Schinus molle; Schwarzkümmel; Sellerie; Spearmint; Spiklavendel; Thymian; Tulsi; Verbene; Wacholderbeere; Wacholderholz; Weihrauch; Weißtanne; Wintergrün; Wurmkraut; Ysop; Zimtblatt; Zimtrinde; Zitrone; Zitronenverbene; Zwiebel

Blähungskoliken
Asant

Blasenentzündung/-leiden
Balsamtanne; Bergamotte; Birke; Cajeput; Cistrose; Copaiba; Eukalyptus; Grapefruit; Kamille, blau; Kiefernnadel; Knoblauchzwiebel; Lariciokiefer; Latschenkiefer; Lavandin; Lavendel extra; Lavendel, fein; Liebstöckel; Lorbeerblätter; Manuka; Mastix; Myrte; Niaouli; Orange; Petersilie; Sandelholz; Schafgarbe; Sellerie; Spiklavendel; Teebaum; Thymian; Wacholderbeere; Wacholderholz; Weihrauch; Wiesenkönigin; Zeder (Atlas-/Libanon-); Zeder (Texas-/Virginia-); Zirbelkiefer

Blasenschwäche
Bergamotte; Quendel

blaue Flecken
Fenchel, süß; Johanniskraut; Ysop

Blockaden, seelische
Cistrose; Iris; Narde; Nelke

blutbildend
→ Anämie

Blutdruck, ausgleichend/regulierend
Eisenkraut; Kamille, römisch; Kamille, wild; Mistel; Vetiver; Ysop

Blutdruck, zu hoher, senkend
Alant; Asant; Baldrian; Bitterorange; Blutorange; Cananga; Costuswurzel; Dill; Galbanum; Hopfen; Indian Lime; Kalmus; Knoblauchzwiebel; Lavandin; Lavendel extra; Lavendel, fein; Lavendelsalbei; Limette; Litsea; Lorbeerblätter; Majoran; Mastix; Mistel; Muskatellersalbei; Narde; Orange; Palmarosa; Perubalsam; Petersilie; Schafgarbe; Spiklavendel; Wintergrün; Ylang-Ylang; Zitrone; Zwiebel

Blutdruck, zu niedriger, steigernd
Bay; Kalmus; Kampfer; Kiefernnadel; Melisse; Muskatnuss; Quendel; Rosmarin; Salbei; Wacholderbeere; Wacholderholz

Blutergüsse
Cistrose; Immortelle; Johanniskraut; Ledum; Lemongrass; Majoran; Melisse; Verbene; Ysop

blutgerinnungshemmend
Immortelle; Lorbeerblätter

blutreinigend
Angelikawurzel; Birke; Brennnessel; Eukalyptus; Fenchel, süß; Grapefruit; Immortelle; Iris; Karottensamen; Knoblauchzwiebel; Koriander; Kreuzkümmel; Liebstöckel; Mairose; Melisse, indisch; Mimose; Petersilie; Rose; Sellerie; Wacholderbeere; Wacholderholz; Zitrone

blutstillend
Benzoe; Brennnessel; Cassia; Ginster; Lavendelsalbei; Mairose; Meerkiefer; Myrrhe; Rose; Rosengeranie; Schafgarbe; Weihrauch; Zimtblatt; Zimtrinde; Zitrone; Zypresse

Blutzuckerspiegel, senkend
Bohnenkraut; Brennnessel; Eukalyptus; Knoblauchzwiebel

Bodenständigkeit
Lariciokiefer; Latschenkiefer

Brandwunden
Balsamtanne; Eukalyptus; Immortelle; Johanniskraut; Kamille, römisch; Kamille, wild; Lavandin; Lavendel extra; Lavendel, fein; Nelke; Niaouli; Palmarosa; Patschuli; Rosengeranie; Spiklavendel; Teebaum; Thymian; Zirbelkiefer

Bronchien, entspannend
Akazienblüte; Johanniskraut

Bronchien, öffnend
Eukalyptus citriodora; Hon-Scho-Öl; Hopfen; Meerkiefer; Salbei; Weißtanne

Bronchitis
Alant; Angelikawurzel; Anissamen; Asant; Balsamtanne; Basilikum; Bay; Benzoe; Bitterorange; Blutorange; Bohnenkraut; Cajeput; Copaiba; Costuswurzel; Dill; Douglasfichte; Eichenmoos; Elemi; Eukalyptus; Fichtennadel; Galbanum; Guajakholz; Hemlocktanne; Himalajatanne; Hon-Scho-Öl; Hopfen; Immortelle; Indian Lime; Iris; Kamille, blau; Kampfer; Kiefernnadel; Krauseminze; Kümmel; Lärche; Lariciokiefer; Latschenkiefer; Lavandin; Lavendel extra; Lavendel, fein; Limette; Majoran; Mastix; Meerkiefer; Melisse; Muskatellersalbei; Myrrhe; Myrte; Nana-Minze; Nelke; Neroli; Niaouli; Opopanax; Oregano; Perubalsam; Pfefferminze; Piment; Quendel; Ravensara; Riesentanne; Rosmarin; Salbei; Spearmint; Spiklavendel; Styrax; Sumpfkiefer; Teebaum; Thymian; Tolu; Veilchen; Wacholderbeere; Wacholderholz; Weihrauch; Weißtanne; Ysop; Zeder (Atlas-/Libanon-); Zeder (Texas-/Virginia-); Zirbelkiefer; Zitrone; Zypresse

Bronchitis, asthmatische
Iris; Rose

Bronchitis, chronische
Anissamen; Iris; Knoblauchzwiebel; Sandelholz

Brust, Stauungen
Rosengeranie

Bruststraffung
Fenchel, süß

Brustvergrößerung
Fenchel, süß

C

Candida albicans
(Scheidenpilz)
Manuka; Tagetes

Cholera
Ajowan; Baldrian; Costuswurzel; Eukalyptus; Pfeffer

Choleriker
(jähzorniger Mensch)
Clementine; Linaloe; Mandarine

cholesterinsenkend
(Cholesterin = Blutfett)
Knoblauchzwiebel; Rosmarin; Zwiebel

D

Darmkrämpfe
Anissamen; Baldrian; Bohnenkraut; Estragon; Koriander; Kreuzkümmel; Kümmel; Lavandin; Lavendel extra; Lavendel, fein; Narde

Darmparasiten
Bergamotte; Citronella; Estragon; Knoblauchzwiebel; Nelke; Niaouli; Thymian; Zwiebel

Darmprobleme/Darminfektionen
Basilikum; Beifuß; Bohnenkraut; Cassia; Copaiba; Eisenkraut; Immortelle; Indian Lime; Kalmus; Kamille, wild; Knoblauchzwiebel; Lemongrass; Limette; Majoran; Mandarine; Melisse; Muskatnuss; Myrte; Narde; Nelke; Niaouli; Palmarosa; Quendel; Rosengeranie; Schafgarbe; Verbene; Wacholderbeere; Wacholderholz; Zimtblatt; Zimtrinde; Zitrone

Darmschwäche
Narde; Petersilie

Darmträgheit
Palmarosa

Darmverstimmung
Amber; Bergamotte; Neroli; Niaouli

Denkvermögen
Koriander; Minze

Depressionen, depressionsmildernd
 antidepressiv

Depressionen, kreislaufbedingte
Kampfer

desinfizierend/Desinfektion
Ajowan; Beifuß; Birke; Citronella; Copaiba; Eukalyptus citriodora; Fichtennadel; Guajakholz; Indian Lime; Johanniskraut; Kampfer; Kardamom; Kiefernnadel; Limette; Lorbeerblätter; Majoran; Myrrhe; Orange; Quendel; Ravensara; Sandelholz; Teebaum; Thymian; Wacholderbeere; Wacholderholz; Zeder (Atlas-/Libanon-)

desodorierend
(Gerüche neutralisierend)
Benzoe; Bergamotte; Cassia; Citronella; Eukalyptus; Eukalyptus citriodora; Himalajatanne; Kardamom; Kiefernnadel; Lavandin; Lavendel extra; Lavendel, fein; Lavendelsalbei; Lemongrass; Linaloe; Litsea; Lorbeerblätter; Muskatellersalbei; Myrte; Narde; Patschuli; Petitgrain; Rosenholz; Spiklavendel; Weißtanne; Zypresse

Diabetes
Bohnenkraut; Eukalyptus; Immortelle; Nelke; Neroli; Palmarosa; Rosengeranie

Dickdarmentzündungen
Estragon; Lemongrass; Zimtblatt; Zimtrinde

Disharmonie
(Unausgeglichenheit)
Anissamen

Drüsenfieber
Myrrhe

Drüsenprobleme
Brennnessel; Karottensamen; Sellerie

Dünndarmentzündung
Cajeput

Dünnhäutigkeit
Neroli

Durchblutungsstörungen
Angelikawurzel; Bay; Beifuß; Benzoe; Bergamotte; Birke; Cajeput; Cassia; Cistrose; Douglasfichte; Estragon; Eukalyptus; Fichtennadel; Galbanum; Grapefruit; Hemlocktanne; Hon-Scho-Öl; Immortelle; Indian Lime; Ingwer; Kampfer; Kiefernnadel; Koriander; Kreuzkümmel; Kurkuma; Lärche; Lariciokiefer; Latschenkiefer; Lavandin; Lavendel extra; Lavendel, fein; Lavendelsalbei; Lemongrass; Liebstöckel; Limette; Mairose; Majoran; Meerkiefer; Moschuskern; Muskatnuss; Myrrhe; Oregano; Pfeffer; Piment; Rose; Rosmarin; Schinus molle; Schopflavendel; Spiklavendel; Sumpfkiefer; Thymian; Veilchen; Vetiver; Weißtanne; Zeder (Atlas-/Libanon-); Zimtblatt; Zimtrinde; Zitrone; Zypresse

Durchfall
Baldrian; Bohnenkraut; Brennnessel; Cajeput; Cassia; Eukalyptus; Fenchel, süß; Ingwer; Iris; Kamille, blau; Kampfer; Koriander; Kreuzkümmel; Lemongrass; Mastix; Mimose; Muskatnuss; Myrte; Nelke; Opopanax; Pfeffer; Rosengeranie; Rosmarin; Sandelholz; Schinus molle; Styrax; Thymian; Wiesenkönigin; Zimtblatt; Zimtrinde

Durchfall, krankhafter
~ *antidiarrhoeisch*

Durchhaltevermögen
Angelikawurzel

E

Egoismus
Sandelholz

Eierstockzysten
Zypresse

Einsamkeitsgefühle
Anissamen; Honig; Zimtblatt; Zimtrinde

Eiterflechte
Palmarosa; Patschuli

Ekzeme
Amber; Benzoe; Brennnessel; Cistrose; Immortelle; Jasmin; Kamille, blau; Kamille, römisch; Kamille, wild; Karottensamen; Lavandin; Lavendel extra; Lavendel, fein; Majoran; Myrrhe; Oregano; Patschuli; Perubalsam; Rose; Rosengeranie; Rosmarin; Salbei; Schafgarbe; Spiklavendel; Teebaum; Thymian; Tolu; Veilchen; Verbene; Wacholderbeere; Wacholderholz; Weihrauch; Ysop; Zeder (Atlas-/Libanon-); Zeder (Texas-/Virginia-)

energetisierend
(mit Energie aufladend)
Fichtennadel; Lavendelsalbei; Mairose; Manuka; Melisse

energiefördernd, körperlich
Alant; Balsamtanne; Bergamotte; Birke; Brennnessel; Buccoblätter; Cajeput; Copaiba; Costuswurzel; Douglasfichte; Elemi; Fenchel, süß; Fichtennadel; Galbanum; Grapefruit; Hemlocktanne; Himalajatanne; Indian Lime; Ingwer; Jasmin; Karottensamen; Lavandin; Lavendel extra; Lavendel, fein; Lemongrass; Limette; Litsea; Majoran; Mandarine; Meerkiefer; Muskatellersalbei; Muskatnuss; Narde; Petitgrain; Piment; Riesentanne; Rosenholz; Salbei; Sandelholz; Schafgarbe; Teebaum; Vetiver; Wacholderbeere; Wacholderholz; Weihrauch; Weißtanne; Wurmkraut; Zeder (Atlas-/Libanon-); Zitrone; Zypresse

energiefördernd, seelisch
Balsamtanne; Estragon; Copaiba; Gartennelke; Ingwer; Himalajatanne; Kampfer; Karottensamen; Kiefernnadel; Koriander; Lariciokiefer; Latschenkiefer; Lorbeerblätter; Melisse; Myrrhe; Myrte; Niaouli; Oregano; Patschuli; Salbei; Schopflavendel; Schwarzkümmel; Teebaum; Thymian; Tulsi; Wacholderbeere; Wacholderholz; Weihrauch; Weißtanne; Wintergrün; Zimtblatt; Zimtrinde; Zirbelkiefer

Engegefühl
Lavandin; Lavendel extra; Lavendel, fein

entgiftend
Bergamotte; Eisenkraut; Fenchel, süß; Grapefruit; Knoblauchzwiebel; Koriander; Kreuzkümmel; Lavandin; Lavendel extra; Lavendel, fein; Ledum; Lemongrass; Patschuli; Pfeffer; Pfefferminze; Santolin; Spiklavendel; Thymian; Wacholderbeere; Wacholderholz; Wiesenkönigin; Zitrone; Zitronenverbene

entkrampfend, emotional
Baldrian; Cassia; Cistrose; Kakaoextrakt; Kamille, römisch; Kamille, wild; Kampfer; Karottensamen; Majoran; Opopanax; Ylang-Ylang

Entscheidungsschwäche
Angelikawurzel

entschlackend/Entschlackung
Bitterorange; Blutorange; Brennnessel; Orange; Sellerie; Wiesenkönigin

entspannend
Agarholz; Baldrian; Benzoe; Cistrose; Davana; Eichenmoos; Ho-Blätter; Hopfen; Jasmin; Lärche; Linaloe; Muskatellersalbei; Narde; Neroli; Opopanax; Orange; Tagetes; Vetiver

entstauend
Eukalyptus; Krauseminze; Nana-Minze; Spearmint; Veilchen

Enttäuschungen, unverarbeitete
Cananga; Rose; Ylang-Ylang

entwässernd
Birke; Bitterorange; Blutorange; Fenchel, süß; Karottensamen; Lemongrass; Liebstöckel; Meerkiefer; Orange; Rose; Sellerie; Thymian; Wacholderbeere; Wacholderholz; Wiesenkönigin; Zypresse

entzündungshemmend/Entzündungen
Alant; Amber; Beifuß; Benzoe; Birke; Bitterorange; Blutorange; Cistrose; Citronella; Copaiba; Eisenkraut; Elemi; Fenchel, süß; Fichtennadel; Galbanum; Guajakholz; Immortelle; Ingwer; Iris; Jasmin; Johanniskraut; Kamille, blau; Kamille, wild; Kampfer; Kurkuma; Lärche; Lariciokiefer; Latschenkiefer; Lavandin;

Lavendel extra; Lavendel, fein; Lavendelsalbei; Ledum; Linaloe; Mairose; Majoran; Manuka; Mimose; Muskatellersalbei; Myrrhe; Myrte; Narde; Niaouli; Orange; Oregano; Palmarosa; Patschuli; Perubalsam; Pfefferminze; Quendel; Rose; Rosengeranie; Salbei; Sandelholz; Schafgarbe; Spiklavendel; Styrax; Teebaum; Veilchen; Weihrauch; Wiesenkönigin; Wintergrün; Wurmkraut; Ylang-Ylang; Zwiebel

Epilepsie
Baldrian; Beifuß; Lavandin; Lavendel extra; Lavendel, fein; Meerkiefer; Narde; Spiklavendel

Erbrechen, beruhigend
Cajeput; Dill; Kamille, blau; Kardamom; Krauseminze; Lorbeerblätter; Melisse; Oregano; Pfefferminze; Sandelholz; Spearmint

Erbrechen, verhindernd
Cassia; Kalmus; Muskatnuss; Nelke; Palmarosa; Patschuli

Erbrechen, verursachend
Iris; Narzisse; Senf

erdend
Agarholz; Angelikawurzel; Balsamtanne; Birke; Immortelle; Lorbeerblätter; Patschuli; Vetiver; Zirbelkiefer

erfrischend
Eukalyptus; Hyazinthe; Indian Lime; Limette; Melisse, indisch; Minze; Nana-Minze; Spearmint; Zitrone

erheiternd
Akazienblüte; Clementine; Indian Lime; Lärche; Limette; Mandarine; Orange; Tonka; Ylang-Ylang; Zitrone

erhitzend
Asant

Erkältung
Benzoe; Bitterorange; Blutorange; Cajeput; Cassia; Cistrose; Citronella; Copaiba; Douglasfichte; Eukalyptus; Eukalyptus citriodora; Fenchel, süß; Fichtennadel; Hemlocktanne; Himalajatanne; Immortelle; Indian Lime; Ingwer; Johanniskraut; Kampfer; Kardamom; Kiefernnadel; Koriander; Krauseminze; Kümmel; Lariciokiefer; Latschenkiefer; Lavendelsalbei; Lemongrass; Limette; Lorbeerblätter; Majoran; Manuka; Mastix; Myrrhe; Nana-Minze; Nelke; Perubalsam; Pfeffer; Pfefferminze; Quendel; Ravensara; Riesentanne; Rosenholz; Salbei; Santolin; Schafgarbe; Schinus molle; Schopflavendel; Spearmint; Tagetes; Thymian; Wacholderbeere; Wacholderholz; Weihrauch; Weißtanne; Ysop; Zimtblatt; Zimtrinde; Zitrone; Zwiebel

Ernährungsstörungen bei Säuglingen
Fenchel, süß

erotisierend *(sinnlich anregend)*
Agarholz; Akazienblüte; Amber; Asant; Cassia; Cistrose; Eichenmoos; Indian Lime; Jasmin (bei Frauen); Koriander; Kreuzkümmel; Limette; Moschuskern; Narzisse; Neroli; Patschuli; Rose; Sandelholz; Sellerie; Tonka; Ylang-Ylang; Zimtblatt; Zimtrinde; Zitrone

Erschöpfung, körperliche
Krauseminze; Spearmint; Weißtanne

Erschöpfung, nervliche/geistige/seelische
Akazienblüte; Asant; Basilikum; Bay; Beifuß; Cajeput; Citronella; Ingwer; Kiefernnadel; Koriander; Krauseminze; Kreuzkümmel; Lavendelsalbei; Lemongrass; Minze; Neroli; Palmarosa; Petitgrain; Pfefferminze; Piment; Rosengeranie; Spearmint; Veilchen; Weißtanne; Ysop; Zimtblatt; Zimtrinde

Erstarrung, geistig-seelische
Cassia; Citronella

euphorisierend *(begeisterungerzeugend)*
Benzoe; Champaca; Grapefruit; Magnolienblätter; Magnolienblüte; Mimose; Muskatellersalbei; Sandelholz; Vetiver; Ylang-Ylang

F

Fadenpilzinfektionen
Kurkuma; Lavandin; Lavendel extra; Lavendel, fein; Mastix; Pfefferminze; Spiklavendel; Styrax

Falten
Galbanum; Indian Lime; Karottensamen; Limette; Mairose; Muskatellersalbei; Palmarosa; Patschuli; Rose; Rosenholz; Weihrauch; Zitrone

Fantasie
Agarholz; Cassia; Indian Lime; Limette; Narzisse; Sandelholz; Tuberose; Zitrone

fäulnishemmend
Bohnenkraut; Thymian; Zimtblatt; Zimtrinde

Fettleibigkeit
Fenchel, süß; Indian Lime; Limette; Orange; Wacholderbeere; Wacholderholz; Wiesenkönigin; Zitrone; Zwiebel

feuchtigkeitsspendend
Mimose; Ylang-Ylang

Fieberausschläge
Lavandin; Lavendel extra; Lavendel, fein; Spiklavendel

fiebersenkend/Fieber
Baldrian; Beifuß; Bergamotte; Bergamotteminze; Birke; Cajeput; Citronella; Costuswurzel; Eisenkraut; Eukalyptus; Eukalyptus citriodora; Guajakholz; Himalajatanne; Indian Lime; Ingwer; Kalmus; Kamille, blau; Kamille, römisch; Kamille, wild; Kampfer; Kardamom; Knoblauchzwiebel; Krauseminze; Lavandin; Lavendel extra; Lavendel, fein; Lavendelsalbei; Lemongrass; Liebstöckel; Limette; Lorbeerblätter; Melisse; Muskatellersalbei; Nana-Minze; Narde; Nelke; Niaouli; Orange; Oregano; Palmarosa; Patschuli; Petersilie; Pfeffer; Pfefferminze; Riesentanne; Rose; Rosenholz; Salbei; Schafgarbe; Spearmint; Spiklavendel; Verbene; Weißtanne; Wurmkraut; Ysop; Zitrone; Zitronenverbene

Flechten
Sandelholz; Teebaum

Flexibilität
Lorbeerblätter

Flöhe
Anissamen; Bergamotte; Lemongrass; Mastix; Teebaum

Flugangst
Angelikawurzel

Föhnbeschwerden
Krauseminze

Frigidität
(sexuelle Unempfänglichkeit)
Akazienblüte; Anissamen; Bohnenkraut; Cistrose; Jasmin; Koriander; Mairose; Moschuskern; Muskatellersalbei; Muskatnuss; Patschuli; Rose; Rosenholz; Sandelholz; Tuberose; Ylang-Ylang; Zimtblatt; Zimtrinde

Frostbeulen
Kamille, blau; Kamille, römisch; Kamille, wild; Majoran; Schinus molle

Frustration
Citronella; Vanille

Furunkel
Galbanum; Immortelle; Indian Lime; Kamille, blau; Kamille, römisch; Kamille, wild; Knoblauchzwiebel; Lavandin; Lavendel extra; Lavendel, fein; Limette; Mastix; Muskatellersalbei; Niaouli; Quendel; Spiklavendel; Thymian; Wacholderbeere; Wacholderholz; Zitrone

Fußpilz
Citronella; Knoblauchzwiebel; Lavandin; Lavendel extra; Lavendel, fein; Lemongrass; Manuka; Myrrhe; Nelke; Oregano; Patschuli; Spiklavendel; Teebaum

G

Gallenkoliken
Kreuzkümmel

Gallenleiden/Gallenbeschwerden/Gallenblasenentzündung
Alant; Basilikum; Beifuß; Eisenkraut; Fenchel, süß; Grapefruit; Immortelle; Indian Lime; Kamille, blau; Krauseminze; Kümmel; Latschenkiefer; Lavandin; Lavendel extra; Lavendel, fein; Limette; Litsea; Lorbeerblätter; Meerkiefer; Muskatnuss; Nana-Minze; Narde; Petersilie; Rose; Rosmarin; Spearmint; Spiklavendel; Zitrone

Gallensteine
Bergamotte; Eukalyptus; Knoblauchzwiebel; Mairose; Petersilie; Rosmarin

galletreibend/-anregend
Beifuß; Birke; Bitterorange; Blutorange; Eisenkraut; Fenchel, süß; Galbanum; Immortelle; Kamille, blau; Kamille, römisch; Kamille, wild; Kiefernnadel; Knoblauchzwiebel; Krauseminze; Kurkuma; Lavandin; Lavendel extra; Lavendel, fein; Mairose; Nana-Minze; Orange; Pfefferminze; Rose; Rosmarin; Santolin; Sellerie; Spearmint; Spiklavendel; Verbene; Zitronenverbene

Gaumeninfektionen
Thymian

Gebärmutterstörungen
Jasmin; Mairose; Rose

Gebetsöl
Weihrauch

Geborgenheit
Cassia; Fenchel, süß; Nelke

Geburt
Eisenkraut; Jasmin; Nelke; Petersilie; Zimtblatt; Zimtrinde

gedächtnisstärkend/Gedächtnisschwäche
Basilikum; Citronella; Koriander; Krauseminze; Minze; Nelke; Neroli; Oregano; Petersilie; Petitgrain; Pfefferminze; Rosmarin; Sandelholz

gedankenklärend/-vertiefend
Lariciokiefer; Latschenkiefer; Opopanax; Weihrauch

gefäßerweiternd
Karottensamen; Lemongrass; Majoran; Wintergrün

gefäßreinigend
Zypresse

gefäßstärkend
Lemongrass

gefäßverengend
Ginster; Pfefferminze

Gefühle, verletzte
Cananga; Ingwer

Gefühlskälte
Honig; Ingwer; Mimose; Moschuskern; Vanille; Zimtblatt; Zimtrinde

Gefühlsschwankungen
Bergamotte; Kamille, blau

Gehirn
Asant; Basilikum; Muskatnuss

geistige Fähigkeiten
Benzoe; Bergamotte

Gelassenheit
Melisse; Myrte; Narde; Tonka; Weihrauch

Gelbsucht
Kamille, römisch; Kamille, wild; Lavendelsalbei; Oregano; Rosengeranie; Rosmarin; Sellerie

Gelenkbeweglichkeit
Estragon; Lorbeerblätter; Piment

Gelenkentzündung
Kamille, römisch; Kamille, wild

Gelenkprobleme
Kreuzkümmel; Lärche; Mandarine; Piment; Schwarzkümmel

Gelenkschmerzen
Beifuß; Koriander; Lariciokiefer; Latschenkiefer; Litsea; Lorbeerblätter; Majoran; Myrte; Niaouli; Oregano; Petersilie; Piment

Gemütsanregung
Hyazinthe

Gemütserregung
Eukalyptus; Eukalyptus citriodora

Genitalinfekte
(Infektionen der Geschlechtsteile)
Palmarosa

Gereiztheit
Petitgrain

Geschlechtskrankheiten
Guajakholz

Geschwüre
Benzoe; Birke; Cistrose; Elemi; Eukalyptus; Hopfen; Johanniskraut; Knoblauchzwiebel; Muskatellersalbei; Myrrhe; Nelke; Niaouli; Rose; Rosengeranie; Weihrauch; Zeder (Atlas-/Libanon-)

Gewebedurchblutung, verbessernd
Lariciokiefer; Latschenkiefer

gewebestärkend
Orange; Rosengeranie; Rosenholz

Gicht
Benzoe; Birke; Brennnessel; Cajeput; Douglasfichte; Fichtennadel; Guajakholz; Hemlocktanne; Karottensamen; Kiefernnadel; Knoblauchzwiebel; Koriander; Lariciokiefer; Latschenkiefer; Liebstöckel; Lorbeerblätter; Majoran; Mastix; Mistel; Muskatnuss; Schafgarbe; Wacholderbeere; Wacholderholz; Weihrauch; Wiesenkönigin; Wintergrün; Zwiebel

Giftneutralisation/ -ausscheidung
Bergamotte; Eisenkraut; Estragon; Fenchel, süß; Grapefruit; Knoblauchzwiebel; Koriander; Kreuzkümmel; Lavandin; Lavendel extra; Lavendel, fein; Ledum; Lemongrass; Patschuli; Pfeffer; Pfefferminze; Santolin; Spiklavendel; Thymian; Wacholderbeere; Wacholderholz; Wiesenkönigin; Zitrone; Zitronenverbene

Gleichgewicht, inneres
Fichtennadel; Kamille, römisch; Kamille, wild; Kümmel; Verbene

Gleichgültigkeit
Jasmin; Piment

Gliederschmerzen
Beifuß; Majoran

Gliederschmerzen, rheumatische
Baldrian

Gonorrhoe *(Entzündung der Geschlechtsteile)*
Zeder (Atlas-/Libanon-)

Grauer Star
Ingwer

Grippe/grippale Infekte
Angelikawurzel; Bay; Bergamotte; Cajeput; Citronella; Douglasfichte; Eisenkraut; Estragon; Eukalyptus; Fichtennadel; Grapefruit; Guajakholz; Hemlocktanne; Himalajatanne; Indian Lime; Ingwer; Kampfer; Kiefernnadel; Koriander; Krauseminze; Lavandin; Lavendel extra; Lavendel, fein; Lavendelsalbei; Limette; Lorbeerblätter; Manuka; Muskatellersalbei; Muskatnuss; Niaouli; Oregano; Pfeffer; Pfefferminze; Quendel; Ravensara; Riesentanne; Rosmarin; Schafgarbe; Schinus molle; Spearmint; Spiklavendel; Thymian; Wacholderbeere; Wacholderholz; Weihrauch; Weißtanne; Ysop; Zimtblatt; Zimtrinde; Zitrone; Zwiebel; Zypresse

Gürtelrose
Koriander; Manuka; Melisse; Niaouli; Pfefferminze; Ravensara; Wintergrün

H

Haar, fettiges
Zeder (Texas-/Virginia-)

Haarausfall
Birke; Cajeput; Kamille, blau; Lavendelsalbei; Lorbeerblätter; Meerkiefer; Muskatellersalbei; Salbei; Wacholderbeere; Wacholderholz; Zeder (Atlas-/Libanon-)

Haarpflege
Bay; Blutorange; Kamille, römisch; Kamille, wild; Patschuli

haarwuchsfördernd
Bay; Birke; Kamille, blau; Rosmarin; Wacholderbeere; Wacholderholz; Ylang-Ylang

Hämorrhoiden
Balsamtanne; Copaiba; Ingwer; Kamille, blau; Koriander; Muskatnuss; Myrrhe; Myrte; Palmarosa; Patschuli; Perubalsam; Petersilie; Schafgarbe; Tolu; Wacholderbeere; Wacholderholz; Zirbelkiefer; Zypresse

Halluzinationen
Baldrian

Hals, rauer/entzündeter, Halsschmerzen
Balsamtanne; Bergamotte; Cajeput; Eukalyptus; Eukalyptus citriodora; Indian Lime; Ingwer; Kardamom; Kiefernnadel; Lavandin; Lavendel extra; Lavendel, fein; Limette; Majoran; Meerkiefer; Muskatellersalbei; Myrte; Quendel; Sandelholz; Spiklavendel; Thymian; Ysop; Zirbelkiefer; Zitrone

harmonisierend/ harmonieerzeugend
Akazienblüte; Benzoe; Bitterorange; Cananga; Dill; Douglasfichte; Eukalyptus; Eukalyptus citriodora; Fichtennadel; Hemlocktanne; Ho-Blätter; Johanniskraut; Lorbeerblätter; Majoran; Melisse; Melisse, indisch; Myrte; Nelke; Orange; Osmanthus; Petitgrain; Rosengeranie; Vanille; Verbene; Zeder (Atlas-/Libanon-); Zeder (Texas-/Virginia-)

harnhemmend
Baldrian

Harnsteine
Brennnessel; Kamille, römisch; Kamille, wild; Knoblauchzwiebel; Mistel; Wiesenkönigin

harntreibend/Harnverhalten
Alant; Anissamen; Balsamtanne; Beifuß; Benzoe; Bergamotte; Birke; Brennnessel; Buccoblätter; Copaiba; Dill; Douglasfichte; Estragon; Eukalyptus; Fenchel, süß; Fichtennadel; Galbanum; Ginster; Grapefruit; Guajakholz; Hemlocktanne; Hopfen; Immortelle; Indian Lime; Iris; Kampfer; Kardamom; Karottensamen; Kiefernnadel; Knoblauchzwiebel; Krauseminze; Kreuzkümmel; Kümmel; Kurkuma; Lariciokiefer; Latschenkiefer; Lavandin; Lavendel extra; Lavendel, fein; Liebstöckel; Limette; Majoran; Mandarine; Mastix; Mate; Meerkiefer; Mistel; Nana-Minze; Oregano; Patschuli; Petersilie; Pfeffer; Quendel; Rosengeranie; Rosmarin; Salbei;

Sandelholz; Sellerie; Spearmint; Spiklavendel; Thymian; Veilchen; Wacholderbeere; Wacholderholz; Weihrauch; Wintergrün; Ysop; Zeder (Atlas-/Libanon-); Zeder (Texas-/Virginia-); Zirbelkiefer; Zitrone; Zwiebel; Zypresse

Harnwegsantiseptikum
(gegen Keime)
Angelikawurzel

Harnwegsinfektionen/ -entzündungen
Benzoe; Buccoblätter; Ingwer; Kardamom; Kiefernnadel; Lariciokiefer; Latschenkiefer; Mastix; Meerkiefer; Muskatellersalbei; Myrte; Niaouli; Palmarosa; Petersilie; Teebaum; Thymian; Zeder (Atlas-/Libanon-)

Haut, fettige
Zeder (Texas-/Virginia-)

Haut, Spannkraft steigernd/Straffung
Basilikum; Bay; Bergamotte; Birke, Fenchel, süß; Galbanum; Grapefruit; Indian Lime; Lemongrass; Limette; Myrrhe; Orange; Rosengeranie; Wacholderbeere; Wacholderholz; Weihrauch; Ylang-Ylang; Zitrone

Hautausschläge
Hopfen; Kamille, römisch; Kamille, wild; Karottensamen; Manuka; Perubalsam; Schafgarbe; Teebaum; Tolu; Zeder (Atlas-/Libanon-)

Hautdurchblutung
Beifuß

Hautgeschwüre
Jasmin; Myrrhe; Rose; Weihrauch

Hautirritationen/-leiden/ -entzündungen
Amber; Birke; Cajeput; Cistrose; Fichtennadel; Hemlocktanne; Honig; Immortelle; Indian Lime; Karottensamen; Krauseminze; Lavandin; Lavendel extra; Lavendel, fein; Limette; Linaloe; Litsea; Lorbeerblätter; Manuka; Myrrhe; Myrte; Nana-Minze; Narde; Niaouli; Palmarosa; Patschuli; Petitgrain; Piment; Rose; Rosengeranie; Sandelholz; Spiklavendel; Teebaum; Verbene; Wacholderbeere; Wacholderholz; Weihrauch; Ylang-Ylang; Ysop; Zitrone

hautklärend/-reinigend/ Hautentgiftung
Basilikum; Bay; Bergamotte; Douglasfichte; Majoran; Orange; Rose; Rosengeranie; Spearmint; Teebaum; Weihrauch

Hautleiden, nervöse
Baldrian; Jasmin; Sandelholz

Hautparasiten
Oregano

hautpflegend/Hautpflege
Benzoe; Bergamotte; Bitterorange; Cananga; Elemi; Honig; Indian Lime; Iris; Jasmin; Kamille, blau; Karottensamen; Limette; Litsea; Lorbeerblätter; Mairose; Majoran; Mandarine; Melisse; Mimose; Muskatellersalbei; Myrrhe; Myrte; Neroli; Orange; Oregano; Palmarosa; Petitgrain; Rose; Rosengeranie; Rosenholz; Schafgarbe; Vetiver; Weihrauch; Ylang-Ylang; Zeder (Atlas-/Libanon-); Zeder (Texas-/Virginia-); Zitrone

hautpflegend, bei trockener Haut
Akazienblüte; Amber; Jasmin; Johanniskraut; Kamille, blau; Mimose; Rose; Sandelholz; Tolu; Weihrauch

Hautpigmentstörungen
(fleckige Haut)
Benzoe

hautregenerierend/ -vitalisierend, Haut, müde/gestresste/schlaffe
Bay; Bergamotte; Birke; Bitterorange; Blutorange; Cananga; Citronella; Elemi; Eukalyptus; Galbanum; Grapefruit; Jasmin; Kardamom; Majoran; Myrrhe; Myrte; Niaouli; Orange; Palmarosa; Patschuli; Petitgrain; Piment; Rose; Rosengeranie; Rosmarin; Sandelholz; Tolu; Vetiver; Weihrauch; Ylang-Ylang

Hautreizungen
Angelikawurzel; Benzoe; Fichtennadel; Hemlocktanne; Jasmin; Majoran; Myrte; Niaouli; Palmarosa; Patschuli; Perubalsam; Petitgrain; Rose; Rosengeranie; Sandelholz; Weihrauch; Ylang-Ylang

Hefepilzbefall
Lavandin; Lavendel extra; Lavendel, fein; Spiklavendel

Heiserkeit
Benzoe; Immortelle; Ingwer; Jasmin; Kamille, römisch; Kamille, wild; Myrrhe; Myrte

Heiterkeit
Bergamotte; Bitterorange; Blutorange; Eukalyptus; Eukalyptus citriodora

Hektik
Grapefruit, Karottensamen

Hepatitis
Santolin

Herpes
Bergamotte; Eukalyptus; Eukalyptus citriodora; Indian Lime; Kardamom; Lavandin; Lavendel extra; Lavendel, fein; Limette; Mairose; Melisse; Niaouli; Palmarosa; Pfefferminze; Ravensara; Rose; Spiklavendel; Teebaum; Zeder (Atlas-/Libanon-); Zitrone

Herzbeklemmung
Lavandin; Lavendel extra; Lavendel, fein; Spiklavendel; Weißtanne

herzanregend/-unterstützend
Anissamen; Bitterorange; Blutorange; Ginster; Kiefernnadel; Zimtblatt; Zimtrinde

Herzbeschwerden, nervöse
Baldrian; Estragon; Ginster; Hopfen; Immortelle; Kamille, wild; Lavandin; Lavendel extra; Lavendel, fein; Magnolienblätter; Melisse; Narde; Neroli; Rose; Rosmarin; Spiklavendel; Verbene; Ylang-Ylang

Herzflattern
Kreuzkümmel; Lavandin; Lavendel extra; Lavendel, fein; Spiklavendel

Herzklopfen/Herzjagen
Baldrian; Ginster; Jasmin; Kalmus; Krauseminze; Mairose;

Orange; Pfeffer; Pfefferminze; Quendel; Rose; Verbene; Ylang-Ylang; Zwiebel

Herzrhythmusstörungen
Litsea; Neroli; Rosmarin

Herzschmerzen/-probleme
Balsamtanne; Eisenkraut; Kamille, römisch; Knoblauchzwiebel; Lavandin; Lavendel extra; Lavendel, fein; Majoran; Neroli; Pfeffer; Rosmarin; Schopflavendel; Zimtblatt; Zimtrinde; Zirbelkiefer

herzstärkend/Herzschwäche
Angelikawurzel; Benzoe; Bitterorange; Blutorange; Cassia; Eisenkraut; Estragon; Eukalyptus; Ginster; Hon-Scho-Öl; Kampfer; Kiefernadel; Kreuzkümmel; Majoran; Melisse; Mimose; Mistel; Muskatnuss; Narde; Neroli; Orange; Rosmarin; Schopflavendel; Tonka; Weißtanne; Ysop; Zimtblatt; Zimtrinde

Herzversagen
Kampfer

Heuschnupfen
Estragon; Kamille, römisch; Kamille, wild; Mairose; Majoran; Melisse; Rose

Hexenschuss
Eukalyptus; Johanniskraut; Kardamom; Lavandin; Lavendel extra; Lavendel, fein; Lorbeerblätter; Majoran; Mastix; Meerkiefer; Muskatnuss; Petersilie; Sellerie; Spiklavendel; Sumpfkiefer; Wacholderbeere; Wacholderholz

hoffnungbringend
Bitterorange; Blutorange; Jasmin; Kardamom; Kiefernadel; Lärche; Myrrhe; Pfeffer; Pfefferminze; Zeder (Atlas-/Libanon-); Zypresse

Holzwürmer
Zeder (Atlas-/Libanon-)

hormonregulierend/ Hormonschwankungen
Cistrose; Jasmin; Manuka

Hornhaut
Indian Lime; Limette; Tagetes; Zitrone

Hühneraugen
Knoblauchzwiebel

hungerdämpfend
Fenchel, süß

Husten
Angelikawurzel; Anissamen; Basilikum; Benzoe; Cistrose; Copaiba; Eukalyptus; Fichtennadel; Guajakholz; Himalajatanne; Hopfen; Immortelle; Ingwer; Iris; Jasmin; Kamille, römisch; Kamille, wild; Kampfer; Kardamom; Kiefernnadel; Krauseminze; Kümmel; Lariciokiefer; Latschenkiefer; Mairose; Majoran; Myrrhe; Myrte; Perubalsam; Piment; Riesentanne; Rose; Rosenholz; Salbei; Sandelholz; Styrax; Teebaum; Thymian; Tolu; Wacholderbeere; Wacholderholz; Weihrauch; Zeder (Texas-/Virginia-); Zypresse

Husten, chronischer
Galbanum; Immortelle; Melisse

Husten, trockener
Alant; Elemi

Hustenkrampf
Eukalyptus citriodora

hustenreizlindernd
Alant; Balsamtanne; Cistrose; Costuswurzel; Douglasfichte; Fichtennadel; Hemlocktanne; Himalajatanne; Immortelle; Ingwer; Lariciokiefer; Latschenkiefer; Opopanax; Riesentanne; Styrax; Thymian; Tolu; Weißtanne; Wintergrün; Zirbelkiefer

Hyperaktivität, bei Kindern
Kamille, römisch; Kamille, wild; Mandarine; Mastix; Muskatellersalbei

Hyperventilation
(meist unkontrolliertes und zu schnelles Atmen)
Ylang-Ylang

Hypophyse *(Hirnanhangdrüse)*
Ylang-Ylang

Hysterie
Asant; Basilikum; Dill; Galbanum; Hopfen; Johanniskraut; Kamille, römisch; Kamille, wild; Lavandin; Lavendel extra; Lavendel, fein; Lorbeerblätter; Majoran; Muskatellersalbei; Neroli; Rose; Spiklavendel; Styrax; Wiesenkönigin; Ysop

I

immunsystemstärkend/ -anregend
Angelikawurzel; Bay; Eisenkraut; Estragon; Fichtennadel; Kiefernadel; Lariciokiefer; Latschenkiefer; Ledum; Lemongrass; Mandarine; Manuka; Mistel; Myrte; Niaouli; Pfefferminze; Rosenholz; Salbei; Teebaum; Thymian; Weißtanne; Zeder (Atlas-/Libanon-)

Impotenz
Anissamen; Bohnenkraut; Cananga; Cistrose; Ingwer; Jasmin; Koriander; Mairose; Moschuskern; Muskatellersalbei; Muskatnuss; Rose; Rosmarin; Sandelholz; Ylang-Ylang; Zimtblatt; Zimtrinde

infektionshemmend/ Infektionskrankheiten
Angelikawurzel; Douglasfichte; Eukalyptus; Eukalyptus citriodora; Fichtennadel; Hemlocktanne; Indian Lime; Kampfer; Kardamom; Lemongrass; Limette; Melisse, indisch; Muskatnuss; Oregano; Pfeffer; Rosenholz; Schinus molle; Teebaum; Thymian; Wacholderbeere; Wacholderholz; Ylang-Ylang; Zimtblatt; Zimtrinde; Zitrone

Innenschau
Immortelle

Insektenstiche
Basilikum; Bohnenkraut; Cajeput; Cananga; Eukalyptus; Indian Lime; Kamille, römisch; Kamille, wild; Krauseminze; Melisse; Oregano; Santolin; Teebaum; Thymian; Zeder (Atlas-/Libanon-); Zimtblatt; Zimtrinde; Zitrone

insektizid
(insektentötend/Insektenabwehr)
Akazienblüte; Basilikum; Bergamotte; Buccoblätter; Cajeput; Citronella; Costuswurzel; Eukalyptus; Eukalyptus citriodora; Kalmus; Kampfer; Kardamom; Kiefernna-

del; Knoblauchzwiebel; Kurkuma; Lavandin; Lavendel extra; Lavendel, fein; Lemongrass; Limette; Litsea; Lorbeerblätter; Melisse; Patschuli; Pfefferminze; Rosengeranie; Rosmarin; Salbei; Sandelholz; Santolin; Spiklavendel; Sumpfkiefer; Tonka; Vetiver; Zeder (Atlas-/Libanon-); Zeder (Texas-/Virginia-)

inspirierend
(beflügelnd, die Fantasie anregend)
Amber; Citronella; Clementine; Eisenkraut; Frangipani; Gartennelke; Ginster; Indian Lime; Iris; Limette; Mandarine; Muskatellersalbei; Narzisse; Nelke; Petitgrain; Sellerie; Spearmint; Tuberose; Veilchen; Zimtblatt; Zimtrinde; Zitrone

Intelligenz/Intellekt/Verstand
Basilikum; Bohnenkraut

Intuition/innere Eingebung
Narzisse; Schafgarbe; Tuberose

Ischiasbeschwerden
Eukalyptus; Johanniskraut; Kardamom; Lavandin; Lavendel extra; Lavendel, fein; Lorbeerblätter; Majoran; Mastix; Meerkiefer; Muskatnuss; Petersilie; Sellerie; Spiklavendel; Sumpfkiefer; Wacholderbeere; Wacholderholz

J

juckreizlindernd
Basilikum; Ingwer; Manuka; Myrrhe; Pfefferminze; Teebaum; Zeder (Atlas-/Libanon-)

K

Kälte, emotionale
Bay; Kampfer; Mimose; Pfeffer; Ylang-Ylang

Katarrh
Angelikawurzel; Cajeput; Elemi; Eukalyptus; Indian Lime; Ingwer; Kiefernnadel; Krauseminze; Lavandin; Lavendel extra; Lavendel, fein; Limette; Mastix; Meerkiefer; Myrrhe; Quendel; Sandelholz; Schinus molle; Spearmint; Spiklavendel; Styrax; Sumpfkiefer; Teebaum; Thymian; Tolu; Weihrauch; Zeder (Texas-/Virginia-); Zitrone

Kehlkopfentzündung
Benzoe; Cajeput; Eukalyptus citriodora; Kardamom; Kümmel; Lavandin; Lavendel extra; Lavendel, fein; Sandelholz; Spiklavendel; Thymian; Tolu

keimtötend
Amber; Cajeput; Dill; Jasmin; Kamille, blau; Lariciokiefer; Latschenkiefer; Oregano; Ravensara; Rosmarin; Schopflavendel; Zwiebel

Keuchhusten
Asant; Balsamtanne; Basilikum; Benzoe; Eukalyptus citriodora; Fichtennadel; Immortelle; Lavandin; Lavendel extra; Lavendel, fein; Mastix; Meerkiefer; Muskatellersalbei; Myrte; Niaouli; Oregano; Spiklavendel; Tagetes; Teebaum; Ysop; Zirbelkiefer; Zypresse

klärend
Lärche; Nana-Minze; Salbei; Weihrauch

Knochenabbau *(Osteoporose)*
Fenchel, süß

Knochenbrüche, Nachbehandlung
Elemi

Koliken
Anissamen; Benzoe; Bergamotte; Dill; Fenchel, süß; Ingwer; Kamille, römisch; Kamille, wild; Kardamom; Karottensamen; Koriander; Krauseminze; Kreuzkümmel; Kümmel; Lorbeerblätter; Melisse; Narde; Nelke; Oregano; Petersilie; Pfeffer; Pfefferminze; Schinus molle; Spearmint; Tagetes; Ysop

Kollapsneigung
Kampfer

konzentrationsfördernd/Konzentrationsschwäche
Basilikum; Beifuß; Bergamotte; Citronella; Douglasfichte; Eisenkraut; Eukalyptus; Fichtennadel; Hemlocktanne; Himalajatanne; Krauseminze; Lariciokiefer; Latschenkiefer; Litsea; Lorbeerblätter; Melisse, indisch; Minze; Muskatnuss; Nana-Minze; Nelke; Niaouli; Orange; Patschuli; Petitgrain; Pfeffer; Pfefferminze; Ravensara; Riesentanne; Rosmarin; Sellerie; Spearmint; Tulsi; Verbene; Wiesenkönigin; Wintergrün; Ysop

Kopfschmerzen
Anissamen; Basilikum; Bergamotteminze; Cajeput; Eukalyptus; Grapefruit; Ingwer; Kamille, römisch; Kamille, wild; Kardamom; Koriander; Krauseminze; Kümmel; Lavandin; Lavendel extra; Lavendel, fein; Lavendelsalbei; Lemongrass; Linaloe; Litsea; Mairose; Majoran; Melisse; Mistel; Muskatellersalbei; Nana-Minze; Neroli; Niaouli; Palmarosa; Pfeffer; Pfefferminze; Rose; Rosenholz; Schafgarbe; Spearmint; Spiklavendel; Thymian; Veilchen; Wacholderbeere; Wacholderholz; Ylang-Ylang

Kopfschmerzen, nervöse/stressbedingte
Baldrian; Beifuß; Costuswurzel; Kreuzkümmel; Tolu

Korpulenz
↪ *Fettleibigkeit*

kräftigend, geistig-seelisch
Balsamtanne; Estragon; Copaiba; Gartennelke; Ingwer; Himalajatanne; Kampfer; Karottensamen; Kiefernnadel; Koriander; Lariciokiefer; Latschenkiefer; Lorbeerblätter; Melisse; Myrrhe; Myrte; Niaouli; Oregano; Patschuli; Salbei; Schopflavendel; Schwarzkümmel; Teebaum; Thymian; Tulsi; Wacholderbeere; Wacholderholz; Weihrauch; Weißtanne; Wintergrün; Zimtblatt; Zimtrinde; Zirbelkiefer

kräftigend, körperlich
Alant; Balsamtanne; Bergamotte; Birke; Brennnessel; Buccoblätter; Cajeput; Copaiba; Costuswurzel; Douglasfichte; Elemi; Fenchel, süß; Fichtennadel; Galbanum; Grapefruit; Hemlocktanne; Himalajatanne; Indian Lime; Ingwer; Jasmin; Karottensamen; Lavandin; Lavendel extra; Lavendel, fein; Lemongrass; Limette; Litsea; Majoran; Mandarine; Meerkiefer; Muskatellersalbei; Muskatnuss; Narde; Petitgrain; Piment; Riesentanne; Rosenholz; Salbei; Sandelholz; Schafgarbe;

Teebaum; Vetiver; Wacholderbeere; Wacholderholz; Weihrauch; Weißtanne; Wurmkraut; Zeder (Atlas-/Libanon-); Zitrone; Zypresse

Krätze
Bergamotte; Cassia; Kiefernnadel; Lavandin; Lavendel extra; Lavendel, fein; Mastix; Nelke; Pfefferminze; Spiklavendel; Styrax; Thymian; Tolu; Zimtblatt; Zimtrinde

Krampfadern
Bergamotte; Indian Lime; Lemongrass; Limette; Majoran; Schafgarbe; Zitrone; Zypresse

Krampfhusten
Costuswurzel; Hopfen; Lorbeerblätter; Mandarine; Pfefferminze

krampflösend/Krämpfe
Alant; Amber; Angelikawurzel; Anissamen; Asant; Baldrian; Basilikum; Beifuß; Benzoe; Bergamotte; Bitterorange; Bohnenkraut; Cajeput; Cassia; Citronella; Costuswurzel; Dill; Eisenkraut; Estragon; Eukalyptus; Fenchel, süß; Galbanum; Hopfen; Immortelle; Ingwer; Jasmin; Kalmus; Kamille, blau; Kamille, römisch; Kamille, wild; Kampfer; Kardamom; Koriander; Krauseminze; Kreuzkümmel; Lavandin; Lavendel extra; Lavendel, fein; Lavendelsalbei; Liebstöckel; Linaloe; Majoran; Mastix; Meerkiefer; Melisse; Minze; Mistel; Moschuskern; Muskatellersalbei; Muskatnuss; Nana-Minze; Narde; Narzisse; Nelke; Neroli; Niaouli; Opopanax; Oregano; Palmarosa; Petitgrain; Pfeffer; Pfefferminze; Piment; Quendel; Rose; Rosenholz; Rosmarin; Salbei; Sandelholz; Santolin; Schafgarbe; Sellerie; Spearmint; Spiklavendel; Tagetes; Thymian; Tulsi; Verbene; Vetiver; Wacholderbeere; Wacholderholz; Wintergrün; Wurmkraut; Ysop; Zeder (Texas-/Virginia-); Zimtblatt; Zimtrinde; Zitrone; Zitronenverbene; Zypresse

Kreativität
Cassia; Citronella; Grapefruit; Indian Lime; Limette; Magnolienblätter; Verbene; Zimtblatt; Zimtrinde; Zitrone

Krebs
Estragon; Jasmin; Knoblauchzwiebel; Mistel; Petersilie

Krebsvorsorge
Angelikawurzel

kreislaufanregend/Kreislaufaktivierung
Benzoe; Bitterorange; Blutorange; Cassia; Fenchel, süß; Hon-Scho-Öl; Kalmus; Kampfer; Kiefernnadel; Melisse; Muskatnuss; Narde; Pfeffer; Rosmarin; Thymian; Veilchen; Vetiver; Ysop; Zeder (Texas-/Virginia-); Zimtblatt; Zimtrinde

Kreislaufprobleme
Anissamen; Eisenkraut; Hon-Scho-Öl; Immortelle; Kalmus; Kamille, römisch; Kamille, wild; Mistel; Muskatnuss; Narde; Pfefferminze; Quendel

Kreuzschmerzen
Rosengeranie

Krisen, seelische
Kalmus; Mandarine

Krupphusten
Benzoe; Lärche; Tolu

Küchenschaben
Eukalyptus citriodora

kühlend
Zimtblatt; Zimtrinde

Kummer
Melisse; Rose

Kurzatmigkeit
Douglasfichte; Fichtennadel; Hemlocktanne; Weihrauch

L

Labilität/Unausgeglichenheit, geistig-seelische
Koriander; Myrte; Rosenholz; Salbei; Weißtanne

Lähmungen
Angelikawurzel; Basilikum; Lavandin; Lavendel extra; Lavendel, fein; Salbei; Spiklavendel

Läuse
Anissamen; Cassia; Kiefernnadel; Lavandin; Lavendel extra; Lavendel, fein; Lemongrass; Mastix; Oregano; Rosengeranie; Rosmarin; Spiklavendel; Teebaum; Thymian; Zimtblatt; Zimtrinde

Lampenfieber
Grapefruit

larventötend
Knoblauchzwiebel; Koriander; Kreuzkümmel; Kümmel; Muskatnuss; Nelke

Lebensfreude
Bitterorange; Blutorange

Lebenskrisen
Lorbeerblätter

Leber
Eisenkraut; Galbanum; Immortelle; Kamille, blau; Kamille, römisch; Kamille, wild; Karottensamen; Krauseminze; Kurkuma; Lavendelsalbei; Ledum; Mairose; Majoran; Minze; Nana-Minze; Pfefferminze; Rose; Rosengeranie; Rosmarin; Salbei; Sellerie; Spearmint; Verbene; Wacholderbeere; Wacholderholz; Zitronenverbene; Zypresse

Leberbeschwerden/-leiden/-entzündungen
Basilikum; Beifuß; Eisenkraut; Fenchel, süß; Hopfen; Immortelle; Jasmin; Kamille, blau; Kamille, römisch; Kamille, wild; Karottensamen; Krauseminze; Kreuzkümmel; Ledum; Limette; Litsea; Lorbeerblätter; Mairose; Majoran; Mimose; Minze; Muskatnuss; Nana-Minze; Neroli; Petersilie; Quendel; Rose; Rosengeranie; Rosmarin; Sellerie; Spearmint; Verbene; Vetiver; Zitrone

Leberentzündung/Virenhepatitis
Litsea; Lorbeerblätter

leberregenerierend/Leberzirrhose/-insuffizienz (*Funktionsschwäche*)
Jasmin; Ledum; Petersilie

Leistungsdruck
Narde

Lethargie
(Antriebsschwäche)
Immortelle

Libido, schwache
Bohnenkraut

Lichtkräfte
Bergamotte

Liebeskummer
Melisse; Rose

logisches Denken
Eukalyptus

luftverbessernd
Bergamotte; Grapefruit; Kardamom; Lariciokiefer; Latschenkiefer; Weihrauch

Lungenentzündung/ -krankheiten
Kampfer; Kardamom; Myrte; Quendel

Lustlosigkeit
Eisenkraut; Eukalyptus; Eukalyptus citriodora; Immortelle; Indian Lime; Jasmin; Limette; Zitrone

Lymphdrüsenschwellungen
Cistrose

lymphentstauend/Lymphfluss
Cistrose; Grapefruit; Immortelle; Karottensamen; Ledum; Lemongrass; Litsea; Lorbeerblätter; Mandarine; Myrte; Orange; Rosengeranie

M

Magenbeschwerden/ -entzündung
Basilikum; Beifuß; Bergamotteminze; Cassia; Estragon; Immortelle; Kamille, römisch; Kamille, wild; Majoran; Nelke; Neroli

magenharmonisierend
Amber

Magengeschwür
Angelikawurzel; Ingwer

Magenkrämpfe
Anissamen; Baldrian; Bohnenkraut; Cajeput; Estragon; Kiefernnadel; Koriander; Kreuzkümmel; Kümmel; Lavandin; Lavendel extra; Lavendel, fein; Muskatellersalbei

Magensaft, sekretionsfördernd
(Sekretion = Absonderung)
Angelikawurzel; Muskatnuss

Magenschleimhautentzündung
Hopfen

Magenschwäche
Angelikawurzel; Bohnenkraut; Eisenkraut; Koriander; Petersilie

Magenschwäche, nervöse
Narde

magenstärkend
Alant; Angelikawurzel; Anissamen; Baldrian; Beifuß; Bergamotte; Bergamotteminze; Bitterorange; Blutorange; Bohnenkraut; Citronella; Costuswurzel; Dill; Eisenkraut; Elemi; Estragon; Fenchel, süß; Indian Lime; Ingwer; Kalmus; Kamille, blau; Kamille, römisch; Kamille, wild; Kardamom; Knoblauchzwiebel; Koriander; Krauseminze; Kreuzkümmel; Kümmel; Liebstöckel; Limette; Litsea; Lorbeerblätter; Mairose; Majoran; Melisse; Minze; Moschuskern; Muskatellersalbei; Nana-Minze; Narde; Nelke; Orange; Oregano; Patschuli; Petersilie; Petitgrain; Pfeffer; Pfefferminze; Rose; Rosmarin; Salbei; Schafgarbe; Schinus molle; Sellerie; Spearmint; Tagetes; Verbene; Wacholderbeere; Zimtblatt; Zimtrinde; Zitronenverbene; Zwiebel

Magenübersäuerung
Hopfen

Magenverstimmung/ -beschwerden
Amber; Angelikawurzel; Bergamotte; Costuswurzel; Dill; Eisenkraut; Estragon; Galbanum; Indian Lime; Kalmus; Karottensamen; Knoblauchzwiebel; Kreuzkümmel; Lemongrass; Liebstöckel; Limette; Litsea; Lorbeerblätter; Mandarine; Melisse; Muskatnuss; Niaouli; Petersilie; Piment; Quendel; Rosengeranie; Schafgarbe; Sellerie; Verbene; Wacholderbeere; Wacholderholz; Weißtanne; Ysop; Zitrone; Zitronenverbene

Magersucht, nervöse
Kalmus

Malaria
Eukalyptus, Pfeffer

Mandelentzündung
Bergamotte; Lorbeerblätter; Rosengeranie; Teebaum; Ysop

Masern
Eukalyptus; Koriander; Wiesenkönigin

Meditationsöl
Agarholz; Amber; Cistrose; Douglasfichte; Fichtennadel; Hemlocktanne; Iris; Koriander; Myrrhe; Myrte; Opopanax; Patschuli; Sandelholz; Styrax; Weihrauch; Weißtanne

Melancholie
Basilikum; Clementine; Frangipani; Iris; Jasmin; Johanniskraut; Lavandin; Lavendel extra; Lavendel, fein; Litsea; Mandarine; Melisse; Moschuskern; Orange; Osmanthus; Rose; Sellerie; Spiklavendel

Menstruationsbeschwerden/ -probleme
Angelikawurzel; Anissamen; Basilikum; Beifuß; Bergamotteminze; Brennnessel; Cassia; Dill; Estragon; Fenchel, süß; Galbanum; Immortelle; Kamille, blau; Kamille, römisch; Kamille, wild; Karottensamen; Kreuzkümmel; Kümmel; Lavandin; Lavendel extra; Lavendel, fein; Lavendelsalbei; Liebstöckel; Litsea; Lorbeerblätter; Mairose; Majoran; Melisse; Muskatellersalbei; Myrrhe; Narde; Neroli; Palmarosa; Petersilie; Rose; Rosmarin; Sellerie; Spiklavendel; Wacholderbeere; Wacholderholz; Ysop; Zimtblatt; Zimtrinde; Zypresse

Menstruationsblutung, starke
Ginster

menstruationsfördernd
(Periode anregend)
Beifuß; Bohnenkraut; Brennnessel; Cassia; Dill; Estragon; Fenchel, süß; Galbanum; Hopfen; Jasmin; Kamille, blau; Kamille, römisch;

Kamille, wild; Karottensamen; Kümmel; Lavandin; Lavendel extra; Lavendel, fein; Lavendelsalbei; Liebstöckel; Mairose; Majoran; Melisse; Melisse, indisch; Minze; Muskatellersalbei; Muskatnuss; Myrrhe; Oregano; Petersilie; Pfefferminze; Rose; Rosmarin; Salbei; Sellerie; Spiklavendel; Tagetes; Thymian; Tulsi; Wacholderbeere; Wacholderholz; Weihrauch; Wintergrün; Wurmkraut; Ysop; Zeder (Texas-/Virginia-); Zimtblatt; Zimtrinde

Midlife-Crisis
(Beschwerden von Männern und Frauen beim Übergang ins dritte Lebensalter)
Muskatellersalbei

Migräne
Angelikawurzel; Anissamen; Baldrian; Basilikum; Citronella; Clementine; Ingwer; Kamille, blau; Kamille, römisch; Kamille, wild; Koriander; Krauseminze; Kreuzkümmel; Lavandin; Lavendel extra; Lavendel, fein; Majoran; Mandarine; Meerkiefer; Melisse; Melisse, indisch; Muskatellersalbei; Nana-Minze; Narde; Petitgrain; Pfefferminze; Rosmarin; Schafgarbe; Spearmint; Spiklavendel; Wintergrün

Mikroben
 antimikrobiell

Milben
Anissamen; Teebaum

milchbildend/Milchfluss
Anissamen; Brennnessel; Dill; Eisenkraut; Fenchel, süß; Jasmin; Kümmel; Sellerie; Verbene; Wintergrün

Milchknoten
Melisse

Milzbeschwerden
Fenchel, süß; Ingwer; Lavandin; Lavendel extra; Lavendel, fein; Lemongrass; Majoran; Mimose; Rose; Spiklavendel

Minderwertigkeitsgefühle
Angelikawurzel; Bergamotte; Birke; Bitterorange; Blutorange; Cassia; Ginster; Grapefruit; Jasmin; Kardamom; Karottensamen; Kiefernnadel; Kreuzkümmel; Lorbeerblätter; Mastix; Mimose; Patschuli; Pfeffer; Pfefferminze; Rosenholz; Rosmarin; Thymian; Weißtanne; Ylang-Ylang; Zeder (Atlas-/Libanon-)

Mitesser
Kampfer

Morbus Crohn
Cistrose; Eisenkraut

Motivation/Tatendrang
Eisenkraut; Verbene

Motten
Zeder (Atlas-/Libanon-)

Müdigkeit
Anissamen; Beifuß; Indian Lime; Krauseminze; Wiesenkönigin

Müdigkeit, geistig-seelische
Bergamotteminze; Brennnessel; Cajeput; Champaca; Citronella; Grapefruit; Ingwer; Koriander; Krauseminze; Ledum; Limette; Melisse, indisch; Muskatellersalbei; Muskatnuss; Myrrhe; Pfeffer; Sellerie; Spearmint; Wintergrün; Zitrone

Mumps
Tagetes

Mundfäule/-infektion
Brennnessel; Eukalyptus; Indian Lime; Kardamom; Limette; Nelke; Patschuli; Rosengeranie; Teebaum; Veilchen

Mundgeruch
Bergamotte; Kardamom; Lavandin; Lavendel extra; Lavendel, fein; Muskatnuss; Myrrhe; Nelke; Pfefferminze; Spiklavendel

Mundhygiene
Anissamen; Indian Lime; Kardamom; Limette; Patschuli; Teebaum

Mundschleimhautgeschwüre/-entzündungen
Indian Lime; Limette; Nelke; Orange; Rosengeranie; Teebaum; Veilchen; Zitrone

Muskelkater
Grapefruit; Majoran; Muskatnuss

Muskelkrämpfe
Jasmin; Zypresse

Muskelrheumatismus
Wintergrün

Muskelschmerzen
Angelikawurzel; Birke; Cajeput; Douglasfichte; Eukalyptus; Eukalyptus citriodora; Fichtennadel; Galbanum; Hemlocktanne; Ingwer; Kampfer; Kamille, römisch; Kamille, wild; Kiefernnadel; Koriander; Kurkuma; Lavandin; Lavendel extra; Lavendel, fein; Lavendelsalbei; Lorbeerblätter; Majoran; Mastix; Moschuskern; Muskatellersalbei; Muskatnuss; Myrrhe; Myrte; Oregano; Pfeffer; Pfefferminze; Piment; Riesentanne; Rosengeranie; Rosmarin; Schinus molle; Spiklavendel; Sumpfkiefer; Thymian; Vetiver; Weißtanne

Muskelverhärtung/-verspannung
Birke; Cassia; Citronella; Karottensamen; Lärche; Majoran; Mandarine; Niaouli; Piment; Schwarzkümmel; Wiesenkönigin

Muskelzerrungen
Immortelle; Ingwer; Johanniskraut; Lemongrass; Majoran; Verbene

Mut
Angelikawurzel; Balsamtanne; Bergamotte; Bitterorange; Blutorange; Estragon; Fenchel, süß; Kiefernnadel; Lärche; Pfeffer; Ravensara; Thymian; Weißtanne; Zeder (Atlas-/Libanon-); Zirbelkiefer

N

Nackensteifheit
Latschenkiefer

Nägel, brüchige
Indian Lime; Limette; Zitrone

narbenbildend/Narben
Balsamtanne; Benzoe; Bohnenkraut; Elemi; Eukalyptus; Galbanum; Immortelle; Jasmin; Johanniskraut; Kamille, blau; Kamille, römisch; Kamille, wild; Lavandin; Lavendel extra; Lavendel, fein; Mairose; Man-

darine; Manuka; Meerkiefer; Muskatellersalbei; Neroli; Niaouli; Palmarosa; Patschuli; Rose; Rosenholz; Sandelholz; Schafgarbe; Spiklavendel; Teebaum; Thymian; Wacholderbeere; Wacholderholz; Weihrauch; Ysop; Zirbelkiefer; Zitrone

Narben, seelische
Neroli

narkotisierend *(betäubend)*
Iris; Tuberose

Nasenbluten
Balsamtanne; Cassia; Indian Lime; Limette; Muskatnuss; Rosengeranie; Zirbelkiefer; Zitrone

Nasenpolypen
Angelikawurzel

Nasenschleimhaut, trockene
Cajeput; Tolu

Nebenhöhlenentzündung/Katarrh
Cajeput; Citronella; Eichenmoos; Eukalyptus; Eukalyptus citriodora; Fichtennadel; Himalajatanne; Immortelle; Ingwer; Kamille, blau; Kamille, römisch; Kamille, wild; Kiefernnadel; Krauseminze; Majoran; Manuka; Melisse, indisch; Nana-Minze; Niaouli; Oregano; Pfefferminze; Spearmint; Sumpfkiefer; Teebaum; Tolu; Weißtanne; Zeder (Texas-/Virginia-)

Nebenhöhlenverstopfung
Basilikum; Lärche

Nebennierenprobleme
Angelikawurzel

Nebennierenrinde, anregend
Basilikum; Fichtennadel; Kiefernnadel

nervenberuhigend
Agarholz; Bay; Birke; Copaiba; Davana; Dill; Fenchel, süß; Lariciokiefer; Latschenkiefer; Rose; Rosmarin; Zeder (Atlas-/Libanon-); Zeder (Texas-/Virginia-); Zitronenverbene

Nervenentzündung
Eukalyptus; Kamille, blau; Lavandin; Lavendel extra;

Lavendel, fein; Muskatnuss; Rosmarin; Spiklavendel

Nervenschmerzen
❦ antineuralgisch

nervenstärkend/ Nervenschwäche
Asant; Bay; Bergamotteminze; Cananga; Hon-Scho-Öl; Hopfen; Immortelle; Johanniskraut; Kampfer; Kardamom; Kiefernnadel; Krauseminze; Kreuzkümmel; Kümmel; Lariciokiefer; Latschenkiefer; Lavandin; Lavendel extra; Lavendel, fein; Lavendelsalbei; Lemongrass; Majoran; Melisse; Moschuskern; Muskatellersalbei; Muskatnuss; Nana-Minze; Narde; Nelke; Patschuli; Petitgrain; Pfefferminze; Ravensara; Rose; Rosmarin; Salbei; Sellerie; Spearmint; Spiklavendel; Styrax; Thymian; Tulsi; Wacholderbeere; Wacholderholz; Wurmkraut; Ylang-Ylang; Ysop; Zimtblatt; Zimtrinde

Nervensystem, vegetatives
Basilikum; Estragon; Ginster; Indian Lime; Johanniskraut; Kiefernnadel; Limette; Lorbeerblätter; Ravensara; Rose; Rosmarin; Thymian; Zitrone

Nervenüberreizung
Agarholz; Benzoe; Costuswurzel; Fenchel, süß; Hopfen; Kiefernnadel; Lariciokiefer; Latschenkiefer; Majoran; Ravensara; Rosmarin; Schopflavendel

Nervenzusammenbruch
Melisse

Nervosität
Angelikawurzel; Birke; Bitterorange; Blutorange; Copaiba; Douglasfichte; Eisenkraut; Estragon; Fenchel, süß; Fichtennadel; Hemlocktanne; Honig; Kalmus; Kardamom; Lärche; Lavandin; Lavendel extra; Lavendel, fein; Ledum; Linaloe; Muskatellersalbei; Neroli; Opopanax; Orange; Perubalsam; Spiklavendel; Teebaum; Tolu; Ylang-Ylang; Zwiebel

Nesselsucht
Kamille, blau

Neurodermitis
Cajeput; Immortelle; Kamille, römisch; Kamille, wild; Patschuli

Niedergeschlagenheit
Bergamotte; Cananga; Hon-Scho-Öl; Immortelle; Jasmin; Lavandin; Lavendel extra; Lavendel, fein; Melisse; Muskatellersalbei; Piment; Quendel; Rose; Sandelholz; Spiklavendel; Weißtanne

Nierenkoliken
Mistel; Wiesenkönigin

Nierenleiden/-erkrankung/ -entzündung
Birke; Brennnessel; Buccoblätter; Eukalyptus; Eukalyptus citriodora; Latschenkiefer; Ledum; Majoran; Meerkiefer; Muskatellersalbei; Niaouli; Orange; Quendel; Rosengeranie; Sandelholz; Schafgarbe; Sellerie; Wiesenkönigin; Zeder (Atlas-/Libanon-)

Nierensteine
Fenchel, süß; Rosengeranie; Wacholderbeere; Wacholderholz

O

Ödeme
Birke; Bitterorange; Blutorange; Fenchel, süß; Karottensamen; Lemongrass; Liebstöckel; Meerkiefer; Orange; Rose; Sellerie; Thymian; Wacholderbeere; Wacholderholz; Wiesenkönigin; Zypresse

östrogenwirksam
(hormonell anregend)
Vetiver

Ohnmacht, drohende
Kampfer; Pfefferminze

Ohrenschmerzen/-entzündung
Cajeput; Kamille, blau; Kamille, römisch; Kamille, wild; Lavandin; Lavendel extra; Lavendel, fein; Lorbeerblätter; Myrte; Spiklavendel; Ysop

Optimismus
Bay; Bitterorange; Blutorange; Frangipani; Jasmin; Kardamom; Mandarine; Mimose; Myrrhe; Pfeffer; Veilchen

oxidationshemmend
Benzoe; Guajakholz; Ingwer; Koriander; Kreuzkümmel; Kurkuma; Lemongrass; Majoran; Muskatnuss; Nelke; Piment; Rosmarin; Salbei; Sellerie; Thymian

P

Paranoia
(Angstzustände)
Galbanum; Muskatellersalbei

parasitentötend
(Parasit = Schmarotzer)
Bergamotte; Eukalyptus; Lavandin; Lavendel extra; Lavendel, fein; Meerkiefer; Perubalsam; Rosmarin; Spiklavendel; Teebaum; Thymian; Wacholderbeere; Wacholderholz; Zimtblatt; Zimtrinde

Parodontose
(krankhafter Zahnfleischrückgang)
Teebaum

Pergamenthaut
Niaouli

Pessimismus
Ginster; Lärche

Pickel
Mandarine

pilztötend/Pilzinfektionen
Alant; Angelikawurzel; Bitterorange; Blutorange; Bohnenkraut; Eukalyptus citriodora; Immortelle; Kamille, blau; Kamille, römisch; Kamille, wild; Kardamom; Knoblauchzwiebel; Koriander; Lemongrass; Litsea; Lorbeerblätter; Majoran; Manuka; Muskatellersalbei; Myrrhe; Narde; Neroli; Niaouli; Orange; Patschuli; Ravensara; Rosengeranie; Rosmarin; Tagetes; Teebaum; Zeder (Atlas-/Libanon-); Zimtblatt; Zimtrinde; Zwiebel

Platzangst *(Agoraphobie)*
Galbanum

Polyarthritis
(Arthritis an vielen verschiedenen Gelenken)
Guajakholz; Immortelle; Lorbeerblätter; Manuka; Niaouli;

Schafgarbe; Wacholderbeere; Wacholderholz; Wintergrün

Poren, verfeinernd
Veilchen

Poren, verstopfte
Grapefruit

Potenz, steigernd
Ingwer

prämenstruelles Syndrom (PMS)
Estragon; Fenchel, süß; Galbanum; Karottensamen; Lavandin; Lavendel extra; Lavendel, fein; Majoran; Muskatellersalbei; Neroli; Petitgrain; Rose; Spiklavendel; Ylang-Ylang; Zypresse

Prellungen
Melisse; Nelke; Verbene

Prostatabeschwerden
Buccoblätter; Fichtennadel; Kiefernnadel; Ledum; Myrte

Prüfungsangst
Melisse; Neroli

Psyche, anregend
Wiesenkönigin; Ysop

Psyche, labil *(unausgeglichen)*
Bergamotte; Fenchel, süß; Kiefernnadel; Ysop

psychosomatische Beschwerden
(körperliche Probleme, deren Ursache im geistig-seelischen Bereich liegen)
Jasmin; Neroli; Oregano; Wacholderbeere; Wacholderholz

Pubertätskrisen
Muskatellersalbei

Puls, niedriger
Kampfer

Pulsunregelmäßigkeiten
Kiefernnadel; Weißtanne

Q

Quetschungen
Immortelle; Johanniskraut; Lemongrass; Lorbeerblätter; Majoran; Nelke; Thymian; Ysop

R

Rachitis
(Knochenerweichung bei Kleinkindern)
Angelikawurzel; Quendel

Ratlosigkeit
Copaiba; Weihrauch

Raucherhusten
Angelikawurzel; Myrte

Realitätsbezug
Angelikawurzel

regenerierend / Regeneration
(erneuernd, wiederherstellend)
Akazienblüte; Fenchel, süß; Lavandin; Lavendel extra; Lavendel, fein; Linaloe; Neroli; Spiklavendel

regulativ
(ausgleichend)
Baldrian; Elemi

reinigend
Bohnenkraut; Douglasfichte; Fichtennadel; Hemlocktanne; Karottensamen; Rhododendron; Rosmarin; Weißtanne

Reisekrankheit
Angelikawurzel; Basilikum; Ingwer; Lavandin; Lavendel extra; Lavendel, fein; Litsea; Melisse; Schafgarbe; Spiklavendel

Reizbarkeit
Dill; Immortelle; Lavandin; Lavendel extra; Lavendel, fein; Ledum; Myrte; Spiklavendel; Styrax; Tolu; Vanille

Reizhusten
Galbanum; Lärche; Lorbeerblätter; Oregano; Tolu; Wacholderbeere; Wacholderholz

Rekonvaleszenz
(Wiederherstellung, Genesung)
Mandarine

Rheuma, Rheumatismus/ rheumatische Beschwerden
  antirheumatisch

Rippenfellentzündung
Quendel

Ritualöl
Sandelholz

Rückenverspannungen
Kiefernnadel; Lorbeerblätter; Wacholderbeere; Wacholderholz

Ruhe, verleihend
Dill; Kiefernnadel; Myrrhe

Ruhelosigkeit
Baldrian; Mandarine

Ruhr
Muskatnuss; Palmarosa; Pfeffer; Styrax; Wiesenkönigin

S

Saunaöl
Kiefernnadel; Lärche; Lariciokiefer; Latschenkiefer

Scharlach
Eukalyptus

Scheidenkatarrh
Teebaum

Scheidenpilz
Bergamotte; Teebaum

Schilddrüsenprobleme
Ledum; Melisse; Salbei

schlaffördernd/Schlaflosigkeit
Anissamen; Bergamotte; Bitterorange; Blutorange; Cananga; Copaiba; Costuswurzel; Eichenmoos; Estragon; Ginster; Honig; Hopfen; Johanniskraut; Kamille, blau; Kamille, römisch; Kamille, wild; Kiefernnadel; Lavandin; Lavendel extra; Lavendel, fein; Mairose; Majoran; Mandarine; Manuka; Melisse; Mimose; Muskatellersalbei; Muskatnuss; Narde; Neroli; Orange; Perubalsam; Petitgrain; Rose; Rosengeranie; Sandelholz; Schafgarbe; Spiklavendel; Thymian; Tonka; Tulsi; Vanille; Veilchen; Verbene; Ylang-Ylang; Zitronenverbene

Schlaganfall
Salbei

Schlangenbisse
Estragon; Zimtblatt; Zimtrinde

Schleimhäute, trockene
Lärche; Weißtanne

schleimlösend
Alant; Amber; Anissamen; Balsamtanne; Basilikum; Beifuß; Benzoe; Bergamotte; Bohnenkraut; Cajeput; Copaiba; Dill; Douglasfichte; Eichenmoos; Elemi; Eukalyptus; Eukalyptus citriodora; Fenchel, süß; Fichtennadel; Galbanum; Guajakholz; Hemlocktanne; Himalajatanne; Hopfen; Immortelle; Ingwer; Iris; Jasmin; Johanniskraut; Kalmus; Kamille, blau; Kampfer; Kardamom; Kiefernnadel; Knoblauchzwiebel; Krauseminze; Kümmel; Lärche; Lariciokiefer; Latschenkiefer; Lavendelsalbei; Lemongrass; Liebstöckel; Litsea; Lorbeerblätter; Majoran; Manuka; Mastix; Meerkiefer; Melisse, indisch; Minze; Myrrhe; Myrte; Niaouli; Opopanax; Oregano; Perubalsam; Petersilie; Pfefferminze; Quendel; Ravensara; Riesentanne; Salbei; Sandelholz; Schafgarbe; Spearmint; Styrax; Sumpfkiefer; Teebaum; Tolu; Tulsi; Veilchen; Wacholderbeere; Wacholderholz; Weihrauch; Weißtanne; Wiesenkönigin; Ysop; Zeder (Atlas-/Libanon-); Zeder (Texas-/Virginia-); Zirbelkiefer

Schluckauf
Anissamen; Dill; Estragon; Fenchel, süß; Krauseminze; Kümmel; Mandarine; Melisse; Sandelholz

schmerzlindernd/ schmerzstillend, körperlich
Baldrian; Bergamotte; Cajeput; Eukalyptus; Galbanum; Hopfen; Ingwer; Iris; Jasmin; Kampfer; Kamille, blau; Kamille, römisch; Kamille, wild; Koriander; Krauseminze; Kurkuma; Lariciokiefer; Latschenkiefer; Lavandin; Lavendel extra; Lavendel, fein; Lemongrass; Litsea; Lorbeerblätter; Majoran; Manuka; Meerkiefer; Minze; Muskatnuss; Niaouli; Oregano; Palmarosa; Pfeffer; Piment; Riesentanne; Rosengeranie; Rosenholz; Rosmarin; Spiklavendel; Sumpfkiefer; Weißtanne; Wintergrün

schmerzlindernd, seelisch
Ginster

Schnittverletzungen
Indian Lime; Kamille, römisch; Kamille, wild; Kiefernnadel; Limette; Nelke

Schnupfen
Cajeput; Citronella; Eichenmoos; Kamille, römisch; Kamille, wild; Kiefernnadel; Krauseminze; Myrte; Niaouli; Ravensara; Spearmint; Weihrauch; Zeder (Atlas-/Libanon-)

Schock/Schockzustände, seelische
Cistrose; Kamille, römisch; Kamille, wild; Koriander; Krauseminze; Lavandin; Lavendel extra; Lavendel, fein; Melisse; Mimose; Minze; Neroli; Spiklavendel

Schöpferkraft/Ideenreichtum
Hyazinthe

Schreckhaftigkeit
Pfeffer

Schüttelfrost
Bitterorange; Blutorange; Copaiba; Grapefruit; Ingwer; Kampfer; Litsea; Lorbeerblätter; Piment; Schinus molle; Thymian; Zimtblatt; Zimtrinde

Schultern, verspannte
Latschenkiefer

Schuppen
Eukalyptus citriodora; Kardamom; Lavandin; Lavendel extra; Lavendel, fein; Lavendelsalbei; Lorbeerblätter; Melisse; Muskatellersalbei; Patschuli; Rosengeranie; Rosmarin; Spiklavendel; Teebaum; Zeder (Atlas-/Libanon-); Zeder (Texas-/Virginia-)

Schuppenflechte
Baldrian; Birke; Cajeput; Cistrose; Immortelle; Karottensamen; Lavandin; Lavendel extra; Lavendel, fein; Manuka; Rosengeranie; Spiklavendel; Teebaum; Zeder (Atlas-/Libanon-)

Schutz, das Gefühl erzeugend
Benzoe

Schutz, vor Strahlungen
Cassia

Schwäche, geistig-seelische
Balsamtanne; Estragon; Copaiba; Gartennelke; Ingwer; Himalajatanne; Kampfer; Karottensamen; Kiefernnadel; Koriander; Lariciokiefer; Latschenkiefer; Lorbeerblätter; Melisse; Myrrhe; Myrte; Niaouli; Oregano; Patschuli; Salbei; Schopflavendel; Schwarzkümmel; Teebaum; Thymian; Tulsi; Wacholderbeere; Wacholderholz; Weihrauch; Weißtanne; Wintergrün; Zimtblatt; Zimtrinde; Zirbelkiefer

Schwäche, körperliche
Angelikawurzel; Alant; Balsamtanne; Bergamotte; Birke; Brennnessel; Buccoblätter; Cajeput; Copaiba; Costuswurzel; Douglasfichte; Eisenkraut; Elemi; Fenchel, süß; Fichtennadel; Galbanum; Grapefruit; Hemlocktanne; Himalajatanne; Immortelle; Indian Lime; Ingwer; Jasmin; Karottensamen; Kümmel; Lavandin; Lavendel extra; Lavendel, fein; Lemongrass; Limette; Litsea; Majoran; Mandarine; Meerkiefer; Muskatellersalbei; Muskatnuss; Narde; Petitgrain; Piment; Riesentanne; Rosenholz; Salbei; Sandelholz; Schafgarbe; Teebaum; Vetiver; Wacholderbeere; Wacholderholz; Weihrauch; Weißtanne; Wurmkraut; Zeder (Atlas-/Libanon-); Zitrone; Zypresse

Schwangerschaftsstreifen
Basilikum; Bay; Bergamotte; Birke; Fenchel, süß; Galbanum; Grapefruit; Indian Lime; Lemongrass; Limette; Mandarine; Rosenholz

Schweißfüße
Citronella

schweißhemmend/ Schweißfluss, starker
Citronella; Grapefruit; Kiefernnadel; Lavandin; Lavendel extra; Lavendel, fein; Lavendelsalbei; Lemongrass; Litsea; Minze; Muskatellersalbei; Petitgrain; Salbei; Spiklavendel; Zypresse

schweißregulierend
Muskatellersalbei

schweißtreibend
Alant; Beifuß; Birke; Buccoblätter; Douglasfichte; Fichtennadel; Gu-ajakholz; Hemlocktanne; Kalmus; Kamille, blau; Kamille, römisch; Kamille, wild; Knoblauchzwiebel; Lavandin; Lavendel extra; Lavendel, fein; Liebstöckel; Lorbeerblätter; Majoran; Melisse; Niaouli; Oregano; Pfefferminze; Quendel; Rosmarin; Schafgarbe; Spiklavendel; Tagetes; Teebaum; Thymian; Wacholderbeere; Wacholderholz; Wiesenkönigin; Wurmkraut; Ysop; Zitrone; Zypresse

Schwielen
Tagetes

Schwindelgefühl/-anfälle
Anissamen; Eisenkraut; Johanniskraut; Kiefernnadel; Krauseminze; Kreuzkümmel; Lavandin; Lavendel extra; Lavendel, fein; Lorbeerblätter; Melisse; Melisse, indisch; Pfefferminze; Rosmarin; Schafgarbe; Spiklavendel; Veilchen

Seele, reinigend
Myrrhe; Neroli

Seelenöl
Neroli

Sehnenscheidenentzündung
Birke; Wintergrün

Sehvermögen/Sehkraft, stärkend
Fenchel, süß; Ingwer

Selbstvertrauen/Selbstsicherheit/Selbstbewusstsein
Angelikawurzel; Bergamotte; Birke; Bitterorange; Blutorange; Cassia; Ginster; Grapefruit; Jasmin; Kardamom; Karottensamen; Kiefernnadel; Kreuzkümmel; Lorbeerblätter; Mastix; Mimose; Patschuli; Pfeffer; Pfefferminze; Rosenholz; Rosmarin; Thymian; Weißtanne; Ylang-Ylang; Zeder (Atlas-/Libanon-)

Selbstzerstörung
Myrte

Sexualneurosen
Hopfen

sexuell anregend/ sexuelle Müdigkeit
Asant; Bohnenkraut; Ingwer; Kardamom; Nelke; Sandelholz; Vetiver

sexuelle Blockaden
Sandelholz

sexuelle Gefühlskälte
Ingwer; Vetiver

sexuelle Überaktivität
Dill; Hopfen (bei Männern); Majoran; Minze; Weihrauch

sexuelle Unruhe
Lavandin; Lavendel extra; Lavendel, fein; Spiklavendel

Sicherheitsgefühl
Cajeput

Silberfische
Eukalyptus citriodora

Sinne, belebend
Eisenkraut

sinnlich stimmend
Benzoe; Frangipani; Gartennelke; Ginster; Magnolienblüte; Nelke; Tuberose

Skorbut
 antiskorbutisch

Sodbrennen
Baldrian; Beifuß; Kardamom; Pfeffer; Schinus molle

Sonnenbrand
Johanniskraut; Kamille, blau; Schafgarbe

Sonnenschutz
Immortelle

Sorgen
Petitgrain

Spannungen, nervöse
Akazienblüte; Eichenmoos; Galbanum; Immortelle; Ingwer; Litsea; Moschuskern; Rosengeranie; Rosenholz; Sandelholz; Styrax; Verbene; Vetiver; Wacholderbeere; Wacholderholz; Weihrauch; Zitronenverbene

spirituelle Öffnung
Amber; Styrax

Sportverletzungen
Thymian

Spulwürmer
Cajeput

stabilisierend
Angelikawurzel; Karottensamen; Koriander; Narde; Zimtblatt; Zimtrinde

Stärkung, körperliche
Alant; Balsamtanne; Bergamotte; Birke; Brennnessel; Buccoblätter; Cajeput; Copaiba; Costuswurzel; Douglasfichte; Elemi; Fenchel, süß; Fichtennadel; Galbanum; Grapefruit; Hemlocktanne; Himalajatanne; Indian Lime; Ingwer; Jasmin; Karottensamen; Lavandin; Lavendel extra; Lavendel, fein; Lemongrass; Limette; Litsea; Majoran; Mandarine; Meerkiefer; Muskatellersalbei; Muskatnuss; Narde; Petitgrain; Piment; Riesentanne; Rosenholz; Salbei; Sandelholz; Schafgarbe; Teebaum; Vetiver; Wacholderbeere; Wacholderholz; Weihrauch; Weißtanne; Wurmkraut; Zeder (Atlas-/Libanon-); Zitrone; Zypresse

Stärkung, seelische
Balsamtanne; Estragon; Copaiba; Gartennelke; Himalajatanne; Ingwer; Kampfer; Karottensamen; Kiefernnadel; Koriander; Lariciokiefer; Latschenkiefer; Lorbeerblätter; Melisse; Myrrhe; Myrte; Niaouli; Oregano; Patschuli; Salbei; Schopflavendel; Schwarzkümmel; Teebaum; Thymian; Tulsi; Wacholderbeere; Wacholderholz; Weihrauch; Weißtanne; Wintergrün; Zimtblatt; Zimtrinde; Zirbelkiefer

Sterbebegleitung
Iris

stimmungsaufhellend/-anregend
Bergamotte; Champaca; Douglasfichte; Fichtennadel; Frangipani; Grapefruit; Hemlocktanne; Kakaoextrakt; Lavendelsalbei; Magnolienblätter; Magnolienblüte; Mairose; Mandarine; Narzisse; Osmanthus; Sandelholz; Tulsi; Vanille

Stimmungsschwankungen, nervöse/gereizte
Baldrian; Copaiba; Grapefruit; Linaloe; Myrte; Petitgrain

Stimmbildung
Salbei

Stimmverlust
Myrrhe

stimulierend
(anregend)
Cajeput; Estragon; Mastix; Moschuskern

Stirnhöhlenvereiterung/-entzündung
Angelikawurzel; Eukalyptus; Eukalyptus citriodora; Fichtennadel; Immortelle; Kamille, blau; Kamille, römisch; Kamille, wild; Kiefernnadel; Majoran; Manuka; Melisse, indisch; Myrte; Niaouli; Oregano; Pfefferminze; Teebaum; Thymian; Tolu

Stirnhöhlenverschluss
Lärche

Stoffwechsel
Rosmarin

Stress/stressbedingte Beschwerden
Akazienblüte; Asant; Bergamotte; Bitterorange; Blutorange; Galbanum; Grapefruit; Kamille, römisch; Kamille, wild; Kardamom; Karottensamen; Krauseminze; Lemongrass; Mairose; Majoran; Melisse; Nana-Minze; Narde; Nelke; Orange; Perubalsam; Piment; Ravensara; Rosengeranie; Sandelholz; Spearmint; Styrax; Tulsi; Vanille; Verbene; Wacholderbeere; Wacholderholz; Weihrauch; Ysop; Zeder (Texas-/Virginia-)

Suchtprobleme
Vetiver

Syphilis
Petersilie; Weihrauch

T

Tagträumerei, mindernd
Eisenkraut

Talgdrüsen, regulierend
Palmarosa

Talgproduktion, vermindernd
Zeder (Texas-/Virginia-)

Tantraöl
Sandelholz

Thalamusanregung
Grapefruit

Thrombose
(Venenverschluss)
Schafgarbe

Todesängste
Myrte

Toleranz
Anissamen; Vetiver

Toxinablagerung
(Toxin = Gift)
Birke

Trägheit
Eukalyptus; Eukalyptus citriodora

Träume, anregend
Cassia; Immortelle; Magnolienblüte; Muskatellersalbei; Muskatnuss

Träume, schlechte
Kamille, römisch; Kamille, wild; Lavandin; Lavendel extra; Lavendel, fein; Linaloe; Melisse; Schafgarbe; Spiklavendel; Vanille; Weißtanne

Trauer/Trauerbewältigung
Benzoe; Cistrose; Ginster; Iris; Mandarine; Melisse; Rose

Traurigkeit
Clementine; Orange; Petitgrain

Tropenfieber
Zimtblatt; Zimtrinde

Trost, spendend
Honig; Rosengeranie; Zeder (Atlas-/Libanon-)

Trostlosigkeit
Bitterorange; Blutorange; Jasmin; Kardamom; Kiefernnadel; Lärche; Myrrhe; Pfeffer; Pfefferminze

Tuberkulose
 antituberkulös

Tuberkulose, Nachbehandlung
Douglasfichte; Fichtennadel; Hemlocktanne

Tumore
~ *antitumorös*

Typhus
Costuswurzel; Eukalyptus; Palmarosa

U

Übelkeit
Angelikawurzel; Baldrian; Basilikum; Bergamotteminze; Fenchel, süß; Ingwer; Kalmus; Kamille, römisch; Kamille, wild; Koriander; Krauseminze; Lavandin; Lavendel extra; Lavendel, fein; Lorbeerblätter; Mairose; Melisse; Muskatnuss; Nana-Minze; Nelke; Pfeffer; Pfefferminze; Piment; Rose; Rosenholz; Schinus molle; Spearmint; Spiklavendel

Überanstrengung/ Überbelastung, geistige
Baldrian; Beifuß; Iris; Kümmel; Litsea; Majoran; Myrte; Opopanax; Petersilie; Petitgrain; Styrax

Überempfindlichkeit
Mimose

Überforderung, schulische
Mandarine; Myrte; Opopanax; Petitgrain

Überreizung, nervliche/ Überreiztheit
Beifuß; Lavandin; Lavendel extra; Lavendel, fein; Moschuskern; Opopanax; Spiklavendel

Übersäuerung
Wiesenkönigin

Unausgeglichenheit, geistige/mentale
Basilikum; Kamille, römisch; Kamille, wild; Kreuzkümmel; Kümmel; Linaloe; Muskatellersalbei; Narde; Perubalsam; Zimtblatt; Zimtrinde

Unbeweglichkeit, geistige
Eukalyptus; Eukalyptus citriodora

Unruhegefühle
Baldrian; Eichenmoos; Hopfen; Kamille, römisch; Kamille, wild; Majoran; Manuka; Mastix; Teebaum; Ylang-Ylang

Unsicherheit
Angelikawurzel; Lärche; Lariciokiefer; Latschenkiefer; Myrte; Rosenholz; Weißtanne; Ylang-Ylang

Unterleibsbeschwerden
Ingwer; Melisse; Muskatellersalbei; Myrte; Narde; Schafgarbe; Teebaum; Weihrauch

Unterleibsblutungen
Rosengeranie

Unterleibsoperationen, Nachbehandlung
Ylang-Ylang

Unterleibsorgane, stärkend
Galbanum; Melisse; Muskatellersalbei; Narde; Weihrauch

Unternehmungslust
Thymian

Urin, Nachtröpfeln
Ingwer

Urogenitalerkrankungen
(der Harn- und Geschlechtsorgane)
Cassia

V

Vaginalpilz
Patschuli

Venenprobleme
Immortelle; Sandelholz; Zimtblatt; Zimtrinde; Zypresse

Verbissenheit
Orange

Verbrennungen
Balsamtanne; Eukalyptus; Immortelle; Johanniskraut; Kamille, römisch; Kamille, wild; Lavendel extra; Lavendel, fein; Nelke; Niaouli; Palmarosa; Patschuli; Rosengeranie; Spiklavendel; Teebaum; Thymian; Zirbelkiefer

Verdauung, anregend/fördernd
Ajowan; Angelikawurzel; Anissamen; Asant; Beifuß; Bergamotte; Bitterorange; Blutorange; Bohnenkraut; Brennnessel; Costuswurzel; Dill; Eisenkraut; Estragon; Galbanum; Ingwer; Kamille, blau; Kamille, römisch; Kamille, wild; Kardamom; Karottensamen; Koriander; Krauseminze; Kreuzkümmel; Kümmel; Kurkuma; Lavandin; Lavendel extra; Lavendel, fein; Lavendelsalbei; Lemongrass; Liebstöckel; Limette; Litsea; Lorbeerblätter; Majoran; Mandarine; Minze; Muskatellersalbei; Muskatnuss; Nana-Minze; Nelke; Neroli; Orange; Palmarosa; Patschuli; Petersilie; Petitgrain; Pfeffer; Rosmarin; Salbei; Schafgarbe; Schwarzkümmel; Sellerie; Spearmint; Tulsi; Verbene; Weihrauch; Wurmkraut; Ysop; Zimtblatt; Zimtrinde; Zitrone; Zitronenverbene; Zwiebel

Verdauungsstörungen
Alant; Bitterorange; Bohnenkraut; Costuswurzel; Dill; Fenchel, süß; Indian Lime; Kalmus; Kamille, römisch; Kamille, wild; Koriander; Krauseminze; Kreuzkümmel; Kümmel; Kurkuma; Lavandin; Lavendel extra; Lavendel, fein; Mandarine; Myrrhe; Nelke; Orange; Petitgrain; Pfefferminze; Rosmarin; Spearmint; Spiklavendel; Thymian; Ysop; Zimtblatt; Zimtrinde

Verdauungsstörungen, nervöse
Baldrian; Hopfen

Vereiterungen
Elemi

Vergangenheitskonflikte/ -bewältigung
Cassia

Vergiftung
 antitoxisch

Verhärtung, seelische
Cassia; Galbanum

verjüngend
Rosmarin

Verkrampfung, seelische
Frangipani; Jasmin; Zimtblatt; Zimtrinde

Vernunft
Minze

Verschleimung, Brust/Lunge/Atemwege
Angelikawurzel; Anissamen

Verschlossenheit
Honig; Jasmin

Verspannungen
Clementine; Mandarine; Petitgrain; Sumpfkiefer; Weißtanne; Ylang-Ylang

Verstauchungen
Eukalyptus; Immortelle; Ingwer; Jasmin; Kampfer; Kamille, römisch; Kamille, wild; Lorbeerblätter; Majoran; Nelke; Pfeffer; Schinus molle; Spiklavendel; Thymian; Vetiver

Verstimmung
Cistrose

Verstopfung
Asant; Bitterorange; Blutorange; Eisenkraut; Fenchel, süß; Lemongrass; Majoran; Orange; Pfeffer; Schinus molle; Weißtanne

Verzweiflung
Myrte; Neroli

Viren/Virusinfektionen
↝ antiviral

vitalisierend
Copaiba; Douglasfichte; Fichtennadel; Hemlocktanne; Koriander; Mandarine; Myrrhe

Völlegefühl
Angelikawurzel; Kiefernnadel; Kümmel; Weißtanne

W

wärmend, körperlich
Angelikawurzel; Anissamen; Dill; Koriander; Zeder (Atlas-/Libanon-)

wärmend, geistig-seelisch
Cassia; Fenchel, süß; Jasmin; Kamille, römisch; Kamille, wild; Mimose; Opopanax; Orange; Schwarzkümmel; Vanille; Zimtblatt; Zimtrinde

Wahrhaftigkeit
Koriander

Warzen
Indian Lime; Knoblauchzwiebel; Limette; Nelke; Santolin; Teebaum; Thymian; Zimtblatt; Zimtrinde; Zitrone

Wasseransammlung/ wassertreibend
Birke; Bitterorange; Blutorange; Fenchel, süß; Karottensamen; Lemongrass; Liebstöckel; Meerkiefer; Orange; Rose; Sellerie; Thymian; Wacholderbeere; Wacholderholz; Wiesenkönigin; Zypresse

Wechseljahresbeschwerden
Angelikawurzel; Fenchel, süß; Kamille, blau; Kamille, römisch; Kamille, wild; Melisse; Muskatellersalbei; Rosengeranie; Ylang-Ylang

Wehen, fördernd
Eisenkraut; Jasmin; Nelke; Petersilie; Zimtblatt; Zimtrinde

Wehenschmerzen
Muskatellersalbei; Nelke

Weinerlichkeit
Fenchel, süß; Muskatellersalbei

Weißfluss
Eukalyptus; Lavandin; Lavendel extra; Lavendel, fein; Mairose; Majoran; Mastix; Meerkiefer; Muskatellersalbei; Rose; Rosmarin; Spiklavendel; Wacholderbeere; Wacholderholz; Weihrauch; Zeder (Atlas-/Libanon-); Zeder (Texas-/Virginia-); Zimtblatt; Zimtrinde

Weite, das Gefühl erzeugend
Eukalyptus

Wespenstiche
Zimtblatt; Zimtrinde

Wetterfühligkeit
Hopfen; Melisse; Minze

Willenskraft
Thymian

Windpocken
Eukalyptus; Eukalyptus citriodora; Kardamom

Winterdepressionen
Heu; Indian Lime

Wochenbettdepressionen
Vetiver

Wunden/wundheilend, körperlich
Amber; Balsamtanne; Benzoe; Bergamotte; Cistrose; Eichenmoos; Elemi; Eukalyptus; Eukalyptus citriodora; Galbanum; Immortelle; Johanniskraut; Kamille, blau; Kamille, römisch; Kamille, wild; Kardamom; Knoblauchzwiebel; Lavandin; Lavendel extra; Lavendel, fein; Linaloe; Lorbeerblätter; Majoran; Manuka; Mastix; Myrrhe; Nelke; Niaouli; Patschuli; Perubalsam; Quendel; Rose; Rosengeranie; Rosenholz; Rosmarin; Salbei; Spiklavendel; Styrax; Teebaum; Tolu; Vetiver; Wacholderbeere; Wacholderholz; Weihrauch; Ysop; Zirbelkiefer

Wunden/wundheilend, seelisch
Iris; Rose

wurmtreibend/Würmer
Alant; Balsamtanne; Beifuß; Bergamotte; Bohnenkraut; Brennnessel; Cajeput; Citronella; Dill; Estragon; Eukalyptus; Fenchel, süß; Kalmus; Kamille, blau; Kamille, römisch; Kamille, wild; Kampfer; Karottensamen; Kiefernnadel; Knoblauchzwiebel; Meerkiefer; Melisse; Niaouli; Oregano; Pfefferminze; Quendel; Santolin; Spiklavendel; Tagetes; Thymian; Tolu; Vetiver; Wacholderbeere; Wacholderholz; Wurmkraut; Ysop; Zimtblatt; Zimtrinde; Zirbelkiefer; Zitrone; Zwiebel

Wut
Melisse

Y

Yogaöl
Fichtennadel; Kreuzkümmel; Kümmel; Lavandin; Lavendel extra; Lavendel, fein

Z

Zaghaftigkeit
Lärche; Zypresse

Zahnfleischbluten
Kamille, blau; Myrrhe

Zahnfleischentzündung/ -vereiterung
Brennnessel; Fenchel, süß; Kamille, blau; Manuka; Myrrhe; Opopanax; Orange; Rosengeranie; Styrax; Zypresse

Zahnschmerzen
Cajeput; Estragon; Kamille, blau; Kamille, römisch; Kamille, wild; Kreuzkümmel; Kurkuma; Minze; Muskatellersalbei; Myrrhe; Nelke; Pfefferminze; Quendel; Ysop; Zimtblatt; Zimtrinde

Zahnungsschmerzen
Kamille, blau; Kamille, römisch; Kamille, wild; Majoran

Zeckenbisse
Lemongrass; Majoran; Teebaum

Zellen, regenerierend *(erneuernd)*
Kamille, blau; Lavandin; Lavendel extra; Lavendel, fein; Neroli; Palmarosa; Patschuli; Rosenholz; Spiklavendel; Ylang-Ylang

Zellen, schützend
Oregano; Rosmarin; Weihrauch

Zellschädigung
Koriander; Minze

Zellulitis
Bergamotte; Birke; Bitterorange; Blutorange; Fenchel, süß; Grapefruit; Indian Lime; Kreuzkümmel; Limette; Orange; Oregano; Petersilie; Rosengeranie; Rosmarin; Schafgarbe; Thymian; Wacholderbeere; Wacholderholz; Wiesenkönigin; Zitrone; Zypresse

Zerrungen
Immortelle; Ingwer; Johanniskraut; Lemongrass; Majoran; Verbene

Zielbewusstsein
Thymian

Zittern, inneres
Muskatnuss

Zuckungen, krampfartige
Asant

Zuckungen, nervöse
Baldrian; Majoran

Zufriedenheit
Kiefernnadel; Nelke

Zukunftsperspektiven
Ingwer

Zuversicht
Bitterorange; Blutorange; Jasmin; Kardamom; Kiefernnadel; Lärche; Myrrhe; Pfeffer; Pfefferminze; Zeder (Atlas; Libanon); Zypresse

Zwänge, geistig-seelische
Amber

Zwischenblutungen
Weihrauch; Zimtblatt; Zimtrinde

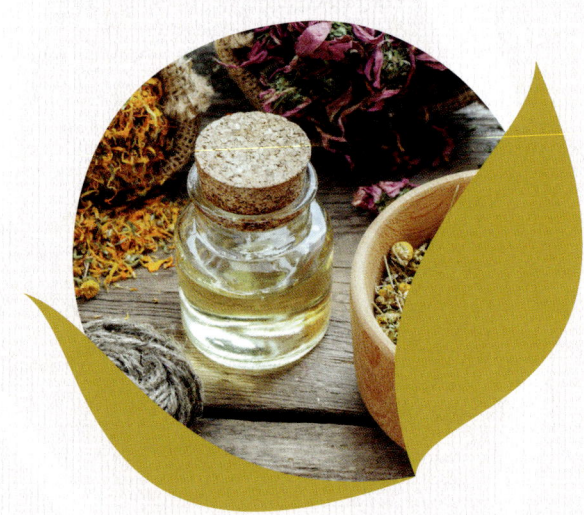

Bildnachweis

Bilder von der Bilddatenbank www.shutterstock.com:
Layoutelemente: Holzhintergrund S. 2–23, 268–296 # 48991993 (© Stocksnapper), Papierhintergrund S. 24–237 # 263333468 (© 3dshtamp), Aquarell S. 238–267 & Box S. 24–237 # 200473271 (© Apostrophe), Blattform # 84492274 (© Tenki)

S. 1: # 143573284 (© Jenny Sturm), S. 2: # 91724534 (© Hein Nouwens), S. 3: # 518434606 (© natalia bulatova), S. 4: # 212440360 (© Shebeko), S. 6: # 214446820 (© Pressmaster), S. 7: # 384845797 (© Vlada Young), S. 8: # 543655858 (© almaje), S. 9: # 400898653 (© Anastasia Panfilova), S. 10: # 531322975 (© Choke29), S. 11: # 422391538 (© Boris Popchinskiy), S. 12, 25: # 518732386 (© Africa Studio), S. 16 oben, 22: # 104922995 (© 104922995), unten: # 578126824 (© Victoria_Pl), S. 17: # 144411649 (© bikeriderlondon), S. 18: # 73088998 (© Nejron Photo), S. 20, 21 unten: # 257970758 (© Africa Studio), S. 21 oben: # 157143218 (© vorasak sombatpiboon), S. 23: # 429709744 (© nd3000), S. 24: # 453716848 (© fotomika), S. 26: # 195852740 (© wasanajai), S. 27 oben: # 207813646 (© ToonnooT), unten: # 586988648 (© Foxyliam), S. 28 oben: # 182693390 (© Dubova), unten: # 508575655 (© geraria), S. 29 oben: # 344826230 (© Manfred Ruckszio), unten: # 75844030 (© Morphart Creation), S. 30 oben: # 454264222 (© Mark Heighes), unten: # 74208451 (© Morphart Creation), S. 31 oben: # 416262988 (© beta7), unten: # 426966133 (© geraria), S. 32, 33 Mitte: # 96272012 (© Heike Rau), S. 33 oben: # 418935160 (© Bernhard Richter), unten: # 547455847 (© Foxyliam), S. 34 oben: # 344573960 (© Manfred Ruckszio), unten: # 389134261 (© Fukurou), S. 35 oben: # 207274684 (© Tukaram.Karve), unten: # 439438675 (© Wondervendy), S. 36 oben: # 231703354 (© marilyn barbone), Mitte: # 199374023 (© AS Food studio), unten: # 412719217 (© Anastasia Panfilova), S. 37 oben: # 168450836 (© BW Folsom), unten: # 82910752 (© Morphart Creation), S. 38 oben: # 394395463 (© Gita Kulinitch Studio), unten: # 436773865 (© umiko), S. 39 oben: # 565114009 (© Santhosh Varghese), unten: # 455614207 (© itVega), S. 40 oben: # 585277604 (© BonNontawat), unten: # 542462311 (© Foxyliam), S. 41 oben: # 474993091 (© ZIGROUP-CREATIONS), unten: # 83362993 (© Morphart Creation), S. 42, 43 Mitte: # 209641453 (© THALERNGSAK MONGKOLSIN), S. 43 oben: # 439867588 (© ANEK SANGKAMANEE), unten: # 496703035 (© Sketch Master), S. 44 oben: # 370306748 (© Skyprayer2005), unten: # 454445500 (© Epine), S. 45 oben: # 198099401 (© kzww), unten: # 321525776 (© Foxyliam), S. 46 oben: # 173811179 (© Diana Taliun), Mitte: # 339402104 (© images72), unten: # 461699464 (© AllAnd), S. 47 oben: # 243179617 (© faziletphoto), unten: # 492217987 (© mamita), S. 48 oben: # 186618032 (© margouillat photo), unten: # 82692040 (© Morphart Creation), S. 49 oben: # 300004754 (© Dani Vincek), Mitte: # 479831233 (© Barbara Bekei), unten: # 590663654 (© umiko), S. 50 oben: # 116652286 (© nulinukas), unten: # 343319033 (© Helena-art), S. 51 oben: # 395937622 (© SAplants), unten: # 76570993 (© Morphart Creation), S. 52: # 340264859 (© Skyprayer2005), S. 53 oben: # 340430459 (© krungchingpixs), unten: # 314470688 (© Foxyliam), S. 54 oben: # 239142364 (© GoodDween123), unten: # 271041266 (© Morphart Creation), S. 55: # 495746002 (© wasanajai), S. 56 oben: # 274934129 (© LFRabanedo), Mitte: # 391581937 (© Sigur), unten: # 318530840 (© Foxyliam), S. 57 oben: # 154170764 (© nanka), unten: # 268919888 (© geraria), S. 58 oben: # 446455450 (© patjo), unten: # 429190219 (© Alexalena), S. 59 oben: # 547062493 (© JurateBuiviene), unten: # 77066155 (© Morphart Creation), S. 60: # 210729331 (© simmax), S. 61 oben: # 491143543 (© wasanajai), unten: # 268919888 (© geraria),S. 62 oben: # 293195906 (© AMV_80), unten: # 384845797 (© Vlada Young), S. 63: # 164604380 (© srekap), S. 64 oben: # 373086115 (© Maleo), unten: # 492938197 (© geraria), S. 65 oben: # 191524394 (© Bildagentur Zoonar GmbH), unten: # 163070156 (© Muamu), S. 65, 66 Mitte: # 462652651 (© ChWeiss), S. 66 unten: # 108324182 (© Olga Miltsova), unten: # 453716848 (© fotomika), S. 67: # 545155477 (© JurateBuiviene), S. 68 oben: # 305989841 (© Michal_R), unten: # 452499001 (© KateMacate), S. 69: # 398492251 (© 5PH), S. 70 oben: # 293663612 (© mingman), S. 70 Mitte, S. 71 oben: # 552723577 (© Africa Studio), unten: # 348310022 (© umiko), S. 72 oben: # 527379235 (© Roxana Bashyrova), unten: # 263526554 (© Irina Vaneeva), S. 73: # 408649747 (© Maryna Pleshkun), S. 74, 75 oben: # 498011119 (© Kerdkanno), S. 75 unten: # 472123609 (© umiko), S. 76 oben: # 427177633 (© Smetana Natasha), unten: # 540016732 (© Lina Keil), S. 77 oben: # 348225164 (© pittawut), unten: # 477827521 (© saytong suksaeng), S. 78 oben: # 240829510 (© Malchus Kern), unten: # 78896278 (© Morphart Creation), S. 79 oben: # 471227468 (© Dimanchik), unten: # 133127960 (© Morphart Creation), S. 80: # 423969067 (© MarkMirror), S. 81 oben: # 30527818 (© Christian Musat), Mitte: # 557971216 (© Ottochka), unten: # 456321184 (© Foxyliam), S. 82 oben: # 535639630 (© Ken Kojima), Mitte: # 210587146 (© Ross Gordon Henry), unten: # 446805331 (© aniok), S. 83 oben: # 559226233 (© wasanajai), Mitte: # 544721749 (© yogesh_more), unten: # 77394136 (© Morphart Creation), S. 84 oben: # 547164850 (© valentyne makepiece), unten: # 93884854 (© Hein Nouwens), S. 85 oben: # 152142194 (© Brian A Jackson), 85, 86 unten:

268919888 (© geraria), S. 86 oben: # 30123466 (© Pavel Vakhrushev), S. 87 oben: # 467968739 (© wasanajai), unten: # 91724534 (© Hein Nouwens), S. 88 oben: # 354485864 (© Skyprayer2005), unten: # 311740136 (© Ksusha Dusmikeeva), S. 89 oben: # 157779380 (© Africa Studio), unten: # 114261673 (© Aleks Melnik), S. 90: # 223965616 (© Vaclav Mach), S. 91 oben: # 432858889 (© Woralit Sittisasithorn), unten: # 370103153 (© Katya Bogina), S. 92, 93 Mitte: # 523883512 (© Sergio99), S. 93 oben: # 575651143 (© Ivana Vrnoga), unten: # 466419998 (© FarbaKolerova), S. 94 oben: # 358131140 (© picturepartners), unten: # 77084119 (© Morphart Creation), S. 95 oben: # 533040709 (© Katya123ua), unten: # 417029866 (© Epine), S. 96 oben: # 93869020 (© Heike Rau), Mitte: # 382011871 (© Unkas Photo), unten: # 329422106 (© Ramiia), S. 97: # 138472490 (© Artistas), S. 98 oben, S. 99 Mitte: # 327046367 (© rsooll), S. 98 unten: # 492216349 (© mamita), S. 99 oben: # 543655858 (© almaje), S. 100 oben: # 142818541 (© Ilizia), unten: # 192742592 (© geraria), S. 101 oben: # 482693290 (© Cara Koch), unten: # 342646061 (© white snow), S. 102 oben: # 204020536 (© Mariola Anna S), unten: # 314937815 (© Foxyliam), S. 103 oben: # 45104506 (© Serg64), Mitte: # 437540209 (© Evgeny Karandaev), unten: # 101753248 (© Hein Nouwens), S. 104: # 158246066 (© Martin Fowler), S. 105: # 496507216 (© Still Life Photography), S. 106: # 280336055 (© Praisaeng), S. 107 oben: # 376039525 (© Santhosh Varghese), unten: # 440505721 (© endlesssilence), S. 108 oben: # 463282082 (© Eleonora Scordo), Mitte: # 377601295 (© Martien van Gaalen), unten: # 92843224 (© Hein Nouwens), S. 109: # 158920106 (© Ruud Morijn Photographer), S. 110 oben: # 310677917 (© Shulevskyy Volodymyr), unten: # 273140996 (© Sketch Master), S. 111 oben: # 217153357 (© DD Images), unten: # 440505721 (© endlesssilence), S. 112 oben: # 273008459 (© Skyprayer2005), unten: # 297196430 (© Piranjya), S. 113 oben: # 442003492 (© maewshooter), unten: # 395166739 (© Vlada Young), S. 114 oben: # 481206751 (© Alexandra_F), unten: # 76241050 (© Morphart Creation), S. 115 oben: # 576977944 (© Alexander Ruiz Acevedo), unten: # 500366845 (© Olga Lobareva), S. 116 oben: # 383147596 (© yanuz), unten: # 406389850 (© dariatri3), S. 117: # 305419268 (© bensliman hassan), S. 118: # 431764519 (© Sokolenko), S. 119: # 284922266 (© goodcat), S. 120, 121 Mitte: # 60708157 (© Peter Radacsi), S. 121 oben: # 452622649 (© grafvision), unten: # 492217987 (© mamita), S. 122, 123 Mitte: # 23543686 (© ST GB AND AL PHOTOGRAPHY), S. 123 oben: # 105775592 (© Christian Jung), S. 124, 125 Mitte: # 555075763 (© ol_dmi), S. 125 oben: # 411578413 (© Jakob Fischer), unten: # 500366848 (© Olga Lobareva), S. 126 oben: # 317861723 (© Orlata Ievgeniia 24), unten: # 420046141 (© Elizaveta Melentyeva), S. 127 oben: # 579976366 (© Wiert nieuman), unten: # 322412543 (© Foxyliam), S. 128 oben: # 107826104 (© Singkham), unten: # 506701531 (© cuttlefish84), S. 129 oben: # 275821604 (© fotovapl), unten: # 478730524 (© Foxyliam), S. 130 oben, S. 131 Mitte: # 265271723 (© Vitalina Rybakova), S. 130 unten, S. 131 unten: # 349143953 (© Canicula), S. 131 oben: # 373778587 (© Olinchuk), S. 132: # 480038104 (© Africa Studio), S. 133: # 466028753 (© Uttawit Inma), S. 134, S. 135 Mitte: # 268678196 (© Ekaterina Kondratova), S. 135 oben: # 319353308 (© AlenKadr), unten: # 80854351 (© Morphart Creation), S. 136: # 198142154 (© Anukool Manoton), S. 137 oben: # 495746002 (© wasanajai), unten: # 78338503 (© Morphart Creation), S. 138 oben: # 200762684 (© JurateBuiviene), unten: # 163771685 (© Codrut Crososchi), S. 139: # 201916105 (© Olga Miltsova), S. 140 oben: # 511424935 (© Anna Gratys), Mitte, S. 141 Mitte: # 352164071 (© sasimoto), S. 141 oben: # 193532384 (© Drozdowski), unten: # 401332981 (© Vlada Young), S. 142 oben: # 166697783 (© I WALL), unten: # 429190219 (© Alexalena), S. 143 oben: # 310493177 (© Bildagentur Zoonar GmbH), unten: # 249265633 (© mamita), S. 144 oben: # 290406095 (© picturepartners), unten: # 100498393 (© Morphart Creation), S. 145 oben: # 559796410 (© Pablo Sebastian Rodriguez), Mitte: # 521505625 (© Manvmedia), unten: # 355215659 (© Irina Simkina), S. 146 oben: # 476757151 (© LFRabanedo), Mitte: # 114139354 (© StevanZZ), unten: # 561796114 (© Foxyliam), S. 147: # 266286182 (© StevanZZ), S. 148 oben, S. 149 Mitte: # 43679932 (© Manfred Ruckszio), S. 148 unten: # 337968833 (© Zhemchuzhina), S. 149 oben: # 188318105 (© AS Food studio), S. 150 oben: # 108324182 (© Olga Miltsova), unten: # 268919888 (© geraria), S. 151 oben: # 590081552 (© aniana), unten: # 507165199 (© geraria), S. 152 oben: # 471937496 (© ChWeiss), unten: # 360726302 (© Sakurra), S. 153 oben: # 346748624 (© Unicus), Mitte: # 51733117 (© LVV), unten: # 537554707 (© EngravingFactory), S. 154 oben: # 518754472 (© wasanajai), Mitte: # 546193450 (© wasanajai), unten: # 535110517 (© Foxyliam), S. 155: # 518541109 (© wasanajai), S. 156, 157 Mitte: # 234939700 (© sakchaistockphoto), S. 157 oben: # 66387367 (© NH), unten: # 96634702 (© Morphart Creation), S. 158, S. 159 Mitte: # 301307228 (© Santhosh Varghese), S. 159 oben: # 435300208 (© Microgen), unten: # 339245021 (© Alex Rockheart), S. 160, 161 Mitte: # 545155477 (© JurateBuiviene), S. 161 oben: # 50632846 (© Vladimir Melnik), unten: # 76242982 (© Morphart Creation), S. 162 oben: # 458461255 (© Manfred Ruckszio), unten: # 133129313 (© Morphart Creation), S. 163 oben: # 370884143 (© Skyprayer2005), unten: # 101580301 (© Morphart Creation), S. 164: # 522402604 (© ttoleg), S. 165 oben: # 168819428 (© 1000 Words), unten: # 417463042 (© Syrytsyna Tetiana), S. 166, 167 Mitte: # 49753759 (© Lilyana Vynogradova), S. 167 oben: # 369934454 (© Tropical studio), unten: # 77465584 (© Morphart Creation), S. 168 oben: # 394403563 (© Valeriya Zankovych), unten: # 182468354 (© Yudina Anna), S. 169 oben: # 394298968 (© alybaba), unten: # 429980263 (© aniok), S. 170: # 545155477 (© JurateBuiviene), S. 171 oben: # 524706568 (© AlessandroZocc), unten: # 456422788 (© Rina Oshi), S. 172 oben: # 522433831 (© rawf8), unten: # 401748706 (© geraria), S. 173 oben: # 331558997 (© ntdanai), unten: # 426085714 (© geraria), S. 174: # 421140694 (© ZIGROUP-CREATIONS), S. 175 oben: # 322638491 (© wasanajai), unten: # 316909244 (© Irinia), S. 176 oben: # 510392587 (© Skyprayer2005), unten: # 82691992 (© Morphart Creation), S. 177 oben: # 1650828 (© Stocksnapper), unten: # 448436437 (© Val_Iva), S. 178 oben: # 349495283 (© voraphong), unten: # 82692040 (© Morphart Creation), S. 179 oben: # 533785879 (© subin pumsom), Mitte: # 268449350 (© Khunaoy), unten: # 321115979 (© Helena-art), S. 180 oben: # 58927948 (© s74), unten: # 352749935 (© umiko), S. 181 oben: # 366296102 (© HandmadePictures), unten: # 78896284 (© Morphart Creation), S. 182 oben: # 207938989 (© Emilio100), unten: # 342698720 (© Volkova Anna),

S. 183: # 480038104 (© Africa Studio), S. 184 oben: # 429043501 (© Mariola Anna S), unten: # 84120637 (© Morphart Creation), S. 185 oben: # 549665161 (© Ophe), unten: # 356556092 (© Foxyliam), S. 186 oben: # 161121032 (© joloei), unten: # 349660358 (© umiko), S. 187: # 497069182 (© HGalina), S. 188 oben: # 582099316 (© aniana), Mitte: # 406531720 (© DoctorPic), unten: # 429309763 (© umiko), S. 189 oben: # 487857121 (© alexilena), unten: # 305217500 (© Foxyliam), S. 190, 191 Mitte: # 408614731 (© Maren Winter), S. 191 oben: # 189039233 (© Angel Simon), unten: # 413011981 (© umiko), S. 192 oben: # 288699647 (© Viktory Panchenko), unten: # 384845797 (© Vlada Young), S. 193 oben: # 241756468 (© Sophie James), unten: # 500366890 (© Olga Lobareva), S. 194: # 472559467 (© Natalie_Barth), S. 195 oben: # 322881053 (© Kathy Clark), unten: # 51664630 (© Dn Br), S. 196 oben: # 542388265 (© Starover Sibiriak), unten: # 367636280 (© NotionPic), S. 197 oben: # 509472454 (© Yulia Kupeli), Mitte: # 506040775 (© Iva Vagnerova), unten: # 84015949 (© Morphart Creation), S. 198: # 415907584 (© H.Tanaka), S. 199 oben: # 454373770 (© rng), Mitte: # 556943278 (© VICUSCHKA), unten: # 543937354 (© frescomovie), S. 200 oben: # 565932292 (© Ulada), unten: # 457898866 (© itVega), S. 201 oben: # 533066593 (© malialeon), unten: # 426815665 (© itVega), S. 202, 203 Mitte: # 183490190 (© belushi), S. 203 oben: # 183490199 (© belushi), unten: # 418127341 (© Elena Akimova), S. 204 oben: # 474993091 (© ZIGROUP-CREATIONS), unten: # 100543561 (© Morphart Creation), S. 205: # 522570817 (© Nikolay Kurzenko), S. 206 oben: # 527897680 (© Bildagentur Zoonar GmbH), unten: # 279764294 (© Rosapompelmo), S. 207: # 377084536 (© pixfly), S. 208 oben: # 347042123 (© Skyprayer2005), unten: # 553499782 (© Foxyliam), S. 209 oben: # 408783274 (© c12), unten: # 84941128 (© Morphart Creation), S. 210, 211 Mitte: # 470965622 (© Zigzag Mountain Art), S. 211 oben: # 171487976 (© Taigi), unten: # 411313426 (© umiko), S. 212 oben: # 510392587 (© Skyprayer2005), unten: # 82691992 (© Morphart Creation), S. 213 oben: # 214896688 (© Dream79), unten: # 426966133 (© geraria), S. 214 oben: # 495736789 (© wasanajai), unten: # 426966133 (© geraria), S. 215 oben: # 186563456 (© Muangsatun), unten: # 500366857 (© Olga Lobareva), S. 216 oben: # 247916245 (© Suto Norbert Zsolt), unten: # 334079636 (© mamita), S. 217 oben: # 584442940 (© simona pavan), Mitte: # 159165311 (© gresei), unten: # 579665881 (© FarbaKolerova), S. 218 oben: # 317471267 (© STUDIO GRAND OUEST), unten: # 324557426 (© Foxyliam), S. 219 oben: # 561210475 (© KobchaiMa), unten: # 426085735 (© geraria), S. 220 oben: # 245236237 (© Dionisvera), unten: # 467300006 (© EngravingFactory), S. 221 oben: # 176330732 (© hjochen), unten: # 75844048 (© Morphart Creation), S. 222 oben: # 337076366 (© Africa Studio), unten: # 93884812 (© Hein Nouwens), S. 223 oben: # 525793333 (© Starover Sibiriak), unten: # 100373051 (© Morphart Creation), S. 224 oben: # 197378864 (© Brian Lasenby), unten: # 500335558 (© Olga Lobareva), S. 225 oben: # 459889006 (© guentermanaus), unten: # 417569395 (© Foxyliam), S. 226 oben: # 383858329 (© IanRedding), unten: # 530415718 (© Irina Simkina), S. 227 oben: # 84224479 (© pittaya), unten: # 418110739 (© geraria), S. 228 oben: # 359333612 (© freya-photographer), unten: # 337954790 (© Zhemchuzhina), S. 229: # 299390138 (© Miroslav Hlavko), S. 230: # 409556329 (© diak), S. 231 oben: # 572496634 (© Thanakrit Sathavornmanee), Mitte: # 1208549 (© Noah Strycker), unten: # 84941128 (© Morphart Creation), S. 232: # 342514865 (© matka_Wariatka), S. 233 oben: # 290014520 (© ChWeiss), unten: # 91724540 (© Hein Nouwens), S. 234, 235 Mitte: # 523063429 (© Esin Deniz), S. 235 oben: # 386365669 (© teps4545), unten: # 331788389 (© KateMacate), S. 236 oben: # 524411437 (© Nedim Bajramovic), unten: # 271039253 (© Morphart Creation), S. 237 oben: # 571644241 (© MNStudio), Mitte: # 483027133 (© Dragana Gordic), unten: # 367110250 (© stasia_ch), S. 238: # 422391538 (© Boris Popchinskiy), S. 239: # 518732386 (© Africa Studio), S. 240: # 386873182 (© Olga Vorontsova), unten: # 342539963 (© Epine), S. 241 oben: # 457437823 (© Oxik), unten: # 73607482 (© Morphart Creation), S. 242 oben: # 298236770 (© Franzisca Guedel), unten: # 91724564 (© Hein Nouwens), S. 243 oben: # 217640554 (© Africa Studio), unten: # 489994609 (© mamita), S. 244 oben: # 460428250 (© Corinna Huter), unten: # 380617693 (© Morphart Creation), S. 245 oben: # 554212372 (© HDesert), unten: # 400898653 (© Anastasia Panfilova), S. 246 oben: # 443369623 (© High Mountain), unten: # 454294573 (© Foxyliam), S. 247 oben: # 189603059 (© MaKo-studio), unten: # 404661511 (© Foxyliam), S. 248 oben: # 342465137 (© Zhukov Oleg), unten: # 398314483 (© Sketch Master), S. 249 oben: # 272261534 (© HandmadePictures), unten: # 421372312 (© Aleynikov Pavel), S. 250 oben: # 154889030 (© Tim UR), unten: # 345753320 (© itVega), S. 251 oben: # 46382197 (© LianeM), unten: # 480586909 (© cuttlefish84), S. 252 oben: # 473397478 (© nature10), unten: # 306958091 (© Irinia), S. 253 oben: # 533411965 (© Chokchai Daoruang), unten: # 371778514 (© Vector Tradition SM), S. 254 oben: # 441150583 (© weter 777), unten: # 508398271 (© Airin.dizain), S. 255 oben: # 543195007 (© barmalini), unten: # 339543731 (© melazerg), S. 256 oben: # 339402104 (© images72), unten: # 461699464 (© AllAnd), S. 257 oben: # 378777820 (© Anastasiia Malinich), unten: # 481171315 (© Sakurra), S. 258 oben: # 553544476 (© Wiert nieuman), unten: # 421091350 (© mamita), S. 259 oben: # 520946866 (© Georgios Tschislis), unten: # 520962463 (© onkachura), S. 260 oben: # 275455037 (© igorstevanovic), unten: # 409160560 (© Foxyliam), S. 261 oben: # 429822961 (© Lyubov_Nazarova), unten: # 421813222 (© Lina Keil), S. 262 oben: # 454373770 (© rng), unten: # 543937354 (© frescomovie), S. 263 oben: # 52187177 (© Claudio Divizia), unten: # 459102592 (© itVega), S. 264 oben: # 501682816 (© preecha2531), unten: # 489316417 (© Catherine Glazkova), S. 265 oben: # 161871221 (© HandmadePictures), unten: # 57893563 (© silver tiger), S. 266 oben: # 425714268 (© Oksana Mizina), unten: # 284733542 (© La puma), S. 267 oben: # 254415994 (© Charlotte Lake), unten: # 534313366 (© bioraven), S. 268: # 280622855 (© Antonova Ganna), S. 292: # 249194122 (© Chamille White), S. 296: # 518434606 (© natalia bulatova).

Der Autor

Markus Schirner ist ausgebildeter Lehrer für Kinesiologie, »Brain Gym« und »Touch for Health« sowie Massagetherapeut. Zu seinen weiteren Spezialgebieten zählen die Aroma- und Kräuterkunde, Meditations- und Atemtherapien sowie die buddhistische Philosophie. Seit 1987 führt er mit seiner Frau in Darmstadt Deutschlands größte spirituelle Buchhandlung. Aus dieser ging 1994 der Schirner Verlag hervor, der inzwischen zu den wichtigsten spirituellen Verlagen Deutschlands zählt.

www.schirner.com

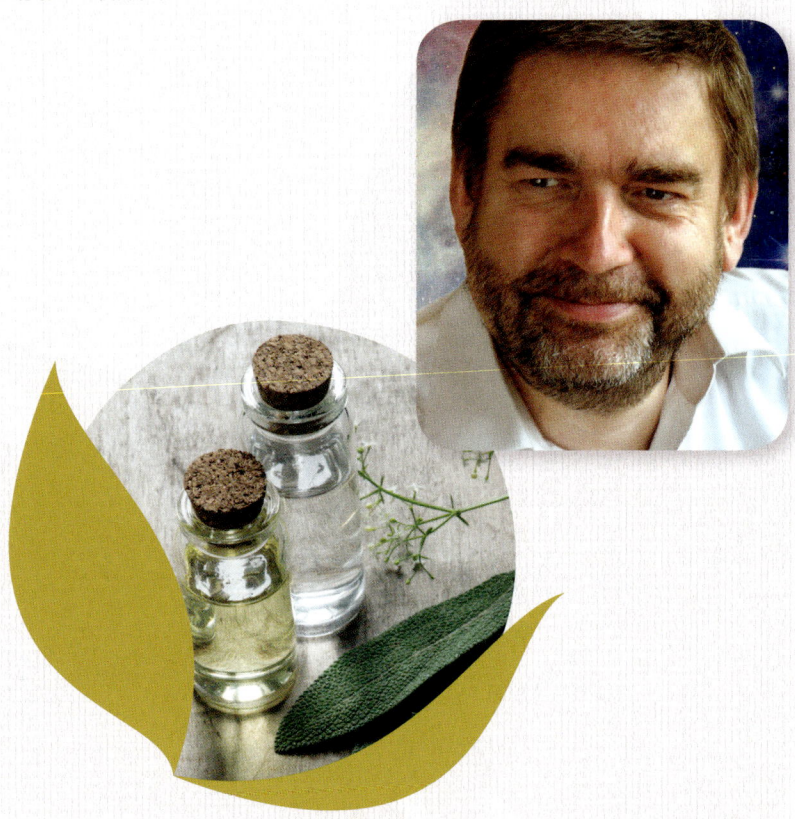